中医适宜技术操作入门丛书

图解 小儿推拿

◉ 总　主　编　　张伯礼

◉ 副总主编　　郭　义　　王金贵

◉ 主　　编　　谭　涛　　高　爽

中国健康传媒集团
中国医药科技出版社

内 容 提 要

　　本着"看得懂、学得会、用得上"的编写原则,本书重点突出小儿推拿的临床操作技术及相关知识。全书图文并茂,更配以操作视频,用二维码的形式附于正文相应位置,方便实用,真正实现"看得见的操作、听得见的讲解"。适于广大针灸推拿临床工作者、爱好中医传统疗法的医疗工作者、基层大夫、各级诊所大夫及中医爱好者参考使用。

图书在版编目(CIP)数据

图解小儿推拿 / 谭涛,高爽主编 . —北京:中国医药科技出版社,2018.1
(中医适宜技术操作入门丛书)
ISBN 978-7-5067-9579-1

Ⅰ . ①图… Ⅱ . ①谭… ②高… Ⅲ . ①小儿疾病—推拿—图解 Ⅳ . ① R244.1-64

中国版本图书馆 CIP 数据核字(2017)第 216257 号

本书视频音像电子出版物专用书号: ISBN 978-7-88728-200-2

9 787887 282002 >

美术编辑	陈君杞
版式设计	也　在

出版	中国健康传媒集团｜中国医药科技出版社	
地址	北京市海淀区文慧园北路甲 22 号	
邮编	100082	
电话	发行:010 - 62227427　　邮购:010 - 62236938	
网址	www.cmstp.com	
规格	710 × 1000mm $\frac{1}{16}$	
印张	18 $\frac{1}{4}$	
字数	289 千字	
版次	2018 年 1 月第 1 版	
印次	2022 年 10 月第 4 次印刷	
印刷	北京盛通印刷股份有限公司	
经销	全国各地新华书店	
书号	ISBN 978-7-5067-9579-1	
定价	68.00 元	

获取新书信息、投稿、为图书纠错,请扫码联系我们。

王序

　　中医药是中国古代科学技术的瑰宝，是打开中华文明宝库的钥匙。一直以来，中医药以独特的理论、独特的技术在护佑中华民族健康中发挥着独特的作用。正如习近平总书记在全国卫生与健康大会上所强调的，中医药学是我国各族人民在长期生产、生活和同疾病做斗争中逐步形成并不断丰富发展的医学科学，是我国具有独特理论和技术方法的体系。

　　"千淘万漉虽辛苦，吹尽狂沙始见金。"从针刺到艾灸，从贴敷到推拿，从刮痧到拔罐，这些技术经过历史的筛选，成为中医药这个宝库中的珍宝，以其操作便捷、疗效独特、安全可靠受到历代医家的青睐，并深深地融入人民群众的日常生活中。这些独特的技术不仅成为中医药独特的标识基因，更成为人民群众养生保健、疗病祛疾的重要选择。

　　党的十八大以来，以习近平同志为核心的党中央把中医药提升到国家战略高度、作为建设健康中国的重要内容，提出了一系列振兴发展中医药的新思想、新论断、新要求，谋划和推进了一系列事关中医药发展的重大举措，出台了《中华人民共和国中医药法》，印发了《中医药发展战略规划纲要（2016—2030年）》，建立了国务院中医药工作部际联席会议制度，发表了《中国的中医药》白皮书，推动中医药从认识到实践的全局性、深层次的变化。

　　刚刚胜利闭幕的党的十九大，作出了"坚持中西医并重，传承发展中医药事业"的重大部署，充分体现了以习近平同志为核心的党中央对中医药工作的高度重视和亲切关怀。这为我们在新时代推进中医药振兴发展提供了遵循、指明了方向。

习近平总书记指出，坚持中西医并重，推动中医药与西医药协调发展、相互补充，是我国卫生与健康事业的显著优势。近年来，我们始终坚持以人民为中心的发展思想，按照深化医改"保基本、强基层、建机制"的要求，在基层建立中医馆、国医堂，大力推广中医适宜技术，提升基层中医药服务能力。截至2016年底，97.5%的社区卫生服务中心、94.3%的乡镇卫生院、83.3%的社区卫生服务站和62.8%的村卫生室能够提供中医药服务。"十三五"以来，我们启动实施了基层中医药服务能力提升工程"十三五"行动计划，把大力推广中医适宜技术作为工作重点，并提出了新的更高的要求。

在世界中医药学会联合会中医适宜技术评价与推广委员会、中国健康传媒集团和天津中医药大学的大力支持下，张伯礼院士、郭义教授组织专家对21种中医适宜技术进行了系统梳理，包括拔罐疗法、推拿罐疗法、皮肤针疗法、火针疗法、刮痧疗法、耳针疗法、电针疗法、水针疗法、微针疗法、皮内针疗法、子午流注针法、刺络放血疗法、穴位贴敷疗法、穴位埋线疗法、艾灸疗法、自我康复推拿、小儿推拿、推拿功法、伤科病推拿、内科病推拿、食养食疗法，从基础理论、技法介绍、临床应用等方面详细加以阐述，编纂成《中医适宜技术操作入门丛书》。该丛书理论性、实用性、指导性都很强，语言通俗，图文并茂，还配有操作视频，适合基层医务工作者和中医爱好者学习使用。

希望这套丛书能够让中医适宜技术"飞入寻常百姓家"，更好地造福人民群众健康，为健康中国建设作出贡献。

国家卫生计生委副主任
国家中医药管理局局长
中华中医药学会会长
2017年10月

张序

2016 年 8 月，全国卫生与健康大会在北京召开。这是新世纪以来，具有里程碑式的卫生工作会议，吹响了建设健康中国的号角。习近平总书记出席会议并发表重要讲话。他强调，没有全民健康，就没有全面小康。要把人民健康放在优先发展的战略地位，以普及健康生活、优化健康服务、完善健康保障、建设健康环境、发展健康产业为重点，加快推进健康中国建设，为用中国式办法解决世界医改难题进行了具体部署。

习近平总书记指出，在推进健康中国建设的过程中，要坚持中国特色卫生与健康发展道路。预防为主，中西医并重，推动中医药和西医药相互补充、协调发展，努力实现中医药健康养生文化的创造性转化、创新性发展。中医药要为健康中国建设贡献重要力量。

中医药学是中华民族在长期生产与生活实践中认识生命、维护健康、战胜疾病的经验总结，是中国特色卫生与健康的战略资源。广大人民群众在数千年的医疗实践中，积累了丰富的防病治病经验与方法，形成了众多有特色的中医实用适宜技术。前几十年，由于以药养医引致过度检查、过度医疗，使这些适宜技术被忽视，甚至丢失。这些技术简便验廉，既可以治病，也可以防病保健；既可以在医院使用，也可以在社区家庭应用，在健康中国的建设中大有可为，特别是对基层医疗单位具有重要的实用价值。

记得 20 世纪六七十年代有一本书，名为《赤脚医生手册》，这本深紫色塑料皮封面的手册，出版后立刻成为风靡全国的畅销书，赤脚医生几乎人手一册。从常见的感冒发热、腹泻到心脑血管疾病和癌症；从针灸技术操作、中草药到常用西药，无所不有。在长达 30 年的岁月里，《赤脚医生手册》不仅在经济不发达的缺医少药时代为我们国家培养了大量赤脚医生和基层工作人员，解决了几亿人的医疗问题，立下汗马功劳，这本书也可以说是全民健康指导手册。

编写一套类似《赤脚医生手册》的中医适宜技术丛书是我多年的夙愿。现在在医改深入进程中，恰逢其时。因此，我们组织天津中医药大学有关专家，在世界中医药学会联合会中医适宜技术评价和推广委员会、中国针灸学会刺络与拔罐专业委员会的大力协助下，在中国医药科技出版社的支持策划下，对千百年来医家用之有效、民间传之已久的一些中医适宜技术做了比较系统的整理，并结合医务工作者的长期实践经验，精心选择了 21 种中医适宜技术，编撰了这套《中医适宜技术操作入门丛书》。

丛书总体编写的原则是：看得懂，学得会，用得上。所选疗法疗效确实，安全性好，针对性强，重视操作，力求实用，配有技术操作图解，清晰明了，图文并茂，并把各技术操作方法及要点拍成视频，扫二维码即可进入学习。本丛书详细介绍了各种技术的操作要领、操作流程、适应证和注意事项，以及这些技术治疗的优势病种，使广大读者可以更直观地学习，可供各级医务工作者及广大中医爱好者选择使用。当然，书中难免会有疏漏和不当之处，敬请批评指正，以利再版修正。

中国工程院院士

天津中医药大学校长　　张伯礼

中国中医科学院院长

2017 年 7 月

前言

中医是中华民族在长期的生产与生活实践中认识生命、维护健康、战胜疾病的宝贵经验总结。广大人民群众在数千年的医疗实践中积累了丰富的防病治病的方法，从而形成了众多中医特有的实用疗法。它们是我国传统医学宝库中的一大瑰宝，也是中医学的重要组成部分。

为了继承和发扬这些中医特有的宝贵经验，普及广大民众的医学保健知识，满足广大民众不断增长的自我保健需求，中国医药科技出版社和世界中医药学会联合会组织有关专家，根据中医药理论，对千百年来民间传之已久、医家用之于民、经实践反复验证而使用至今的一些中医实用技术做了系统整理，并结合医务工作者们的长期实践经验，精心选择了 21 种中医实用疗法，编撰了这套《中医适宜技术操作入门丛书》。

本丛书所选疗法疗效确实，针对性强，有较高的实用价值。本着"看得懂，学得会，用得上"的原则，我们在编写过程中重视实用和操作，文中配有操作技术的图解，语言表达生动具体、清晰明了，力求做到图文并茂，并把各技术操作方法及要点拍成视频，主要阐述它们的技术要领、规程、适应证和注意事项，使广大读者可以更直观更简便地学习各种技术的具体操作流程。这些适宜技术不但能够保健治病，在关键时刻还可以救急保命，具有疗效显著、取材方便、经济实用、操作简便、不良反应少等特点，非常适合基层医疗机构推广普及，有的疗法老百姓也可以在医生的指导下用来自我治病和保健。

作者在编写本丛书过程中得到了世界中医药学会联合会和中国医药科技出版社的大力支持，中医界众多同道也提出了许多有建设性的建议和指导，由于条件有限，未能一一列出，在此我们深表谢意。由于编者水平有限，书中难免会有疏漏和不当之处，敬请批评指正。

丛书编委会

2017 年 7 月

编写说明

　　小儿推拿又称小儿按摩，历史悠久，源远流长。经过历代医家的继承和发扬，小儿推拿逐渐成为一门理论研究和临床实践相结合的系统学科，自明清以来就已成为中医推拿中独具特色的重要组成部分。它具有简便易行、安全可靠、疗效显著等优点，是自然疗法的一部分，历来被儿科临床医家所重视，并且深受广大群众欢迎，近年来医疗行业对绿色物理疗法的回顾受到越来越多的关注。

　　为了进一步提高小儿推拿医疗技术水平，满足广大儿科、推拿科医生及推拿爱好者的需要，本书主要介绍了小儿推拿的基本知识，分为基础篇、技法篇、临床篇及附录。"基础篇"共三章，第一章小儿推拿疗法的历史，介绍小儿推拿的萌芽、奠基、形成和发展。第二章小儿推拿疗法基础知识，介绍小儿生理病理、生长发育及小儿辨证论治特点，并简单介绍小儿推拿特点、适应证、禁忌证、注意事项及常用介质等基本知识。第三章小儿推拿特定穴，重点介绍49个小儿各部位的特定穴。"技法篇"为小儿推拿常用手法，重点介绍15种单式手法及12种复式手法。"临床篇"为小儿推拿疗法的临床应用，重点介绍17种儿科常见病症的推拿临床治疗。由于小儿推拿学手法、特定穴、治疗存在着地域、流派的差异与分歧，因此在编写本书的过程中，力求全书前后观点统一的前提下，最大可能地尊重了各章节具体编写人员的认识和意见。本书介绍了小儿推拿学学术体系概貌，图文并茂，言简意赅，力求准确，方便实用，是一部学习小儿推拿疗法的入门书。本书不仅适用于儿科医师、从事推拿工作者及在校师生学习，防治儿童疾病；也可供广大爱好者学习参考。

编写这本书的初衷是让更多的人了解小儿推拿这门独特技法，能够通过我们对全书内容图文并茂的介绍，对小儿特定穴与手法规范化的梳理，对临床优势病严谨的遴选，对常见病症条理化的辨证，对常见病症治疗实践性的展示，使您被这本书吸引过来，更多人从此产生研究这门学问的兴趣，愿意接受甚至推荐他人接受这一绿色健康的疗法。在成书的过程中，我们也被周围的现象困惑过……从最初欣慰于社会上开始再次关注小儿推拿、全国很多地方更多的小患者愿意接受推拿治疗，到后来担忧于社会上熙熙攘攘的非推拿专业从业者的小儿推拿技术水平和受试者安全性的问题，再到后来逐渐有些认可对宝宝家长、月嫂、育婴师等特殊人群开展小儿推拿保健知识及基本技法培训的现实意义，但是，直到现在还是坚持认为不要把小儿推拿简单化、庸俗化，它与任何一项中医特色疗法一样，只有"道"与"术"并驾齐驱地专业地深入研究，才能在未来的医疗领域健康地可持续发展，才能为中国及世界上更多的受众群服务，使他们尽可能地避免非物理疗法可能带来的不良反应。因此，这本书只是个开始，只是个引子，想要真正地了解小儿推拿的真谛与魅力，不可不学小儿推拿形成与发展的重要古籍，不可不学实践性中医辨证施治的古今经典，不可不学当代小儿推拿流派的学术特色及临证经验！希望通过您对这本书的阅读，从此和我们成为同道中人。

在此，对于推进本书成稿、出版，提高本书品质及可读性的老师、同道、朋友们致以深深的谢意！由于我们的水平所限，书中难免有缺点和错误，敬请广大读者批评指正。

编　者

2017 年 6 月

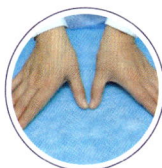

目录
CONTENTS

001~048

基础篇

图解
小儿
推拿

TUJIE
XIAOER
TUINA

基础篇

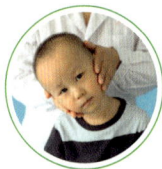

049~077

技法篇

技
法
篇

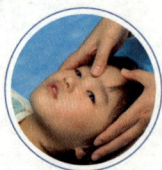

基础篇

第一章

历史源流

　　小儿推拿作为中医推拿学重要的组成部分，是在中医学理论和相关临床知识指导下，根据小儿生理病理特点，在小儿体表特定穴位或部位施以手法，用以防治疾病、助长益智的一种外治法。小儿推拿经过历代医家不断积累和总结，经历了萌芽、奠基、形成和发展四个时期，逐渐形成了独具特色的学术体系。

　　推拿，古称按摩、导引等，源于人类在日常生产生活中自我防护的本能。原始社会时期，人们在日常生产生活中，不断地与大自然抗争，逐渐积累起来的治疗疾病的方法，经后人总结和学习，逐渐成为人们防治疾病必不可少的常用手法之一。

第一节　秦汉时期

　　秦汉时期是中医基础理论的奠基时期，亦是小儿推拿的萌芽时期。

一、小儿医和儿科医案的出现

西汉时期，司马迁的《史记·扁鹊仓公列传》记载："扁鹊名闻天下……

及入咸阳，闻秦人爱小儿，即为小儿医，随俗为变。"这是小儿医最早的出处。该篇还记载了西汉名医淳于意采用"下气汤"治疗小儿"气隔病"的儿科医案，即："齐王中子诸婴小子病召臣意，诊其脉，告曰：'气隔病，使人烦满，食不下，时呕沫，病得之少忧，数忔食饮'。"它是儿科最早的医案。

二、最早的小儿推拿方法的文字记载

在长沙马王堆出土的医学帛书《五十二病方》中，记载了"婴儿病痫方"和"婴儿瘛方"，其中所采用的汤匙边摩边拭病变部位治疗小儿惊风抽搐的方法，是现存最早的小儿推拿方法的文字记载。

三、膏摩的出现

汉代名医张仲景首次在《金匮要略·脏腑经络先后病脉证》中指出："若人能养慎，不令邪风干忤经络，适中经络未流传脏腑，即医治之。四肢才觉重滞，即导引、吐纳、针灸、膏摩，勿令九窍闭塞。"其中膏摩的应用，为小儿推拿使用介质奠定了基础。

总之，在这一时期，小儿推拿随着中医儿科学和推拿学的出现开始萌芽。

第二节　晋唐宋元时期

晋唐时期是推拿学发展的重要阶段。这一时期，小儿推拿也有一定的发展。

一、小儿捏脊的雏形

晋代葛洪在《肘后备急方》中记载："卒腹痛……拈取其脊骨皮，深取痛行之，从龟尾至项乃止，未愈更为之。"现今的小儿捏脊流派的形成则得益于此。

二、太医署设少小科，区分成人和小儿

隋唐时期是中医儿科学发展的奠基时期，而按摩成为医学教育的四大科目之一。隋代"太医署"设按摩专科和少小科，并把医生分为按摩博士、按摩师、按摩工、按摩生的等级。隋代巢元方《诸病源候论》中有小儿杂病专论 6 卷，共计 255 候，详细论述了小儿保育病症，并在卷末附有按摩导引方法。唐代孙思邈《备急千金要方》将少小婴孺诸病设专篇论述，并用膏摩防治小儿项强、外感鼻塞不通、腹胀满、不能乳食等十几种小儿病症，且首次将膏摩用于小儿保健推拿。唐代医家王焘《外台秘要》中设小儿诸疾专卷，对小儿夜啼有摩儿头和脊的记载。

> 宋元时期是中医儿科学发展的鼎盛时期，但是推拿学的发展却受到重大挫折，小儿推拿也受其影响。

三、中医儿科学理论体系形成

北宋儿科名家钱乙，所著《小儿药证直诀》一书将小儿生理病理特点归纳为"脏腑柔弱，易虚易实"，对儿科临床有重要的指导作用。在儿科四诊中，钱乙尤其重视望诊，在辨证方面首创儿科五脏辨证体系，提出心主惊、肝主风、脾主困、肺主喘、肾主虚的辨证纲领，全面推动了中医儿科学的发展。

四、掐法的应用

北宋时期，沈括的《良方》出现用掐法治疗脐风。

总之，晋唐时期推拿学的快速发展和宋元时期中医儿科学理论体系的形成，也推动了小儿推拿的发展。

第三节 明清时期

明清时期是小儿推拿形成自身独具特色的学术体系。

一、在民间得到发展

明启唐制，按摩疗法再次受到朝廷的重视，成为小儿推拿发展历史中的兴旺发达时期。太医院复列按摩科于十三科之中，按摩专业又有了较快的发展。《明史·百官志》中记载："太医院掌医疗之法，凡医术为十三科……按摩……"然而，在兴旺发达了两百年后，至明隆庆五年，医学机构改为十一科，取消了按摩科，从此按摩科流传于民间，但由于小儿多患病，服药困难，针灸疼痛，小儿不易配合针刺者，而按摩疗法操作简便，适应性强，疗效明显，可弥补其他疗法不足，所以这期间在小儿按摩方面却有了迅速发展。当时小儿按摩名家辈出，大量小儿按摩专著及文献层出不穷，在临床诊治小儿疾病方面更积累了丰富的经验，小儿按摩疗法逐渐趋于专门化。《小儿按摩经》的问世，标志着小儿推拿学从理论体系到临床诊疗体系已趋向成熟，开始形成了小儿推拿的独特体系，使小儿推拿发展的历史走向了继隋唐后的第二个高峰。首先，小儿推拿的穴位不仅有点，而且增加了线和面等穴位，如前臂的"三关""六腑""天河水"及掌背、掌心的内、外八卦穴等。其次，医学界认为推拿手法是小儿推拿疗法的基本功之一，其操作正确与否会直接影响到治疗效果，是治疗小儿病症成败的关键因素，所以医者特别注重手法操作，强调施术时需熟练灵活，运用自如，更不失平稳扎实，且对各种不同的推拿手法又有各自具体的规范，如"拿法"要刚中有柔，刚柔相济；"推法"要轻而不浮，快而着实；"摩法"要轻柔不浮，重而不滞；"插法"要既快又重等。此外，对于手法的补泻定义也较前有了新的认识，如有"缓摩为补，急摩为泻""旋推为补，直推为泻"等，且强调在临床运用时应根据患儿实际病情，选定穴位，采用不同的补泻，做到因病而异、因人而施，以达到事半功倍的疗效。同时，小儿推拿著作中出现了多种复合操作法，如"大手法""十二手法""复合手法"等，这些操作方法既有一定的姿势，又有特定名称，形象生动，妙趣横生，如孤雁游飞、苍龙摆尾、二龙戏珠、双凤展翅、老虎吞食、飞经走气、引水上天河、按弦搓摩、揉耳摇头等。学习和探究这些手法，对于挖掘和继承小儿推拿宝贵遗产具有极其重要的意义，更为临床医学的发展开拓了更为广阔的空间。

二、形成自身独具特色的学术体系

此时，"按摩"一词也逐渐被"推拿"所取代，"推拿"相对"按摩"概念更为明确，因小儿推拿手法中，以推法为多，且患儿多不能主动配合医者，医者需拿持而推之，故改称推拿。"推拿"一词，始载于万全所著的《幼科发挥卷二·慢惊有三因》："一小儿得真搐……彼家请一推拿法者掐之。"但直接以推拿而冠名者始见于小儿推拿著作，如明·龚云林所著的《小儿推拿方脉活婴秘旨全书》以及周于蕃纂辑的《小儿推拿秘诀》。前者广泛地收录和整理了流传于民间的各种推拿手法，全书内容丰富，记述详尽，具有较高的文献价值及医学价值，被后世名医称为"推拿最善之本"；后者详细地记载了小儿各种推拿手法，并附有手法捷要歌及多种推拿图谱等，广为后世引用。此外，两书中述有"推拿者即按摩之异名也""推拿一道，古曰按摩"；《厘正按摩要术》记述有："按摩一法，北人常用之……南人专以治小儿，名曰推拿。"由"按摩"改称"推拿"，成为推拿发展史上一个极为重要的里程碑。据考证，我国最早的小儿推拿专篇文献，即明代徐用宣的《袖珍小儿方论》记载着"秘传看惊掐筋口授手法论"，该篇文献首次论述了三关、六腑等小儿推拿特定穴位的定位方法、操作细节和主治范围，其中手法以推擦为主，主治病症为小儿惊风，并在文中附有相应的手足穴位图谱等。此文虽内容简单，却反映了小儿推拿的雏形。

我国现存最早的小儿推拿专著《小儿按摩经》于1601年问世，相传为陈氏所辑，收集在杨继洲的《针灸大成》之内，陈氏在理论上强调小儿疾病首重肝脾，认为小儿疾病不在肝经，即在脾经，不在脾经，则在肝经；在诊断疾病方面提出了"先观形色，切脉次之"的观点，并注重验指纹的方法；在治疗方法方面，着重推崇推拿疗法，强调"五脏六腑受病源，须凭手法推即愈"的观点，并认为手法操作需要达到一定的时间，"俱有下数，不可乱"，且提出了运用掐、揉、按、推、运、搓、摇、摩等十八种手法；在治疗原则方面，以"病之虚实，虚则补其母，实则补其子"为主要原则；在治疗范围方面，也由小儿惊风扩大到头疼、火眼、伤风咳嗽、哮喘、气促、气吼、心胸痞痛、肺热便结、腹疼、腹胀、腹泻、痢疾、疟疾、小便秘涩、小肠诸病等。同时，陈氏还认为按摩疗法是"以手代针之神术也，亦分补泻"。

总之，该书对小儿推拿从穴位、辨证、诊法、手法、治疗、适应证等方面均作了全面详尽的论述，对后世小儿推拿的发展起到了重要的作用。此外，以歌赋形式表述的相关文献亦不少见，如《幼科推拿秘书》的"手法治病歌""各穴用法总歌"等；《按摩经》的"要诀""手法歌""识病歌"；这些歌赋大多文字简练，内容朴实，爽口便诵，极易记忆，对于初学者而言，是不可多得之必须读物，更为小儿推拿的传播和传承作出了重要贡献。

三、体系逐渐完善

到了清代，小儿推拿疗法又有了新的发展。小儿推拿专业人士已遍及全国，推拿疗法在儿科领域的运用范围进一步扩大并为骨科所采用；自我保健按摩仍然广泛存在，与随后发明的按摩器，共同推动了我国养生保健事业的发展。此时小儿推拿手法日渐增多，小儿推拿专著也大量出版，其中影响较大的有熊应雄的《小儿推拿广意》、夏禹铸的《幼科铁镜》、骆如龙的《幼科推拿秘书》、张振鋆的《厘正按摩要术》、夏英白的《保赤推拿法》、徐谦光的《推拿三字经》等。其中，熊应雄所著的《小儿推拿广意》，约成书于1676年，是清代最早的一部小儿推拿著作，全书分上、中、下3卷。上卷详论手法，并配合图文，分别对小儿手足45个推拿部位及其手法和操作顺序进行了详细的介绍；并强调了望、闻二诊的重要性。中卷详述各种儿科常见疾病及其相应的推拿疗法，共记载了胎毒、惊风、诸热等17种病证的推拿诊疗。下卷列举内服、外治应用方剂187首，该书图文并茂，内容详细，对小儿推拿专业知识的普及起到了很好的促进作用，成为当时最完备的小儿推拿专著。

夏禹铸在《幼科铁镜》中记述"推上三关，代却麻黄、肉桂；退下六腑，替来滑石、羚羊""性与药同。用推即是用药"，这说明推拿补泻手法的重要性，并主张"望面色，审苗窍，从外知内"以辨脏腑的寒热虚实，强调推拿要正确施行辨证施治。

骆如龙在其《幼科推拿秘书》中提出"分阴阳"为"诸证之要领，众法之先声"的观点，主张一切推拿手法必须以分阴阳为"起式"，以左手示指掐按患儿肩井穴、以右手拿患儿示指无名指，伸摇如数，为"总收法"的治疗顺序，被后世称赞为儿科推拿之精要；此外，作者对前人关于小儿推拿的论述和临床经验作了较为全面的总结，书中还对儿科疾病诊断方法、小儿常用的内服方剂、推拿理论和手法、推拿介质的选用、推拿取穴原则及推拿病证分类等方面作了详细的论述，对于指导后世医家在临床诊治上具有较大的实用价值。

张振鋆的《厘正按摩要术》在《小儿推拿秘诀》的基础上增补了新的内容，他不但总结了既往小儿推拿的八种基本手法，并将成人按胸腹法引入小儿推拿法，且详细介绍了24种小儿常见病症的证治推拿，更对小儿推拿特定穴、十四经穴、各种复式操作法等作了细致的记述，尤其难得的是，作者在各经络、穴位和操作均附有图文和解析，使读者一目了然，为小儿推拿的传承作出重要的贡献。

夏英白的《保赤推拿法》言简意赅，阐释推、拿、揉、掐、捻、摇、搓、扯、刮、运、分、合12种小儿推拿常用手法，并载述了不同前人的特色手法，如捻五指背皮、掐大指甲、掐中指甲、刮手背、揉手背等。

徐谦光的《推拿三字经》中记载："推三关，为参附汤。退六腑，为清凉散……"认为推拿功用可抵汤药，该书还将小儿推拿手法进一步扩展至成人病以及外科疮疡病等的治疗；此书不同于其他书籍之处，在于全书以三字歌诀形式编成，使小儿推拿专业知识便于普及与推广。

集清以前小儿推拿学术成就之大成的《推拿指南》，为名家唐元瑞所著，其在前人观点的基础上结合自己多年的临床经验编辑而成，记载了61种眼科疾病的推拿疗法，是推拿手法治疗眼科疾病的宝贵资料，对后世推拿学影响深远。

周松龄的《小儿推拿辑要》探讨了推拿治疗疾病的作用机制，并充分肯定了推拿治疗小儿疾病的疗效，他还提出"推拿奏效于弹指之间"的观点，这对后人继承和整理前人的经验有一定的参考价值。

钱懷邨的《小儿推拿直录》文字简洁、条理清晰、图文并茂，对小儿急惊风等16种病证的推拿治疗作了简要的介绍，并系统地阐述了小儿疾病的病因、病机、诊断以及小儿推拿的常用手法。

陈复正的《幼幼集成》从"小儿脏腑未充则药物不能多受"的观点出发，创立了多种小儿外治法如按摩、热敷等，至今仍为临床治疗小儿疾病所应用。

由此可见，明清时期，是我国小儿推拿独特体系发展的极为重要的时期。人们在这一时期通过不断的临床实践总结出来的宝贵经验，为后世小儿推拿的继承和发展提供了必要条件，更奠定了这一疗法的学术和理论基础，提升了小儿推拿在医学界的地位。小儿推拿疗法之所以能够不断延续而流传至今，与这一时期的小儿推拿体系的崛起和发展是密不可分的。

第四节　近现代

近现代是小儿推拿进入快速发展时期。

一、开设小儿推拿高等教育专业课程

新中国成立后，在中国共产党的中医政策支持下，各级政府卫生部门大力扶植和发展中医事业，极力发挥中医在临床诊疗疾病的作用，为中医的发展提供有力的平台，更随着社会经济的不断发展、科技的不断更新，中医事业犹如枯木逢春，小儿推拿也得到了迅速的发展。自20世纪50年代起，全国许多中医院开设了小儿推拿科，各地相继建立起中医院校，不少院校还成立了推拿系或推拿专业，并开展推拿相关的学习班或培训班，相应地，小儿推拿学的教学工作也得到不断进展和提高，不仅有大量小儿推拿的相关书籍和专著出版，并且小儿推拿学的相关教材也不断问世供学者专用，如：《小儿推拿疗法》《小儿推拿讲义》《实用小儿推拿》《小儿推拿》《小儿推拿学概要》《简易小儿推拿》《小儿推拿疗法新编》《小儿推拿新法》《小儿捏脊》等；与此同时，整理和重印出版了大批小儿古医籍，如《幼科推拿全书》《小儿推拿广意》《小儿推拿方脉活婴秘旨全书》《小儿推拿直录》《厘正按摩要术》等，所有这些，使小儿推拿的机制、手法、取穴等不断深入，极大地促进了小儿推拿事业的蓬勃发展。

二、小儿推拿专业的现代化与国际化

近几十年来，随着我国相关学科的迅速发展，新疗法、新技术被广泛

地应用于临床医学，且数学、物理学、化学等自然科学也不断融入于医学领域。因此合理地运用现代科学技术，对小儿推拿的研究发展起着至关重要的作用，是推动小儿推拿不断前进的重要手段。

北京、安徽等地采用现代医学研究手段，观察小儿推拿在临床应用中的作用，证实了小儿推拿手法中的捏脊疗法能够增强人体的肺功能，调节人体血压，提高人体免疫力以及影响人体的胃泌素。山东中医药大学还利用计算机处理系统，研制成功了推拿力学信息测试仪，对测量、分析推拿手法力学信息及其所产生的生物效应提供了有利条件。青岛医学院采用试管对比法和胃描记以观察胃液对蛋白质消化的分解情况以及胃在推脾土和运内八卦穴前后的运动等，证明了推拿能够促进胃的运动，改善消化功能。总之随着生物力学、生物分子学等新兴学科的建立，小儿推拿的治疗作用不断被证实，且应用范围不断拓展。儿童是祖国的未来、人类的希望，确保儿童健康快乐地成长，不仅关系到千家万户的幸福和期望，更关系到民族的兴旺和国家的繁荣，小儿推拿作为中医学的一个重要分支学科，在以后的发展中，将不断发挥自身的优势，为儿童的卫生健康做出更大的贡献。

随着我国改革开放政策的持续实施以及国际性学术交流的日益深入，中医药逐步走向世界舞台，针灸推拿在世界各地引起了重视，小儿推拿疗法也在世界儿科领域中被逐渐认识和广泛运用。中华护理学会已将小儿推拿学科向国际推介，并由专业人员传授技艺，不断有国外有识之士来我国进行学习研究和交流，且越来越多的国家正在认可和推广小儿推拿疗法，并应用于临床实践。由此可见，独树一帜地屹立于医界之林的小儿推拿学科正以它独特的魅力倍受世人瞩目，未来将成为一门国际医学交流热门学科，这对小儿推拿学术乃至整个中医学的发展起到了积极的推动作用。

（李桂华　郭葵）

参考文献

[1] 严健民.五十二病方注补译［M］.北京：中医古籍出版社，2005：31.

［2］张云昌，孟蓬生．白话黄帝内经［M］．石家庄：河北人民出版社，1995：126．

［3］张素芳．中国小儿推拿学［M］．上海：上海中医学院出版社，1992：4．

［4］唐·孙思邈．备急千金要方［M］．北京：人民卫生出版社，1997：143，156．

［5］唐·王焘．外台秘要［M］．北京：华夏出版社，1993：713．

［6］明·万全．幼科发挥［M］．北京：中医古籍出版社，2000：28．

［7］清·张振鋆．厘正按摩要术［M］．北京：学苑出版社，2001：3-6．

［8］明·杨继洲．针灸大成［M］．天津：天津科技出版社，2000：561-562．

［9］夏治平．中国推拿全书［M］．上海：上海中医药大学出版社，2000：24-25．

［10］裘沛然．中国医学大成三编［M］．上海：岳麓书院，1994：914-917．

［11］清·夏禹铸．幼科铁镜［M］．北京：中医古籍出版社，2000：13．

［12］王道全．推拿医著选［M］．济南：山东中医药大学，2003：53．

［13］李冬梅，戴鸁，杨芝仙，等．小儿推拿现状分析［J］．云南中医学院学报．2013，36（4）：50．

［14］孟迁．明清时期小儿推拿理论的特点［J］．湖北中医杂志．2001，23（8）：6-7．

［15］魏爱泉．浅议小儿推拿学科的发展［J］．江苏中医药．2004，25（9）：55．

［16］金宏柱，查炜．明代小儿推拿专著举要［J］．南京中医药大学学报（社会科学版）．2000（04）：205-206．

［17］李燕宁，杨配力，吴金勇．小儿推拿发展史略［J］．北京中医药．2009，28（2）：142-144．

［18］林晓洁．小儿推拿的起源及发展．按摩与导引［J］．1994（3）：34-36．

［19］李静，王振国．当代中医小儿推拿学术流派的研究现状［J］．山东中医杂志．2012（6）：454-455．

第二章　基础知识

　　小儿推拿不同于成人，它主要是适应小儿生理病理特点发展起来的一种中医外治法。小儿从出生到长大成人，都处在不断的生长发育中。在小儿成长的不同阶段，其生理、病理以及辨证、治疗等各个方面都有阶段性的特点，与成人有所不同，且呈现"年龄越小，特点越明显"的特征。因此掌握这些特点，对于小儿的健康成长以及小儿疾病的防治均有极其重要的意义。

第一节　小儿病症概要

一、小儿生理及病理特点

小儿生理特点

　　小儿的生理特点主要表现在脏腑娇嫩、形气未充和生机蓬勃、发育迅速两方面。小儿为"稚阴稚阳"之体，小儿出生后犹如萌土的幼芽，其五脏六腑娇嫩，形体结构未充，整体处于"稚阳未充，稚阴未长"状态，但是小儿的生长发育非常快，犹如旭日初升，随着年龄的增长，才能逐步趋于成熟完善。

小儿病理特点

小儿的病理特点主要表现在两方面：发病容易、传变迅速和脏器清灵、易趋康复。小儿脏腑娇嫩，形气未充，抵御外邪能力不强，加之寒暖不能自调，乳食不能自节，故而在外容易为六淫之邪所侵，在内易为饮食所伤，且年龄越小，发病率越高。小儿在患病中，容易发生转化，且病情变化多端。

小儿发病病因较为单纯，多为外感六淫或内伤饮食。而且小儿对药物反应敏感，往往辨证准确，治疗及时，恢复也很快。

二、小儿生长发育特点

小儿的生长发育是指从受精卵到成人的整个过程，这是一个连续渐进的动态过程。在这个过程中，不同阶段表现出与年龄相关的规律性。这对于小儿健康的维护以及疾病的预防与治疗有很重要的指导作用。

表 1　小儿年龄分期及疾病特点

年龄分期

胎儿期	从受精卵形成至胎儿娩出前约 280 天（40 周）。分为：①妊娠早期；②妊娠中期；③妊娠后期。注意：预防孕期感染，有无胎位异常、先天畸形、胎儿发育障碍等
新生儿期	从胎儿娩出脐带结扎至出生后 28 天 注意：早产、难产、产伤、窒息、肺炎、黄疸、先天性肌性斜颈及遗传性疾病等
婴儿期	从出生后 28 天到 1 周岁 注意：合理添加辅食，适当晒太阳，按时预防接种 消化紊乱、营养缺乏、感染、传染病、意外等
幼儿期	从 1 周岁到 3 周岁 注意：早教和小儿智力开发 消化紊乱、意外、感染、传染病等

学龄前期 ▶ 从 3 周岁到 7 周岁
注意：小儿可塑性强，应重视思想教育
创伤、传染、变态反应性疾病等

学龄期 ▶ 从 7 周岁到青春期前
注意：应保证营养、体育锻炼和充足的睡眠
防治龋齿、保护视力

青春期 ▶ 女孩从 11~12 岁开始到 17~18 岁；男孩从 13~14 岁到 18~20 岁
此期生理成熟但心理不成熟，应加强思想道德品质教育和生
理心理卫生知识教育

三、小儿辨证论治特点

病因特点

小儿不同于成人，其发病有自身特点。以外感、饮食内伤及先天因素居多。

1. 外感因素

小儿先天肺常不足，加之冷暖不知自调，卫外功能弱，易被风寒、风热、燥邪、暑邪等六淫之邪所伤。小儿又为纯阳之体，六气易从火化，故外感以热病为多。

2. 饮食内伤因素

小儿"脾常不足"，且小儿饮食不能自调，故易为乳食所伤。小儿乳食贵在有时、有节、有序。如喂养不当、初生缺乳、未能按期添加辅食、饮食不洁或不节均可伤及脾胃运化功能。

3. 先天因素

先天因素即胎产因素，是指小儿出生之前已作用于胎儿的致病因素。如胎弱、先天畸形、生理缺陷或代谢异常等病症。

另外，惊恐、意外、环境因素等等均可影响患儿的心理生理健康而致病。

表 7　小儿望诊之看指纹内容及辨证意义

正常		异常
看指纹	指纹，是指示指桡侧缘，按指节由近及远可分为风、气、命三关 正常——指纹红白相兼，隐隐不显 多见于 3 岁以内的小儿	指纹的浮沉：浮主表，沉主里 指纹的色泽：紫主热，红主寒，黄主脾，青主惊主痛，白为疳病，黑属危症，青紫为伤食，淡红为虚寒 指纹的深浅：指纹现于风关，病轻；现于气关，病重；现于命关，病情危重；如果透关射甲病情多危重

2. 闻诊

表 8　小儿闻诊内容及辨证意义

正常		异常
啼哭声	哭声洪亮而长，且有眼泪	哭声高而尖，忽缓忽急，时作时止，多因腹痛 哭声嘶哑，呼吸不畅，多为咽喉部病变 入夜啼哭者，多为受惊或里热等所致
咳嗽声	——	咳嗽清扬而流清涕，为外感风寒 咳嗽重浊而痰黄者，为外感风热 干咳无痰为肺燥 咳嗽无力，咳吐白沫，兼气促为肺虚 夜间咳甚，多为先天不足 天亮咳甚，为脾虚或寒湿
呼吸声	均匀有力，不深不浅	呼吸气粗多为肺热 呼吸微弱，气短声低多为虚寒 呼吸浅而不匀，或呼吸紊乱为危象
语言声	清晰响亮	语言低微不响，为气虚；声高尖红为剧痛 声音嘶哑多为咽喉或声带疾患
嗅气味	——	口臭多属消化不良，或口腔不洁，或有龋齿 呕吐清稀无臭为寒呕；呕吐秽浊酸臭多为热呕；呕吐物酸腐夹杂不化食物，多为食积 大便臭秽为肠胃积热；酸臭而稀多为伤食；下利清谷，无明显臭味，为脾胃两虚 小便短赤，气味骚臭，为湿热下注；小便清长为脾肾虚寒

3. 问诊

表 9　小儿问诊内容及辨证意义

	异常
问年龄	脐风、胎黄等多见于 1 周内新生儿。遗尿则发生在 3 岁以上的小儿 麻疹大多发生在出生后 6 个月的婴幼儿
问寒热	恶寒发热无汗，为外感风寒 寒热往来，为邪在半表半里的少阳证 傍晚或午后低热并伴盗汗，称为"潮热"
问汗	自汗，为气虚不固 若夜间睡后汗出，为盗汗，是阴虚或气阴两虚 汗出如油淋漓不止，是亡阳虚脱
问头身	恶寒发热头痛者为外感风寒；头痛呕吐、高热抽搐，为邪热入营
问二便	大便次数多且稀薄的，为脾不健运 大便次数多且赤白黏冻，为湿热积滞 小便清长，为肾阳虚亏，下元不固
问饮食	若不思乳食，或进食不多，为脾胃薄弱 脘腹胀满不思饮食伴口臭，为伤食积滞 能食而大便多而不化，形体消瘦，多见于疳证 在饮水方面，若渴喜饮冷，则为热证；渴而不思饮多为寒证
问胸腹	胸胀满而频咳，为风邪束肺 心悸胸闷，头晕乏力，五心烦热，常为心之气阴不足 腹痛隐隐，能触及条索状东西且以脐周为主，见于蛔虫证
问个人史	询问孕期母亲的营养和健康情况，胎儿娩出方式、是否足月、喂养情况、是否按时接种疫苗等等

4. 切诊

切诊包括脉诊和按诊两方面。

（1）脉诊　由于小儿腕部较短，寸关尺三部不分，故小儿之脉较成人简单，主要以浮、沉、迟、数、有力、无力这 6 种较为常用。有力者为实证，无力者为虚证。

表 10　小儿切诊内容及辨证意义

切诊内容	
浮脉	轻按即能触，多见于表证
沉脉	重按才能触及，多见于里证
迟脉	脉搏迟缓，来去极慢，一息五六次以下，多见于寒证
数脉	脉搏频速，来去急促，一息六七次以上，多见于热证

（2）按诊

表 11　小儿按诊内容及辨证意义

按诊内容	
按头囟	囟门是否有迟闭、凹陷、高凸以及不按时闭合现象
按四肢	了解肢体冷热、张力情况
皮肤	了解皮肤寒、热、汗的情况
胸腹	了解胁肋部有无痞块以及串珠样改变，了解腹痛腹胀情况

第二节　小儿推拿疗法概要

一、特点及操作顺序

特点

（1）小儿不同于成人，推拿所用穴位以小儿特定穴为多。有点状、线状及面状之分，大多分布在小儿上肢，且有"小儿百脉汇于两掌"之说。

（2）由于小儿发病以外感六淫和饮食内伤多见，临证以阳证、实证、热证居多，因此小儿推拿常以解表（开天门、推坎宫等）、清热（清天河水、退六腑等）、消导类（推脾经、清大肠、揉板门等）手法为多。

（3）小儿推拿应用不同于成人，必须通过四诊，根据患儿病情、体质、年龄等情况综合分析，辨证论治，确定小儿推拿处方，这也是小儿推拿独具特色之处。

（4）小儿推拿手法操作基本要求：均匀、柔和、平稳，从而达到深透的治疗目的。均匀是指动作要有节律性，用力轻重得当；柔和是指手法用力要灵活、缓和，中病即止；平稳是指手法要轻而不浮，重而不滞。

（5）小儿推拿操作时间应根据病情、体质而定，因病因人而异。一般来说，以推法、揉法次数为多，摩法时间较长，掐法则重、准、少，在掐后常继用揉法，而按法和揉法也常配合使用。

（6）小儿推拿非常重视补泻，其基本原则遵循"虚者补之，实者泻之"。一般分方向补泻、轻重补泻、快慢补泻、经络补泻（迎随补泻）、次数补泻等。即：轻刺激为补，重刺激为泻；急摩为泻，缓摩为补；向心为补，离心为泻；时间长为补，短为泻；顺经为补，逆经为泻。治疗时，虚则补，实则泻，虚中夹实先补后泻，实中夹虚，先泻后补，随证施用。

操作顺序

小儿推拿的操作顺序，一般遵循先头面，次上肢、胸腹、腰背、下肢；也可先重点后一般；先推主穴，后推配穴；先推配穴，后推主穴（如捏脊等）。而强刺激手法除急救外，一般放在最后操作，以免引起小儿哭闹，影响治疗的进行。

二、适应证、禁忌证与注意事项

（一）适应证

小儿推拿疗法应用范围较广，可治疗腹泻、呕吐、少食、厌食、腹痛、疳积、夜啼、惊风、盗汗、遗尿、感冒、咳嗽、发热、哮喘、肥胖、肌性斜颈、脑瘫、近视、脱肛、湿疹等多种病症，但其中以消化、呼吸以及神经系统的功能性疾患疗效最为显著，对泌尿、运动等系统疾病也有较好的治疗效果。

（二）禁忌证

小儿推拿安全有效，且操作简便。尽管如此，为防止意外发生，必须严格掌握其禁忌证。

（1）急性传染病，如猩红热、水痘、病毒性肝炎、肺结核、梅毒等。

（2）各种皮肤病患处。

（3）烧烫伤、擦伤、撕裂伤等所致皮肤破损处、皮肤炎症局部等。

（4）出血性疾病以及正在出血和内出血的部位。

（5）骨与关节结核和化脓性关节炎局部。

（6）极度虚弱的危重症患儿和严重的心、肺、肝、肾疾病。

（7）有严重症状而诊断不明确者。

（8）骨折早期和截瘫初期。

（三）注意事项

（1）小儿推拿诊室要求：避风、避光、安静，清洁卫生、温度适宜，保持通风。

（2）小儿推拿医者要求：态度和蔼，认真操作，耐心仔细，注意随时观察小儿反应；保持双手温暖、清洁、指甲圆滑，双手不可佩戴饰物。

（3）小儿推拿时对患儿要求：体位以小儿舒适为宜，时间以饭后1小时为佳。

（4）小儿推拿时间一般不超过20分钟，每日治疗1次。具体情况根据患儿年龄、病情、体质以及手法特性而定。

（5）小儿推拿上肢部穴位时，一般只推一侧，无男女之分。其他部位可双侧施术。

（6）惊厥患儿，推拿后如症状仍不减轻，应使其保持侧卧位，呼吸道保持通畅，防止发生窒息，并及时请相关科室会诊，以免贻误病情。

（7）小儿推拿时应配合使用滑石粉等介质，润滑皮肤，防止擦破皮肤，同时提高疗效。

（8）每推拿完一位患儿，必须清洗双手，保持清洁，避免交叉感染。

三、小儿推拿常用介质

小儿推拿不同于成人，在操作时必须使用介质，避免损伤皮肤，同时提高疗效。

常用介质分为固体和液体。

（一）固体

1. 粉类
如医用滑石粉、爽身粉等。其中医用滑石粉是小儿推拿最为常用的介质。

2. 膏类
如冬青膏，由水杨酸甲酯、凡士林、薄荷脑以及少量麝香配制而成。具有温经散寒作用，常用于小儿虚寒性腹泻推拿治疗。

（二）液体类

1. 水类
如生姜汁、葱白汁、薄荷水、外用药酒等。其中，生姜汁、葱白汁用于风寒感冒，或胃寒呕吐及腹痛、腹泻等。薄荷水用于风热感冒或风热上犯所致头痛、目赤、咽痛等，或痘疹初期隐隐不透，或麻疹将出之际。外用药酒，则根据病情需要，选用不同中药浸泡于高度白酒数日后使用。

2. 油类
如麻油，有润滑除燥作用，往往结合刮法施用。

（李桂华　郭葵）

小儿推拿特定穴

小儿推拿用穴除了传统穴位外，尚有一些小儿推拿专用的特定穴位。这些特定穴有固定名称、穴区、功用主治。与传统穴位均为"点"状穴位不同，小儿特定穴除了"点"状穴位，还有"线"状及"面"状穴位。小儿特定穴多分布在四肢的肘膝关节以下，尤以手掌与手背为多。小儿许多重要特定穴，特别是代表五脏的五经穴都分布于两掌。通过手掌操作，能够对全身脏腑和气血进行调节，正所谓"小儿百脉汇于两掌"。小儿推拿特定穴位的名称，有些和传统腧穴相同，但在部位上却有区别。在有关小儿推拿特定穴的文献记载方面，各家说法也不尽相同。上肢穴位，一般不分男女，习惯推拿左手。推拿的顺序一般是先头面，次上肢，再胸腹、腰背。亦可根据病情轻重缓急，灵活掌握。

第一节　头面颈项部穴位

耳后高骨

定位：耳后入发际，乳突后缘高骨下凹陷中（图3-1-1）。

操作方法：用两拇指端或中指端揉之，称揉耳后高骨。

功用：发汗解表，镇静安神。

主治：感冒头痛，烦躁不安，惊风等。

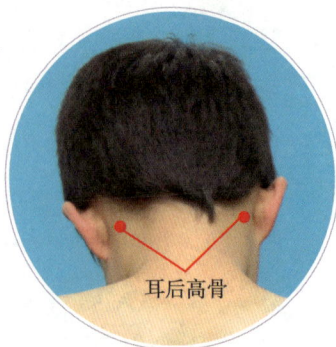

图 3-1-1　耳后高骨

**天门
（攒竹）**

定位： 眉心至前发际成一直线（图 3-1-2）。

操作方法： 用两拇指桡侧或指腹自下而上交替直推，称为"开天门"，又称"推攒竹"。

功用： 疏风解表，开窍醒脑，镇静安神。

主治： 外感发热无汗或汗出不畅，头痛，惊惕不安，烦躁不宁等。

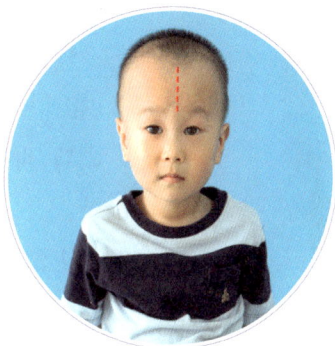

图 3-1-2　天门

坎宫

定位： 自眉头起沿眉向眉梢成一横线（图 3-1-3）。

操作方法： 以两拇指自眉头向眉梢作分推，称推坎宫。

功用： 发汗解表，醒脑明目，止头痛。

主治： 外感发热，头痛无汗，目赤痛，惊风等。

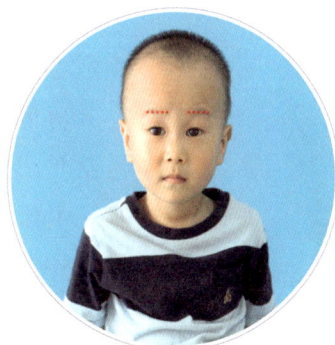

图 3-1-3　坎宫

**天心
（上天心、
大天心）**

定位： 额头正中，神庭与眉心连线的中点（图 3-1-4）。

操作方法： 以拇指按揉之，称揉天心。

功用： 醒脑安神。

主治： 头昏，头痛，眩晕，失眠，鼻窦炎等。

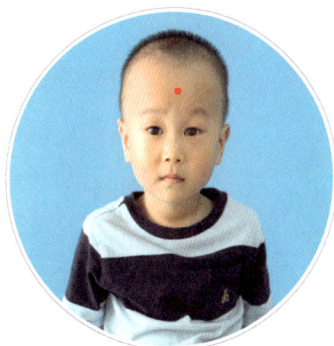

图 3-1-4　天心

山根

定位：两目内眦之中，鼻梁上低洼处（图3-1-5）。

操作方法：拇指甲掐之，称掐山根。

功用：开窍，醒目，定神。

主治：惊风，抽搐等。

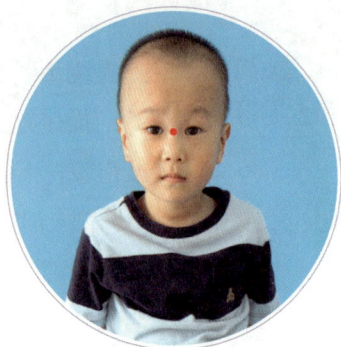

图 3-1-5 山根

准头
（素髎）

定位：鼻尖中央（图3-1-6）。

操作方法：以拇指或示指甲掐之，继以揉之，称掐准头。

功用：开窍醒神，解表散结。

主治：惊风，抽搐，窒息，外感，鼻塞不通等。

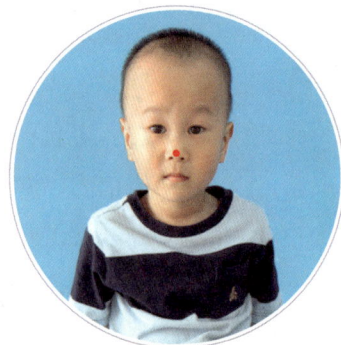

图 3-1-6 准头

天柱骨

定位：颈后发际正中至大椎成一直线（图3-1-7）。

操作方法：用一手示、中指并拢，用指腹由上而下直推，称推天柱骨。

功用：降逆止呕，祛风散寒。

主治：呕吐恶心，外感发热，颈项僵痛，后头痛，惊风，咽痛等。

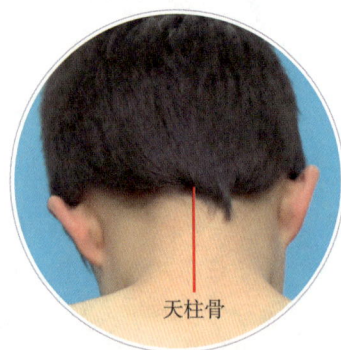

天柱骨

图 3-1-7 天柱骨

桥弓

定位： 颈部两侧，沿胸锁乳突肌成一线（图 3-1-8）。

操作方法： 用拇指推法自上而下推之，称推桥弓；或用拇、食指二指自上而下拿捏，称拿桥弓。用拇、食指二指相对按揉，称揉桥弓。

功用： 舒筋活络，调和气血，平肝潜阳。

主治： 先天性肌性斜颈，颈项强痛，高血压，惊风等。

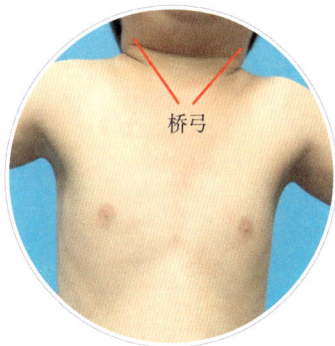

图 3-1-8　桥弓

小结： 头面部的开天门、推坎宫、揉太阳，与揉高骨并称四大手法，多用于疏风解表，治疗外感表证；天心、山根、准头可开窍醒神，治疗惊风等。颈项部的天柱骨有降逆止呕、祛风散寒的作用；桥弓主要治疗先天性肌性斜颈。

第二节　上肢部穴位

脾经

定位： 在拇指桡侧缘，指尖至指根成一线（图 3-2-1）。

操作方法： 用左手握患儿之左手，同时以拇、食二指捏住患儿拇指，使之微屈，再用右手拇指自患儿拇指尖推向拇指根，称为补脾经；将患儿拇指伸直，自拇指根推向指尖，称为清脾经；来回推之，称为清补脾经。

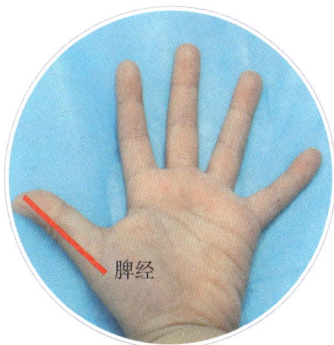

图 3-2-1　脾经

功用： 补脾经能健脾胃，补气血；清脾经能清利湿热，化痰止呕；清补脾经能消食化积。

主治： 消化不良，呕吐，泄泻，伤食，痢疾，便秘，黄疸，痰湿，咳嗽等。

肝经

定位： 示指末节螺纹面（图3-2-2）。

操作方法： 左手握住患儿之手，使其手指向上，手掌向外，然后用右手拇指掌面自示指末节指纹起推向指尖，称清肝经，亦称平肝；反之为补，称补肝经。临床多用清法；需要补肝，多用补肾代替。

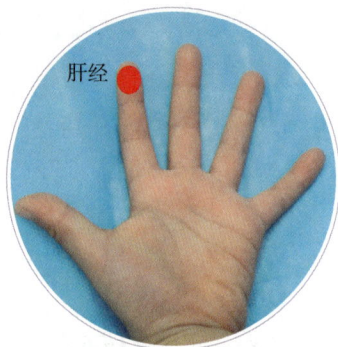

图 3-2-2　肝经

功用： 清肝经能平肝泻火、解郁除烦、镇惊息风等。

主治： 惊风抽搐，烦躁不安，目赤肿痛，五心烦热等。

心经

定位： 中指末节螺纹面（图3-2-3）。

操作方法： 用推法自患儿中指掌面末节指纹起推向指尖，称清心经；反之为补，称补心经。临床多用清心经；需要补心经时，多用补脾经代替。

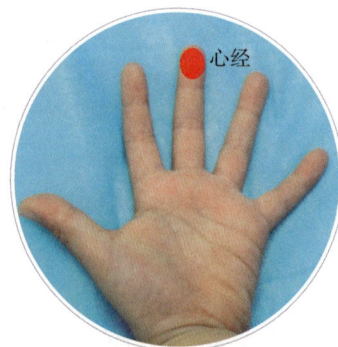

图 3-2-3　心经

功用： 清心经能清热退心火；补心经能补益心血，养心安神。

主治： 高热面赤，神昏烦躁，口舌生疮，小便短赤，惊风，惊吓，气血虚弱，心烦不安，睡卧露睛等。

肺经

定位：无名指末节螺纹面（图 3-2-4）。

操作方法：用推法自患儿无名指掌面末节指纹起推向指尖，称清肺经；反之为补，称补肺经。

功用：清肺经能宣肺清热、疏风解表、止咳化痰；补肺经能补益肺气。

主治：感冒发热，咳嗽，气喘痰鸣，自汗，盗汗，汗出气短等。

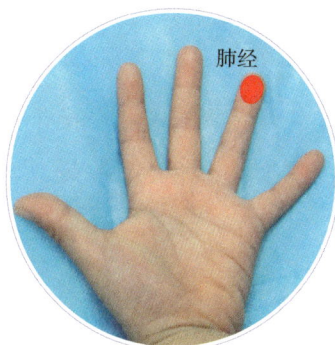

图 3-2-4 肺经

肾经

定位：小指末节螺纹面（图 3-2-5）。

操作方法：用推法，自掌根向小指尖直推为补，称补肾经；反之，自指端向指根直推为清，称清肾经。

功用：补肾经能补肾益脑，温养下元；清肾经能清热利尿。

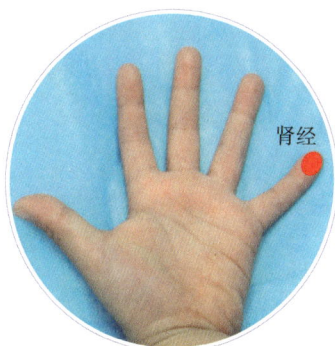

图 3-2-5 肾经

主治：先天不足，久病体虚，五更泄泻，久泻，遗尿，喘息，小便赤涩，腹泻，小儿肾炎等。

五经

定位： 五手指螺纹面（图3-2-6）。

操作方法： 患者俯掌五指收拢，医者拇指放在患儿手掌或手指背面，另四指并拢向指端推法，称推五经。

功用： 退热解表。

主治： 外感发热。

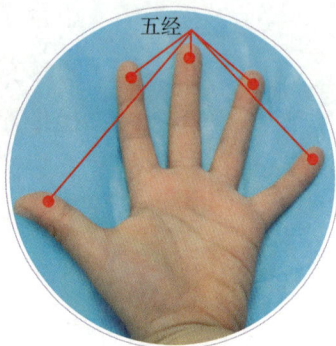

图3-2-6　五经

四横纹

定位： 手掌面，第二至第五指节近端指间关节横纹处（图3-2-7）。

操作方法： 四指并拢，以拇指桡侧从示指横纹处推向小指横纹处，称推四横纹；以拇指甲依次掐之，继以揉之，称为掐揉四横纹。

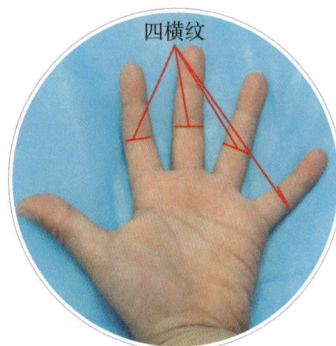

图3-2-7　四横纹

功用： 退热除烦，调和气血，消胀散结。

主治： 胸闷痰喘，内伤乳食，消化不良，腹胀，营养不良，泄泻，疳积等。

小横纹

定位： 手掌面，第二至第五指指掌关节之横纹处（图3-2-8）。

操作方法： 拇指桡侧自示指或小指的掌指关节横纹处，来回推之，称推小横纹；以拇指甲依次掐之，继

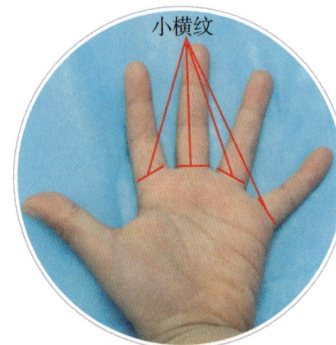

图3-2-8　小横纹

以揉之，称为掐揉小横纹。

功用：退热，消胀，散结。

主治：脾胃热结，口唇破裂，口疮，腹胀，发热，烦躁等。

肾顶

定位：小指顶端（图3-2-9）。

操作方法：以拇指或中指端按揉之，称揉肾顶。

功用：收敛元气，固表止汗。

主治：自汗，盗汗等。

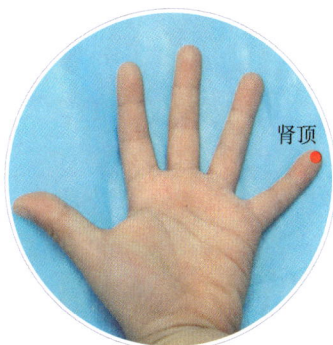

图 3-2-9　肾顶

肾纹

定位：手掌面，小指远端指间关节横纹处（图3-2-10）。

操作方法：以拇指或中指端按揉之，称揉肾纹。

功用：清热，明目，散瘀。

主治：热毒内陷引起的高热，呼吸气凉，四肢逆冷，鹅口疮，目赤肿痛等。

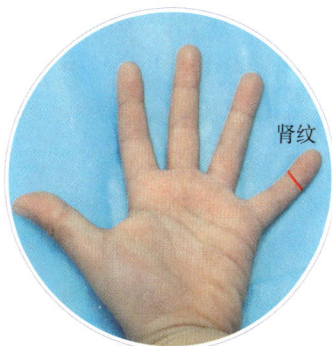

图 3-2-10　肾纹

掌小横纹

定位：在掌面小指根下，尺侧掌纹头（图3-2-11）。

操作方法：以拇指或中指端按揉之，称揉掌小横纹。

功用：清热散结，宽胸宣肺，化痰止咳。

主治：口舌生疮，喘咳，流涎等。

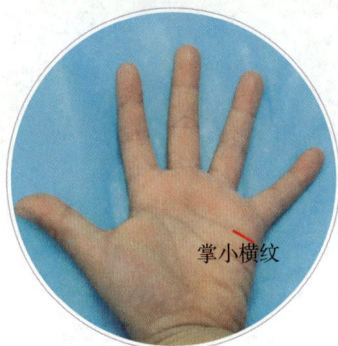

图3-2-11　掌小横纹

大肠

定位：在示指桡侧缘，由指尖至虎口成一直线（图3-2-12）。

操作方法：右手拇指桡侧面，自指尖直推至虎口为补，称补大肠；反之为清，称清大肠；来回推之，称清补大肠。

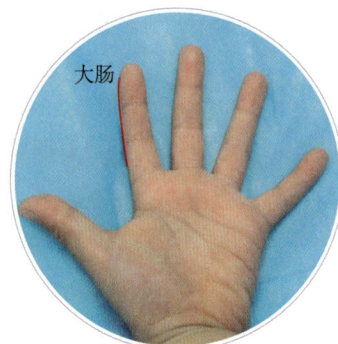

图3-2-12　大肠

功用：补大肠能涩肠固脱，温中止泻；清大肠能清利肠腑，除湿热，导积滞。

主治：腹泻，痢疾，脱肛，便秘，腹胀，纳呆等。

小肠

定位：在小指尺侧边缘，自指尖至指根成一直线（图3-2-13）。

操作方法：右手拇指桡侧面，自指尖向指根直推为补，称补小肠；反之为清，称清小肠。

功用：清小肠能清热利

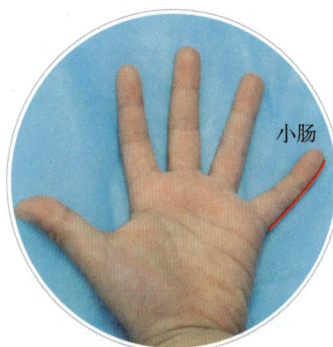

图3-2-13　小肠

尿，泌别清浊；补小肠能滋阴补虚。

主治：小便短赤不利，尿闭，泄泻，口舌生疮，阴虚水亏，下焦虚寒多尿，遗尿等。

胃经

定位：在大鱼际桡侧，赤白肉际处（图3-2-14）。

操作方法：用拇指或示指自掌根推向拇指根，称为清胃经；反之为补，称补胃经。

功用：清胃经能清中焦湿热，降逆止呕，除烦止咳；补胃经能消食和胃。

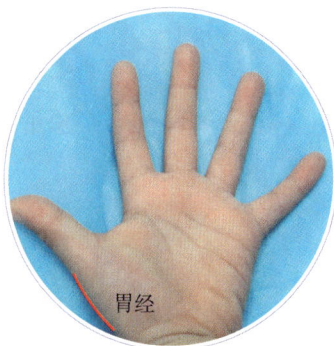
图3-2-14 胃经

主治：恶心呕吐，呃逆，嗳气，吐血衄血，烦渴善饥，食欲不振，腹胀，口臭，便秘等。

板门

定位：在手掌大鱼际平面（图3-2-15）。

操作方法：用左手托住患儿之左手，用右手拇指或示指在大鱼际平面的中点上做揉法，称揉板门；以右手拇指桡侧自拇指根推向腕横纹，称板门推向横纹；以右手拇指桡侧自腕横纹推向拇指根，称横纹推向板门。

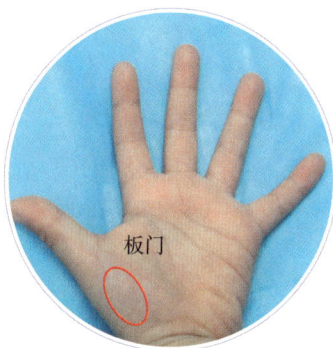
图3-2-15 板门

功用：揉板门能健脾和胃，消食化滞，调理气机；板门推向横纹能止泻；横纹推向板门能止呕。

主治：乳食停积，腹胀，腹泻，食欲不振，呕吐，嗳气等。

内劳宫

定位：掌心中，当2、3掌骨间，屈指当中指指尖下取穴（图3-2-16）。

操作方法：以拇指甲掐揉之，称掐揉内劳宫；以中指端作运法，称运内劳宫。

功用：清热除烦，息风凉血。

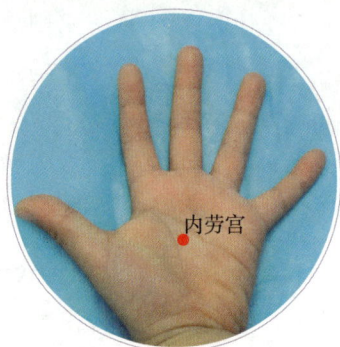

图3-2-16　内劳宫

主治：发热，五心烦热，口舌生疮，烦渴，齿龈糜烂，便血等。

内八卦

定位：以掌中心为圆心，以圆心至中指根横纹约2/3处为半径，画一圆圈，八卦穴即在此圆圈上（对应小天心者为坎，对应中指者为离，拇指侧离至坎半圆的中点为震，小指侧半圆的中点为兑）共八个方位即乾、坎、艮、震、巽、离、坤、兑（图3-2-17）。

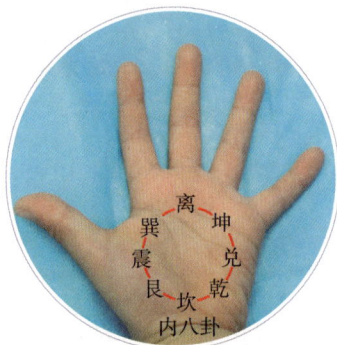

图3-2-17　内八卦

操作方法：用拇指面自乾向坎运至兑为一遍，在运至离时轻轻而过，称顺运八卦，又称运八卦。若从兑卦运至乾卦，称为逆运八卦。此外，尚有分运八卦，如乾震顺运：自乾经坎、艮掐运至震；巽兑顺运：自巽经离、坤掐运至兑；离乾顺运：自离经坤、兑掐运至乾；坤坎顺运：自坤经兑、乾掐运至坎；坎巽顺运：自坎经艮、震掐运至巽；

巽坎逆运：自巽经震、艮掐运至坎；艮离顺运：自艮经震、巽掐运至离；水火既济：自坎至离、自离至坎来回推运；揉艮宫：用指腹在艮宫揉运。

功用：顺运八卦能宽胸理气，止咳化痰，行滞消食；逆运八卦能降气平喘。乾震顺运能安魂；巽兑顺运能定魄；离乾顺运能止咳；坤坎顺运能清热；坎巽顺运能止泻；巽坎逆运能止呕；艮离顺运能发汗；水火既济能平衡阴阳；揉艮宫能健脾消食。

主治：胸闷，咳嗽，气喘，呕吐，腹胀，腹泻，食欲不振，痰喘呕吐，发热，恶寒，惊惕不安等。

小天心

定位：在掌根，大小鱼际交接之凹陷中（图3-2-18）。

操作方法：以拇指或中指端揉之，称揉小天心；以拇指甲掐之，称掐小天心；以中指尖或屈曲的指间关节捣，称捣小天心。

功用：清热，镇惊，利尿，明目。

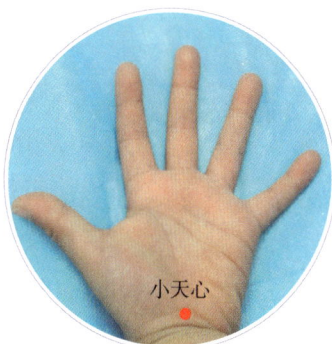

图3-2-18　小天心

主治：心经有热，惊风，夜啼，口舌生疮，小便赤涩，目斜视等。

总筋

定位： 在掌后腕横纹中点（图3-2-19）。

操作方法： 以拇指或中指端揉之，称揉总筋；以拇指甲掐之，称掐总筋。

功用： 揉总筋能清心热，散结，通调周身气机；掐总筋能止痉定惊。

主治： 口舌生疮，潮热，夜啼，牙痛，惊风，四肢抽掣等。

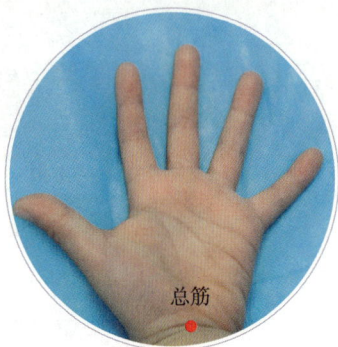

图 3-2-19 总筋

大横纹

定位： 仰掌，掌后横纹。近拇指端称阳池，近小指端称阴池（图3-2-20）。

操作方法： 用两拇指自掌后横纹中（总筋）向两旁分推，称分推大横纹，又称分阴阳；自两旁（阴池、阳池）向总筋合推，称合阴阳。

功用： 分阴阳能平衡阴阳，调和气血，行滞消食；合阴阳能行痰散结。

主治： 寒热往来，烦躁不安，腹胀，泄泻，呕吐，痢疾，乳食停滞，痰结喘嗽，胸闷等。

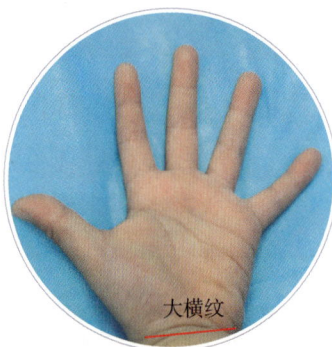

图 3-2-20 大横纹

三关

定位：前臂桡侧，腕横纹至肘横纹成一直线（图3-2-21）。

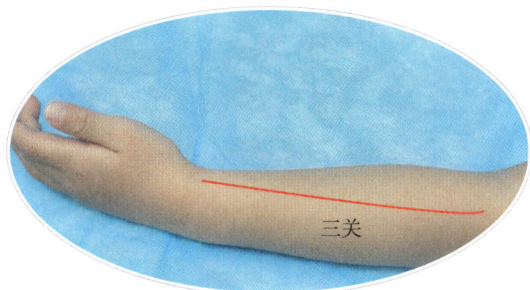

图 3-2-21　三关

操作方法：用示中二指并拢，自桡侧腕横纹起推至肘横纹处，称推三关。

功用：补养气血，温补下元，益气活血，温阳散寒，发汗解表。

主治：气血虚弱，命门火衰，下元虚冷，身体虚弱，四肢厥冷，面色无华，食欲不振，疳积，吐泻疹毒内陷，瘾疹不出，黄疸，阴疽等。

天河水

定位：在前臂内侧正中，自腕横纹至肘横纹成一直线（图3-2-22）。

操作方法：用示、中二指指腹，从腕横纹起，推至肘横纹，称清天河水；自内劳宫推至肘横纹，称大推天河水；以凉水滴于大横纹上，用示、中二指指腹慢慢推至

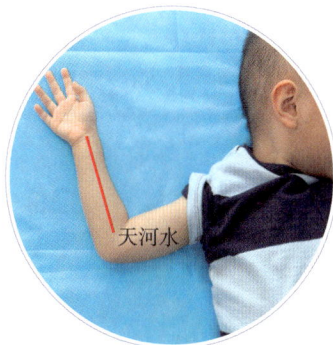

图 3-2-22　天河水

洪池（即曲泽穴，位于肘横纹中，当肱二头肌腱的尺侧缘），后以四指拍之，并用口吹气于天河穴透之，称引水上天河；

先运内劳宫,再以示中指顶端交替或一起自总筋、内关、间使、沿天河打至洪池5~20遍,称打马过天河。

功用:清热解表,泻心火,除烦躁,润燥结。

主治:感冒,发热,头痛,恶风,汗出,咽痛,五心烦热,烦躁不安,惊风,口舌生疮,弄舌,重舌等。

六腑

定位:在前臂尺侧自肘关节至掌根成一直线(图3-2-23)。

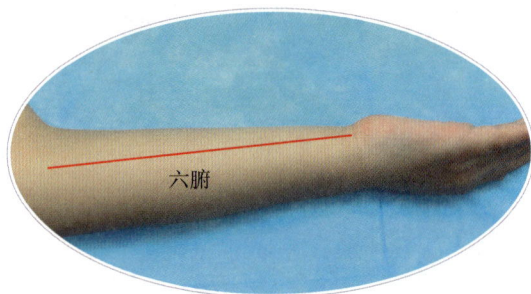

图 3-2-23　六腑

操作方法:以示、中二指指腹,自肘关节推至掌根,称退六腑。

功用:清热,凉血,解毒。

主治:高热,烦渴,惊风,鹅口疮,木舌,重舌,咽痛,疟腮,大便秘结,热痢,肿毒等一切实热证。

老龙

定位:在中指甲后1分许(图3-2-24)。

操作方法:医者以拇指甲掐之,称掐老龙。

功用:开窍醒神。

主治:急惊风,高热抽搐,昏迷等。

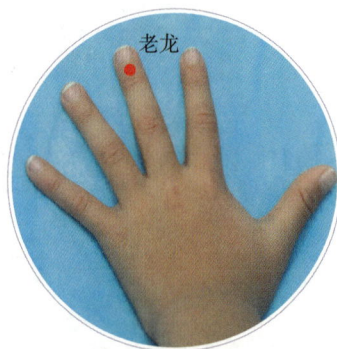

图 3-2-24　老龙

端正

定位：中指甲根两侧近中指远端指节赤白肉际处，桡侧称为左端正，尺侧称为右端正（图3-2-25）。

操作方法：以拇、示指甲掐之或拇、示指罗纹面对揉之，称掐、揉端正。

功用：揉左端正能升提中气，止泻痢；揉右端正止呕吐，降逆，止血；掐之则能醒神开窍。

主治：痢疾，水泻，斜视，鼻出血，呕吐，惊风等。

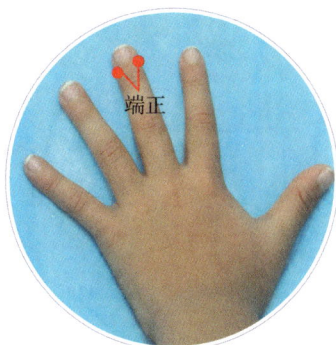
图 3-2-25　端正

五指节

定位：掌背五指近端指间关节（图3-2-26）。

操作方法：用拇指甲掐之或用拇、示指揉搓，称掐、揉五指节。

功用：通关窍，祛风痰，安神镇惊。

主治：惊惕不安，惊风，胸闷，痰喘，咳嗽，吐涎，关节肿痛，屈伸不利等。

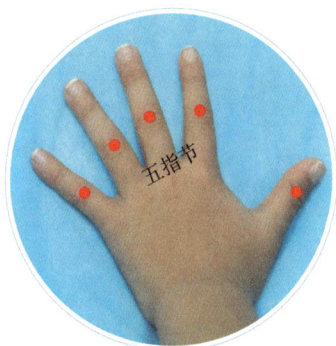
图 3-2-26　五指节

二扇门

定位： 掌背示指与中指，及中指与无名指指根交接处（图3-2-27）。

操作方法： 两拇指端或示、中指端揉之，称为揉二扇门；以两拇指甲掐之，称掐二扇门。

功用： 发汗透表，退热平喘。

主治： 伤风，感冒，发热无汗等。

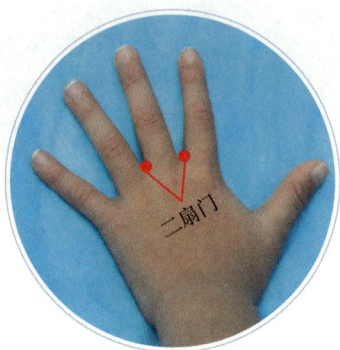

图3-2-27 二扇门

上马（二人上马、二马）

定位： 在手背无名指及小指掌指关节后陷中（图3-2-28）。

操作方法： 拇指甲掐之，称掐二人上马；以拇指或中指揉之，称揉上马。

功用： 补肾滋阴，顺气散结，利水通淋。

主治： 阴虚阳亢，潮热盗汗，烦躁，小便赤涩，牙痛，久病体虚，睡时磨牙等。

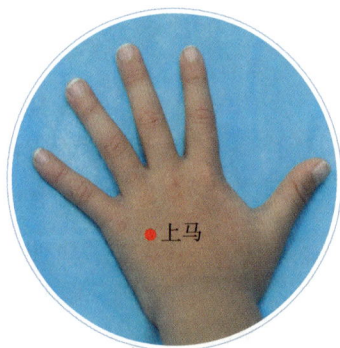

图3-2-28 上马

威灵

定位：在手背，第二、三掌骨歧缝间凹陷中（图3-2-29）。

操作方法：以拇指甲掐之，称掐威灵。

功用：开窍，醒神，镇惊。

主治：急惊暴死，昏迷不醒等。

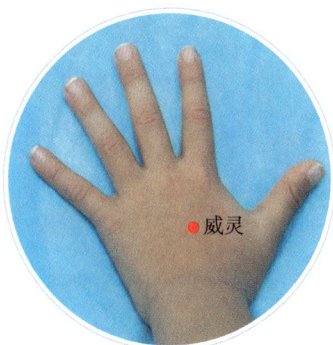

图 3-2-29　威灵

精宁

定位：在手背第四、五掌骨歧缝间凹陷中（图3-2-30）。

操作方法：以拇指掐揉之，称掐揉精宁。

功用：行气破结化痰。

主治：痰食积聚，干呕，疳积，急惊昏厥等。

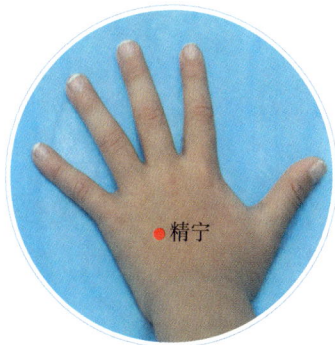

图 3-2-30　精宁

外劳宫

定位：在手背中，与内劳宫相对处（图3-2-31）。

操作方法：用中指端揉之或拇指甲掐之，称揉、掐外劳宫。

功用：温阳散寒，升阳举陷，发汗解表。

主治：外感风寒，鼻塞流涕，脏腑积寒，完谷不化，腹痛肠鸣，泄泻，痢疾，疝气，遗尿，脱肛等。

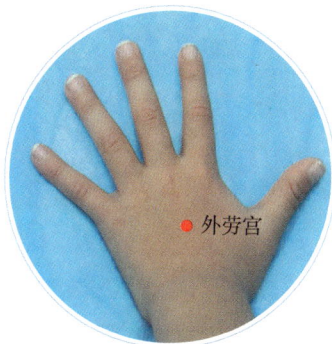

图 3-2-31　外劳宫

外八卦

定位：掌背外劳宫周围，与内八卦相对处（图 3-2-32）。

操作方法：以拇指做顺时针方向掐运，称运外八卦。

功用：宽胸理气，通滞散结。

主治：胸闷，腹胀，便秘等。

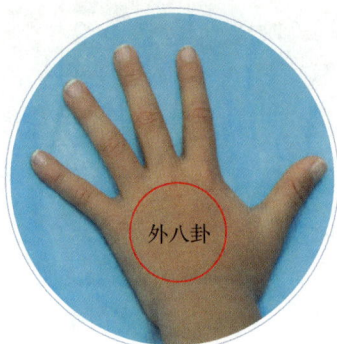
图 3-2-32　外八卦

一窝风

定位：在手背腕横纹中央之凹陷中（图 3-2-33）。

操作方法：以中指或拇指端按揉之，称揉一窝风。

功用：温中行气，宣通表里，止痹痛，利关节。

主治：腹痛，急慢惊风，关节屈伸不利等。

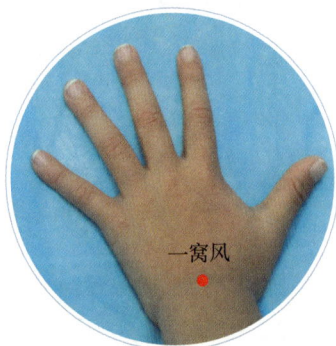
图 3-2-33　一窝风

肘肘

定位： 在肘关节、鹰嘴突处（图3-2-34）。

操作方法： 以左手拇、食、中三指托患儿肘，以右手拇、食二指叉入虎口，同时用中指按小鱼际中点（天门穴），然后屈患儿之手，上下摇之，称摇肘肘。

功用： 通络活血，顺气生血，化痰。

主治： 气血不和，痹痛，痞块，痰嗽，急惊等。

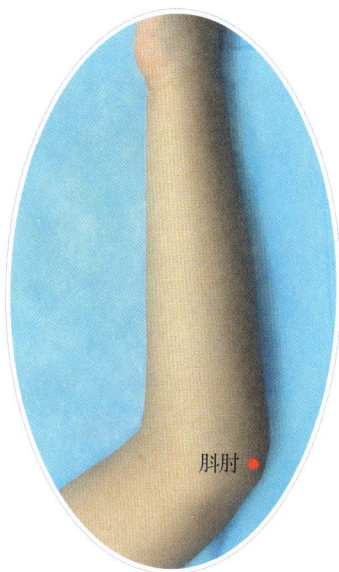

图 3-2-34 肘肘

小结： ①脾经、肝经、心经、肺经、肾经、胃经、大肠、小肠主要用于本脏、本腑的疾病，补法补其不足，清法泻其有余。临床应用时应注意，脾经、肾经两穴多用补法，少用清法；肝经、心经两穴宜用清法，不宜用补法，若补时，须补后加清。②揉四横纹、推小横纹、揉掌小横纹、掐揉总筋能清热散结，而揉四横纹可以消食积，治疗疳积。推小横纹可清胃热，治疗口唇破裂。揉掌小横纹可清肺热、化痰涎，治疗痰热喘咳。掐揉总筋能止痉。③推板门、揉板门、揉端正能健脾和中。揉板门能消食化积。板门推向横纹、揉左端正能止泻。横纹推向板门、揉右端正能止吐。④揉内劳宫、揉小天心、分阴阳、清天河水、退六腑、揉二马能清热，而揉内劳宫、揉小天心主清心经有热，揉小天心还能治疗心火下移小肠之小便赤涩、癃闭，分阴阳能平衡阴阳、调和气血，治疗寒热往来，气血不和，清天河水主清外感卫气之热，退六腑主清六腑积滞热盛，揉二马主清虚热、五心烦热。

下肢部特定穴及操作详见二维码。

第三节　胸腹部穴位

乳旁

定位：乳头外侧旁开 0.2 寸（图 3-3-1）。

操作方法：中指端按或揉之，称揉乳旁。

功用：宽胸理气，化痰止咳。

主治：胸闷，咳嗽，痰鸣，呕吐等。

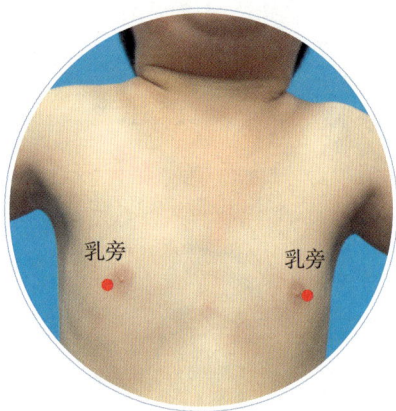

图 3-3-1　乳旁

胁肋

定位：从腋下两胁至天枢处（图 3-3-2）。

操作方法：两手掌自患儿两腋下搓摩至天枢处，称搓摩胁肋。

功用：顺气化痰，除胸闷，消积聚。

主治：胸闷，腹胀，食积，痰喘气急，疳积，胁痛，肝脾肿大等。

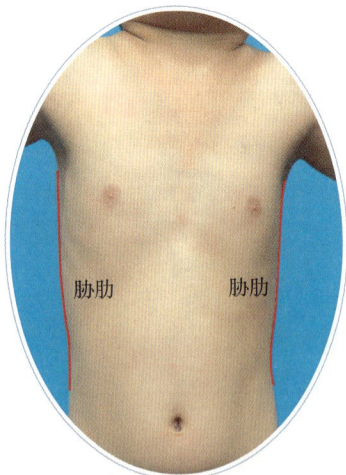

图 3-3-2　胁肋

腹

定位：腹部（图 3-3-3）。

操作方法：用两拇指端沿肋弓角边缘、或自中脘至脐向两旁分推，称分推腹阴阳；用掌面或四指摩之，称摩腹。逆时针摩为补，顺时针摩为泻，往返摩之为平补平泻。

功用：健脾和胃，理气消食。

主治：腹痛，腹胀，食积，消化不良，恶心，呕吐，厌食，疳积，便秘等。

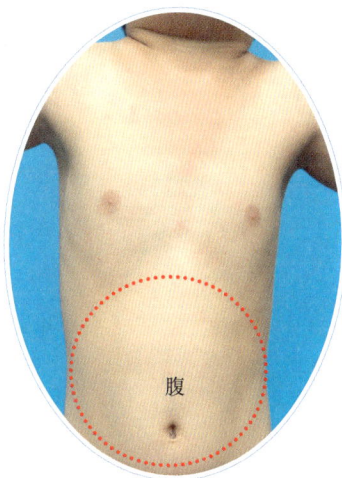

图 3-3-3　腹

丹田

定位：小腹部脐下 2.5 寸处（图 3-3-4）。

操作方法：用掌摩之，称摩丹田；用拇指或中指端揉之，称揉丹田；用指端按之，称按丹田。

功用：培肾固本，温补下元，泌别清浊。

主治：腹痛，腹泻，遗尿，脱肛，便秘，疝气等。

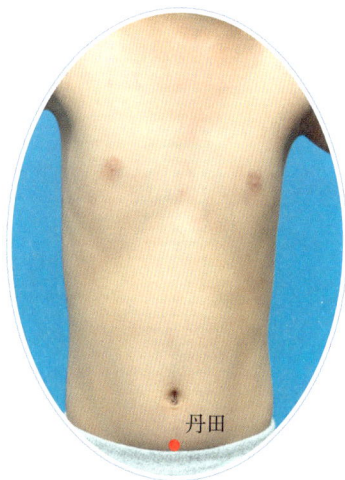

图 3-3-4　丹田

肚角

定位：脐下 2 寸旁开 2 寸两大筋（图 3-3-5）。

操作方法：用拇、食、中三指向深处拿之，称拿肚角，操作时向偏内上方做一推一拉一紧一松的轻微动作为一次。

功用：健脾和胃，理气消滞，止腹痛。

主治：腹痛，腹泻等。

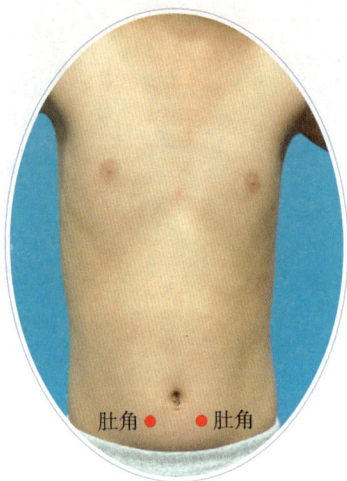

图 3-3-5　肚角

小结：胸部的揉乳旁主止咳化痰。腹部的摩腹、分腹阴阳、拿肚角能健脾和胃、理气消食，为临床治疗消化系统疾病所常用，摩腹主要用于消化功能紊乱，分腹阴阳能和胃降逆止呕，拿肚角能止腹痛、除腹胀，治疗各种原因的腹痛腹胀；揉丹田能温阳散寒、泌别清浊，除了治疗消化系统疾病，还能治疗泌尿系统疾病。

第四节　背腰骶部穴位

脊柱

定位：大椎至长强成一直线（图 3-4-1）。

操作方法：双手用捏法自下而上，称捏脊，每捏三下将背脊提一下，称捏三提一法。用示中指腹自上而下做直推法，称为推脊。

功用：调整阴阳，理气和血，调和脏腑，疏通经络，培固元气，强壮身体。

主治：疳积，腹泻，呕吐，便秘，发热，惊风，夜啼等。

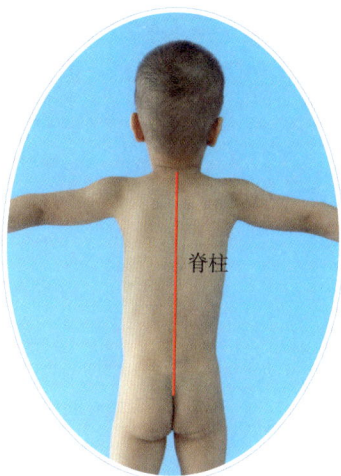

图 3-4-1　脊柱

脊柱

七节骨

定位：在第四腰椎与尾骨端（长强）成一直线（图 3-4-2）。

操作方法：拇指桡侧面或示、中指腹自下向上或自上而下推之，称推上七节骨或推下七节骨。

功用：推上七节骨能温阳止泻；推下七节骨能泻热通便。

主治：泄泻，便秘，痢疾，脱肛等。

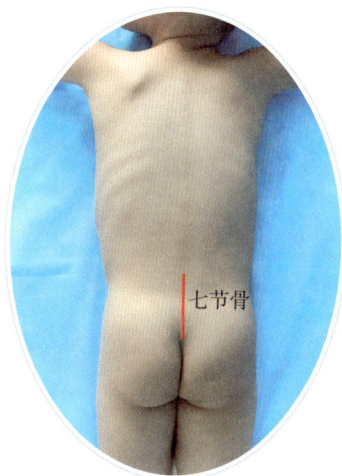

图 3-4-2　七节骨

七节骨

小结： 捏脊自下而上能调阴阳、理气血、和脏腑、通经络、培元气，能强身健体，是小儿保健常用手法，治疗先天和后天不足的一些慢性病症。推脊自上而下，能清热，还能治疗腰背强痛、角弓反张等。推上七节骨能温阳止泻，治疗虚寒腹泻及久痢。推下七节骨能泻热通便，治疗肠热便秘及痢疾等。

（骆雄飞　蔡京华）

参考文献

[1] 廖品东. 小儿推拿学 [M]. 北京：人民卫生出版社，2012：102-103.

[2] 张素芳. 中国小儿推拿学 [M]. 上海：上海中医学院出版社，1992：102，139，142-143.

技法篇

第一节 单式手法

一、推法

以拇指或示、中两指的罗纹面着力，作用于患儿的穴位或某一部位上，作单方向的直线推动或环旋推动，称为推法。临床上根据操作方向的不同，可分为直推法、旋推法、分推法、合推法。

⊛ 操作

1.直推法

体位：术者取正坐位，**沉肩垂肘，肘关节屈曲，腕部放松**，以一手握持患儿肢体，或扶持患儿身体，使被操作的部位或穴位向上。

动作：另一手拇指自然伸直，以**拇指罗纹面或桡侧缘着力**，或示、中两指伸直，以**示、中两指罗纹面着力**，腕部伸直，带动手指做**单方向的直线推动**（图 4-1-1，图 4-1-2）。

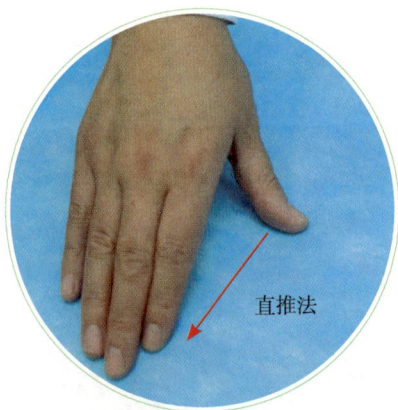

直推法

图 4-1-1 拇指直推

要求：频率为每分钟220~280次。

2. 旋推法

体位：术者取正坐位，**沉肩垂肘，肘关节屈曲，腕部放松**，以一手握持患儿肢体，使被操作的部位或穴位向上。

动作：另一手**拇指罗纹面着力**于一定的穴位上，拇指主动运动带动患儿着力部位作**顺时针方向的环旋推动**（图4-1-3）。

要求：频率为每分钟160~200次。

3. 分推法

体位：术者取正坐位，**沉肩垂肘，肘关节屈曲，腕部放松**，双手握持患儿肢体，或扶持患儿身体。

动作：医者以**双手拇指罗纹面或其桡侧缘，或双掌着力**，作用于穴位或部位上，自穴位或部位的**中间向两旁作直线推动**（图4-1-4），如"←·→"或"↙·↘"状，分推法又称分法。

要求：频率为每分钟120~200次。

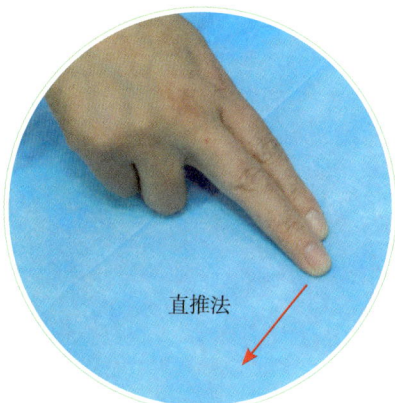

图4-1-2　示中二指直推法

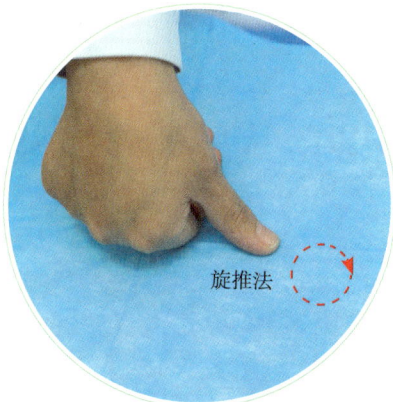

图4-1-3　旋推法

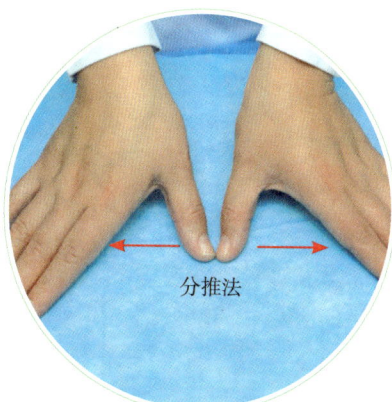

图4-1-4　分推法

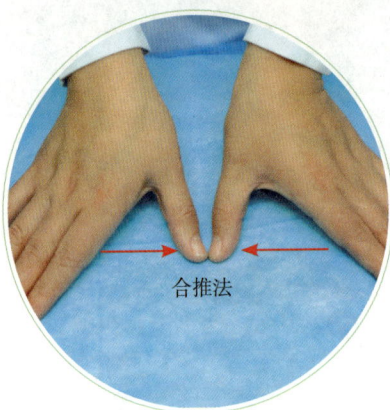

图 4-1-5　合推法

4. 合推法

体位：术者取正坐位，**沉肩垂肘，肘关节屈曲，腕部放松**，双手握持患儿肢体，或扶持患儿身体。

动作：医者以**双手拇指罗纹面或其桡侧缘，或双掌着力**，作用于穴位或部位上，自穴位或部位的**两旁向中间作直线推动**（图 4-1-5），如"→·←"状。

要求：频率为每分钟 **120~200 次**。

⚠ **注意事项**

要领：推法常用于线状穴位，操作时**上肢应放松，肘关节自然屈曲**，直推操作时拇指或示、中指指间关节应自然伸直，不能有意屈曲，均匀柔和，有节律性。直推和分推时应呈**直线单方向**操作，旋推为**圆形运动轨迹**，理论上有顺时针、逆时针之别，临床常用顺时针方向。

特点：小儿皮肤娇嫩，操作时垂直用力应适中，并使用滑石粉等介质，避免小儿皮肤破损。推法从摩法中演变而来，用力比摩法运法重，较揉法轻。

补泻：推法的补泻与方向、力量及频率等有关，临床应根据病情及治疗部位的情况选择应用。

二、运法

定义

以**拇指或示、中指的罗纹面着力**，在患儿体表一定的穴位或部位上作由此及彼的**弧形或环形推动**，称为运法。

操作

体位：术者取正坐位，**沉肩垂肘，肘关节屈曲，腕部放松**，以一手握持患儿肢体，使被操作的部位或穴位向上。

动作：另一手以拇指或示、中指的**罗纹面着力**于穴位上，沿着一定路线向另一个或几个穴位，轻缓地做**环形或者弧形的推动**（图 4-1-6）。

要求：频率每分钟约 80~120 次左右。

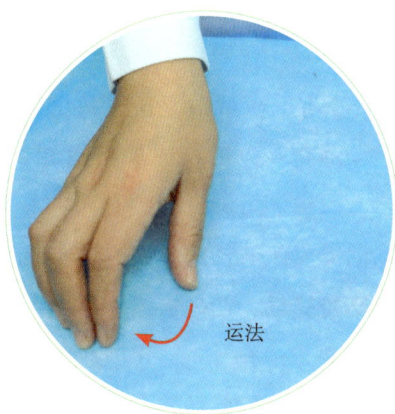

图 4-1-6 运法

注意事项

要领：操作时着力部位一定要**紧贴患儿体表**，用力均匀柔和，宜轻不宜重，指面在患儿体表**轻轻推摩，不带动皮肤**。操作时应动作流畅，不要突然中断、转折。

特点：运法是小儿推拿手法中**最轻的一种**，比推法、摩法轻和缓慢，常用于**面状或线状穴位**。

补泻：**运动方向常与补泻作用有关**，需视病情及穴位主治选择相应运动方向。

三、揉法

定义

以中指或拇指指端、掌根或大鱼际着力，带动受术皮肤做轻柔缓和的回旋运动，使皮下组织层之间产生内摩擦的手法，称为揉法。根据着力部位不同，可分为中指揉法、拇指揉法、掌揉法、掌根揉法、大鱼际揉法。

操作

体位： 医者取坐位或站位，沉肩、垂肘。

动作： 以**拇指或中指指端，或掌根，或大鱼际吸定**患儿穴位或某一部位，以腕关节和掌指关节屈伸旋转为主动，或以腕关节回旋活动为主动，带动前臂做顺时针或逆时针方向的**旋转活动**，并带动施术部位的皮肤做小幅度的**环旋转动**，使内层组织之间产生轻柔缓和的内摩擦（图4-1-7~图4-1-10）。

要求： 操作时，压力应**均匀着实**，动作应**轻柔而有节律性**。指揉法多用于"点"状穴位，鱼际揉法和掌揉法多用于"面"状穴位。频率每分钟约100~160次左右。

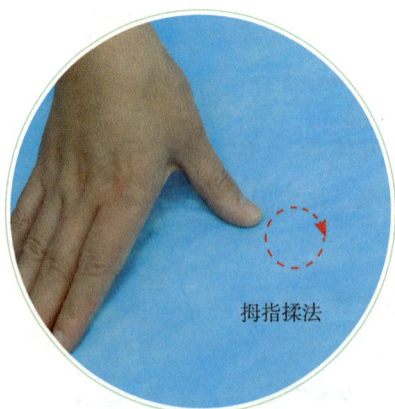

图4-1-7　拇指揉法

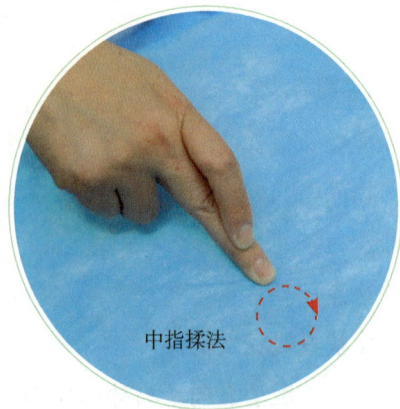

图4-1-8　中指揉法

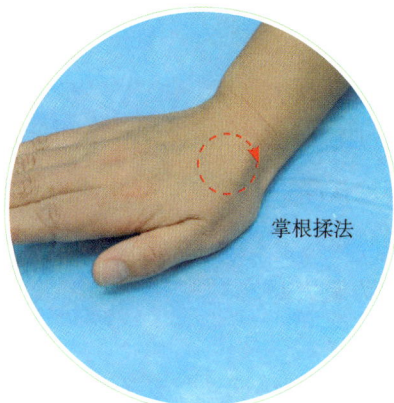

掌根揉法

图 4-1-9　掌根揉法

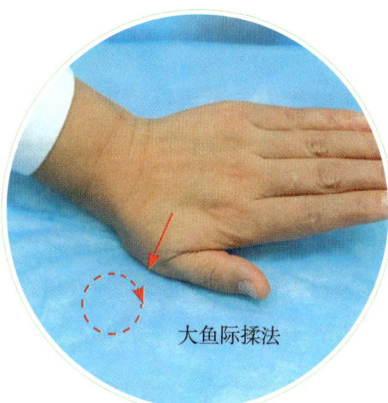

大鱼际揉法

图 4-1-10　大鱼际揉法

⚠ 注意事项

要领：揉法的动作贵在柔和，揉转的幅度要由小而大，用力先轻渐重。本手法要求**吸定皮肤**，不能与皮肤表面摩擦或滑动，即"**肉动皮不动**"。

特点：本法力度大于旋推、摩法和运法。

补泻：本手法的补泻与力度、频率、时间和方向等有关，应根据辨证，调整手法的补泻。

四、摩法

🌀 定义

术者以示、中、无名、小指指面或掌面着力于患儿穴位上，做有节奏的环形平移摩擦的动作，称为摩法。以各指面着力称指摩法，以掌面着力称掌摩法。

操作

体位：术者取坐位，**肩关节放松，肘关节微屈。**

动作：以**四指指面或掌面为着力面**，以腕关节屈伸、前臂旋转为主动运动，连同前臂做顺时针或逆时针方向的**环旋抚摩**。指摩法操作时，腕关节略屈并保持一定的紧张度，指摩法一般用于面积较小的部位（图4-1-11）；掌摩法一般在面积较大的部位施术，以**全掌为着力部位**（图4-1-12）。操作时不带动皮下组织，仅与皮肤发生摩擦。

要求：摩法操作用力要**柔和自然，速度均匀协调。**频率每分钟约120~160次左右。

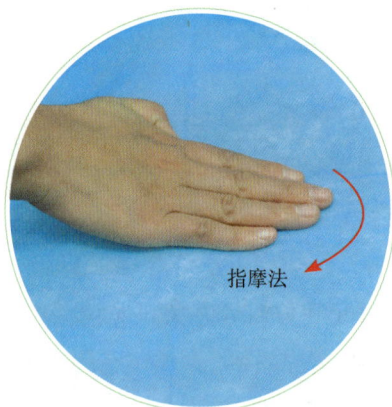

图4-1-11 指摩法

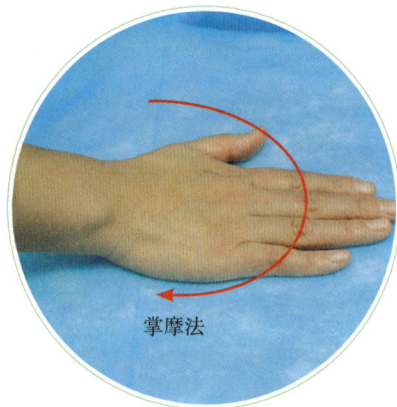

图4-1-12 掌摩法

⚠ 注意事项

要领：操作时用力应**柔和均匀，**《石室秘录》："摩法，不宜急，不宜缓，不宜轻，不宜重，以中和之义施之。"

特点：摩法的力度较推法轻，而较运法重。

补泻：摩法的操作频率和方向，决定了手法的补泻作用，如**急摩为泻、缓摩为补，顺摩为泻、逆摩为补**，临床上根据患儿的病情和体质，选择适当的方向与频率。

五、掐法

定义

以拇指指甲重刺患儿穴位或某处，称为掐法。

操作

动作： 医者手握空拳，伸直拇指，拇指指腹紧贴于示指桡侧，**拇指指甲垂直掐压穴位**，掐时缓缓用力（图4-1-13）。

要求： 本手法切忌爆发用力，但急救时则须重力掐按。掐法次数一般掌握在**3~5次**或中病即止。

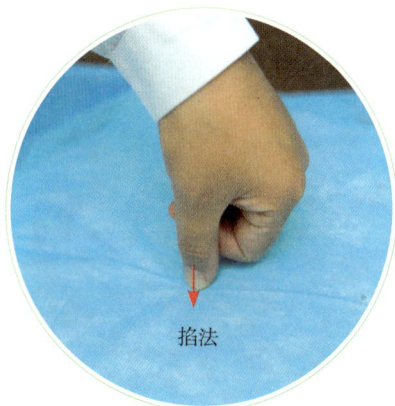

图4-1-13　掐法

注意事项

要领： 本手法是**强刺激手法**，应严格控制次数，中病即止。患儿皮肤娇嫩，注意不要掐破患儿皮肤。

特点： 本法多于治疗结束时操作，且掐后多辅以揉法。

六、拿法

定义

捏而提起谓之拿。医者用拇指与示、中二指或其余四指相对用力，将治疗部位夹持、提起的手法，称为拿法。

操作

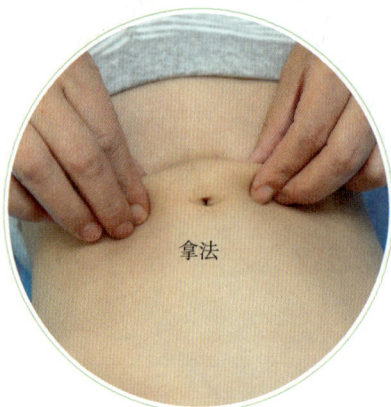

图 4-1-14　拿法

体位：术者放松肩臂，腕掌自然蓄力。

动作：用**拇指与示、中二指或其余四指相对用力**捏住治疗部位，再向上提起（图 4-1-14）。

要求：用力要**由轻到重，由重到轻，**各动作环节要协调，动作柔和灵活并富有节奏。可单手操作，也可双手同时进行。

注意事项

要领：拿法操作时手指不要屈曲，提拿时不能仅夹持表皮，更不能用指甲抠掐，以免引起患儿疼痛，拿后常继以揉摩，以缓和刺激。

特点：拿法从按法演变而来，但与按法不同，按法操作时按之不动，拿法是指端相对用力且揉动。

七、按法

定义

以拇指或中指指端或掌心（根）着力，先轻渐重，由浅而深地反复按压治疗部位的手法，称为按法。用指压称指按法，用掌压称掌按法。

操作

1. 指按法

体位： 术者手握空拳，四肢自然屈曲或放松。

动作： 拇指或中指伸直，**指端着力**在穴位逐渐下压（图4-1-15）。

要求： 用力**由浅而深、先轻后重**，缓缓向下用力至一定深度，使患儿产生得气感后，术手在原处稍作停留（即"按而留之"）3~10秒，然后慢慢抬手至起始位置。如此反复操作。

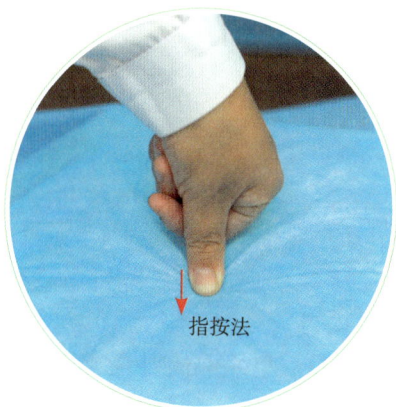

图4-1-15　指按法

2. 掌按法

体位： 腕关节微微背曲，蓄力于掌。

动作： 用**掌心或掌根下压**，用力应缓和渐进（图4-1-16）。

要求： 用力由浅而深、先轻后重，缓缓向下用力至一定深度，使患儿产生得气感后，术手在原处稍作停留（即"按而留之"）3~10秒，然后慢慢抬手至起始位置。如此反复操作。

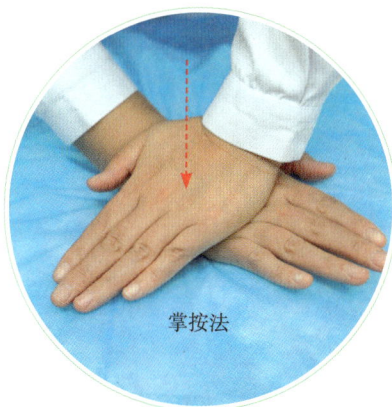

图4-1-16　掌按法

注意事项

要领： 按压方向应与治疗面相**垂直**，用力要**沉稳着实，由轻到重，由浅而深**，切忌粗暴。

特点： 指按法接触面积小，刺激较强，可适用于全身点状或面状穴位。掌按法接触面积较大，适用于腰背、脊柱和腹部。临床上常与揉法结合，组成按揉复合手法。

八、捏法

定义

用拇指和示、中指指面着力或拇指与屈曲成弓状的示指中节桡侧面着力，将治疗部位皮肤夹持、提起，并向前捻搓的手法，称为捏法。

操作

体位： 患儿取俯卧位或坐位，充分暴露治疗部位皮肤。

动作： 以拇指和示、中指指面着力或拇指与屈曲成弓状的示指中节**桡侧面着力**，夹持住治疗部位皮肤，相对用力提捏捻搓，随即放松，如此一捏一放反复施术（图4-1-17）。

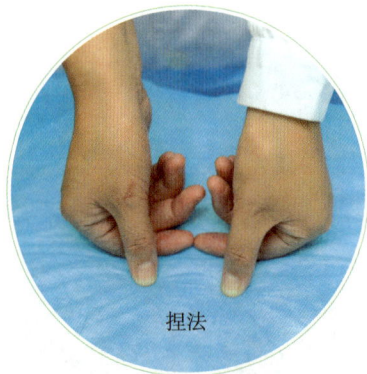

捏法

图 4-1-17 捏法

注意事项

要领： 用**指面着力**，避免用指端抠掐。用力大小应适当，不要带有拧转动作。操作时两手交替进行，不要间断，捻动应直线进行，不要歪斜。

特点：捏法和拿法都需要提起患部，拿法用全手之力，捏法则着重在手指上。拿法用力要重些，捏法用力要轻些。

九、捣法

定义

用中指指端，或示、中指屈曲的指间关节着力于施术部位，做有节奏的叩击手法，称为捣法。

操作

体位：术者取正坐位，**沉肩垂肘，肘关节屈曲，腕部放松**，以一手握持患儿肢体，使被操作的部位或穴位向上。

动作：以**中指指端**，或示、中指屈曲的**指间关节**为着力面，**指间关节放松，腕关节做屈伸动作**，有节奏地快速击打施术部位（图4-1-18）。

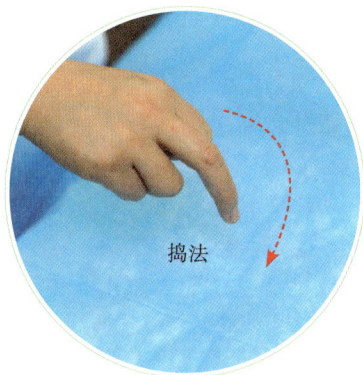

图4-1-18 捣法

⚠ 注意事项

要领：捣法操作时指间关节应自然放松，以腕关节屈伸为主。患儿穴区小，在操作时应注意患儿的穴位固定，捣击位置应准确，用力有弹性，起落距离不能太长。

十、搓法

定义

以双手掌心夹持患儿一定部位，相对用力做相反方向的来回快速搓动，同时做上下往返移动，称为搓法。

操作

动作：医者以双手掌心夹持住患儿一定部位（如胁肋部），相对用力做相反方向的来回快速搓动，力度松紧适度，双手用力均衡，紧搓慢移（图 4-1-19）。

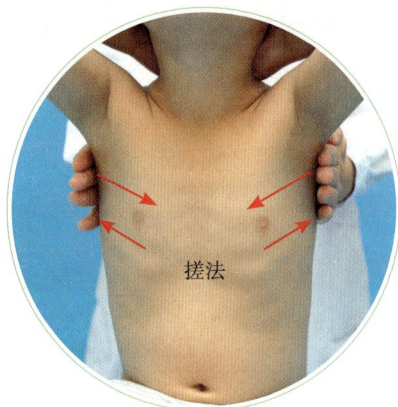

图 4-1-19　搓法

注意事项

要领：搓法操作时切忌暴力，不能用蛮力，动作应协调，均匀柔和，搓动动作快，上下移动缓慢，不要间断。如果患儿哭闹，则医者不宜在胸胁部做搓法，以免岔气。

十一、擦法

定义

以手掌面、大鱼际或小鱼际为着力面，在治疗部位沿直线做往返移动摩擦的手法，称为擦法。

操作

体位：术者取站位，沉肩垂肘。

动作：以**手掌面、大鱼际或小鱼际**为着力面，在治疗部位沿直线**来回摩擦**（图4-1-20）。

要求：本法**动作幅度要大**，推擦的距离要长，**用力要稳**，动作连续均匀，呼吸自然，以**透热为度**。频率每分钟约100~120次左右。

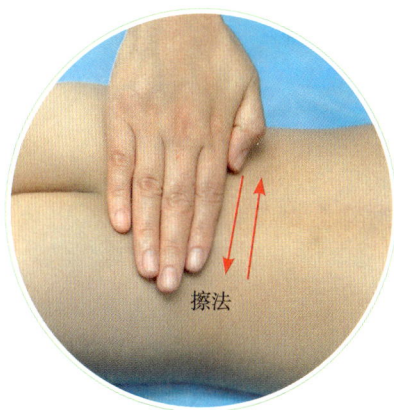

图 4-1-20　擦法

注意事项

要领：擦法操作时，治疗部位要充分暴露，并使用**介质**，既可防止皮肤擦破，又有助于产热增强疗效；着力部位应**紧贴皮肤**，但不应用重力按压，以免擦破患儿皮肤；应直线往返，不可歪斜。

特点：擦法使用后，该治疗部位一般不宜再使用其他手法，以免皮肤破损。

十二、摇法

定义

医者以一手托住关节近端，另一手握住其远端，做环转运动的手法，称为摇法。

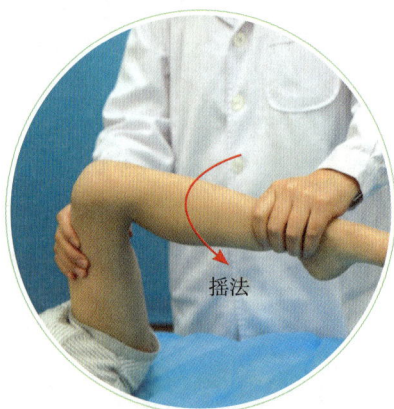

图 4-1-21 摇法

操作

动作：术者取坐位，以一手托住或握住关节近端，另一手握住其远端，双手协调，做环转运动，环转的轨迹应为一圆锥体（图 4-1-21）。

要求：摇动的**范围由小渐大，频率由慢渐快**。

注意事项

摇法操作时摇动的方向和幅度应在正常生理范围内，不可暴力摇动，频率不应过快。

十三、捻法

定义

以拇指和示指夹持住一定部位，相对用力做来回搓揉的手法，称为捻法。

操作

动作：用**拇指和示指夹持**住治疗部位，相对用力做对称性的**快速来回搓揉**的动作，同时向一定方向移动（图4-1-22）。

要求：动作要**灵活连贯**，两指动作配合默契，用力均匀。捻动速度宜快，移动速度宜慢。

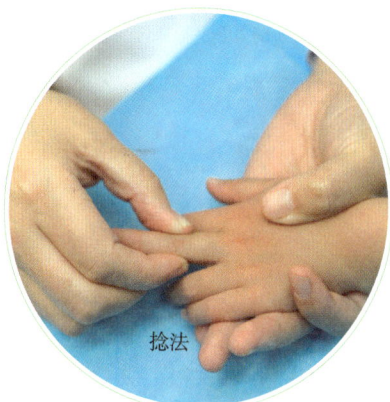
捻法
图 4-1-22　捻法

⚠️ 注意事项

操作时捻动要灵活，夹持不应太紧也不应太松，用力不要呆滞。

十四、刮法

定义

以瓷汤匙或钱币、玉币的光滑边缘，或用拇指的桡侧缘，紧贴皮肤由上往下或两旁刮动的手法，称为刮法。

操作

动作：术者以瓷汤匙或钱币、玉币的光滑边缘，或用拇指的桡侧缘为着力面，紧贴患儿皮肤**由上往下或两旁刮动**，目的使皮肤潮红并出现细小如沙粒状的**深红色斑点**，即为痧（图4-1-23）。

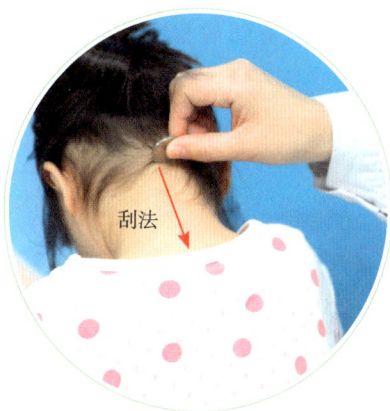
刮法
图 4-1-23　刮法

⚠ **注意事项**

　　要领：本手法操作时所用器具必须光滑整洁，刮动时要紧挨皮肤，且**使用介质**。本手法以取痧为目的，手法**从重从快**，但仍应控制力度，紧刮慢移，至皮下出血，皮肤呈现紫红色即停，不能太过。

　　特点：本手法不应作为常规的治疗方法应用。

十五、拍法

⊚ **定义**

　　以虚掌拍打体表的一种手法，称为拍法。

⊚ **操作**

　　体位：术者取坐位或站位。

　　动作：以**虚掌**对准治疗部位，以一种富有弹性的巧劲向下拍打后，随即"弹起"，然后顺势将术手抬起到动作开始的位置，并蓄势进行下一个拍打动作（图4-1-24）。

　　要求：**腕部放松**，抬起时腕关节掌屈，下落时变为背伸。拍时应轻重适度，有**节奏感**。

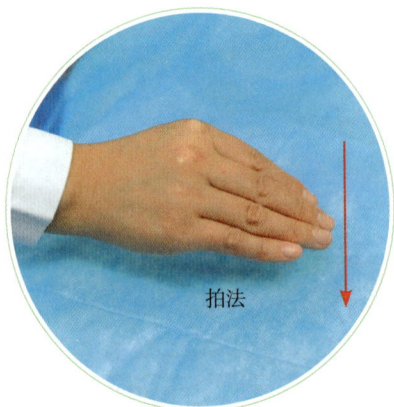

拍法

图 4-1-24　拍法

⚠ **注意事项**

　　拍击动作要平稳而有节奏，使整个手掌边缘同时接触体表，不应出现皮肤刺痛。

（李正飞　刘书芹）

参考文献

［1］ 王国才.推拿手法学［M］.北京：中国中医药出版社，2002.

［2］ 张素芳.中国小儿推拿学［M］.上海：上海中医学院出版社，1992.

［3］ 廖品东.小儿推拿学［M］.人民卫生出版社，2012.

［4］ 俞大方.推拿学［M］.上海科学技术出版社.1985.

［5］ 王之虹.推拿学［M］.高等教育出版社.2013.

第二节 复式手法

一、双凤展翅

操作

体位：患儿取坐位或仰卧位，医者位于患儿身后。

术式：双手示、中两指夹持住患儿两耳向上提数次后，再按掐眉心、太阳、听会、牙关、人中、承浆等穴（图4-2-1）。

要求：一般向上提双耳3~5次，眉心、太阳、听会、牙关、人中、承浆每穴按掐各3~5次，以患儿能忍受为度。

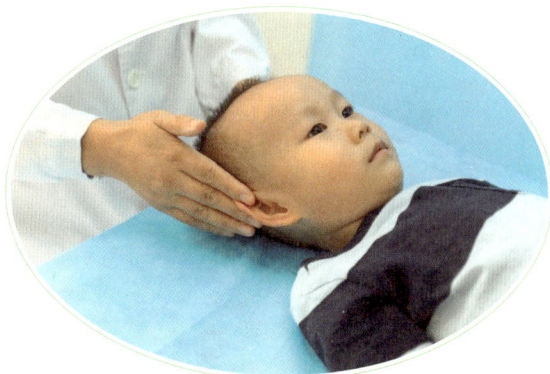

图 4-2-1 双凤展翅

⊛ 临床应用

功效： 本法有祛风寒、散风热、镇惊止咳化痰之作用。

主治： 风寒感冒、风热感冒、咳嗽痰喘等病症。

⚠ 注意事项

手法不宜太重，以患儿能忍受为度。

二、揉耳摇头

⊛ 操作

体位： 患儿取坐位或仰卧位，医者位于患儿身后。

术式： 双手拇、示两指指腹，分别相对用力，**揉捻患儿两耳垂** 30~40 次；然后两手捧患儿头部，左右摇动 10~20 次（图 4-2-2），以患儿能忍受为度。

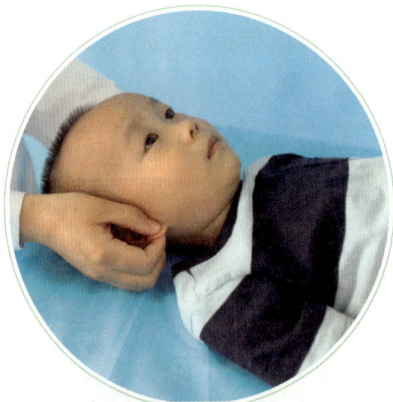
a. 揉捻两耳垂

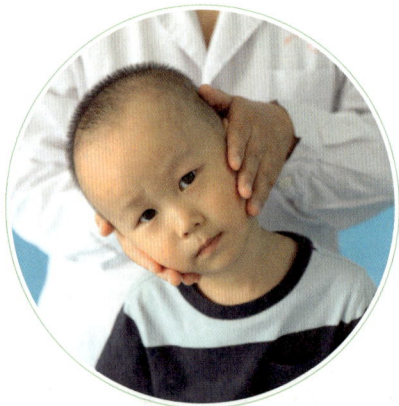
b. 摇头

图 4-2-2　揉耳摇头

⊛ 临床应用

功效： 本法有镇惊、活气血之作用。

主治： **小儿惊风**、抽搐、脘腹胀满、大便秘结等病症。

三、开璇玑

操作

体位： 患儿仰卧，医者站于患儿一侧。

术式： 先用两手拇指自患儿璇玑穴，沿肋间隙，由上而下向两侧分推至季肋部；再从胸骨下端的鸠尾穴向下推至脐；再由脐向左右推摩患儿腹部；最后从脐直推至小腹部（图4-2-3）。

要求： 本法应依次有序操作。一般操作各50~100次。

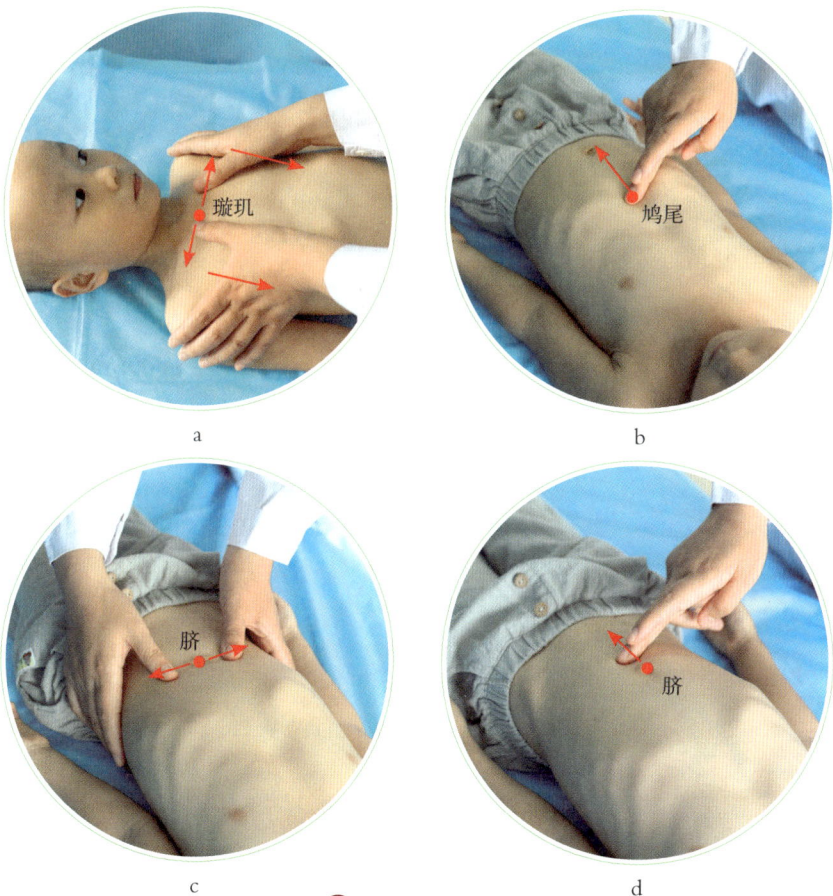

a

b

c

d

图 4-2-3　开璇玑

临床应用

功效：本法有**宣通气机**、**消食化痰**之作用。

主治：痰闭胸闷、咳喘气促、食积胃痛、腹胀腹痛、恶心呕吐、泄泻便秘等病症。

四、按弦搓摩

操作

体位：将患儿抱在怀中，将其双上肢交叉搭在双肩上，也可自然放于身体两侧，医者在患儿身后。

术式：双掌自其腋下**沿两侧胁肋部向下搓摩至肚角**处（图4-2-4）。

要求：操作时双手动作要协调，方向为**自上而下单向操作**，手掌要紧贴患儿皮肤，如按弦状。一般操作50~100次。

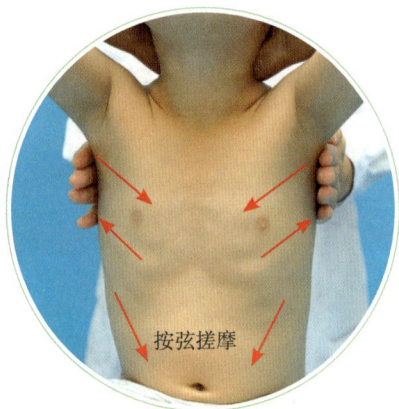

按弦搓摩

图 4-2-4　按弦搓摩

临床应用

功效：本法有**理气化痰**、**健脾消积**之作用。

主治：胸胁不畅、**咳嗽气喘**、痰涎壅盛、**食积**、食滞等病症。

五、揉脐及龟尾并推七节骨

操作

　　患儿取仰卧位，医者以一手手掌或示、中、无名三指螺纹面着力，**揉患儿脐**，另一手以中指指面**揉患儿龟尾**；再令患儿俯卧位，用拇指螺纹面或示中两指指面自龟尾穴沿上七节骨穴推至命门为补法，自命门向下沿下七节骨推至龟尾穴为泻法（图4-2-5）。

　　要求：一般揉50~100次，推100次，注意补泻方向。

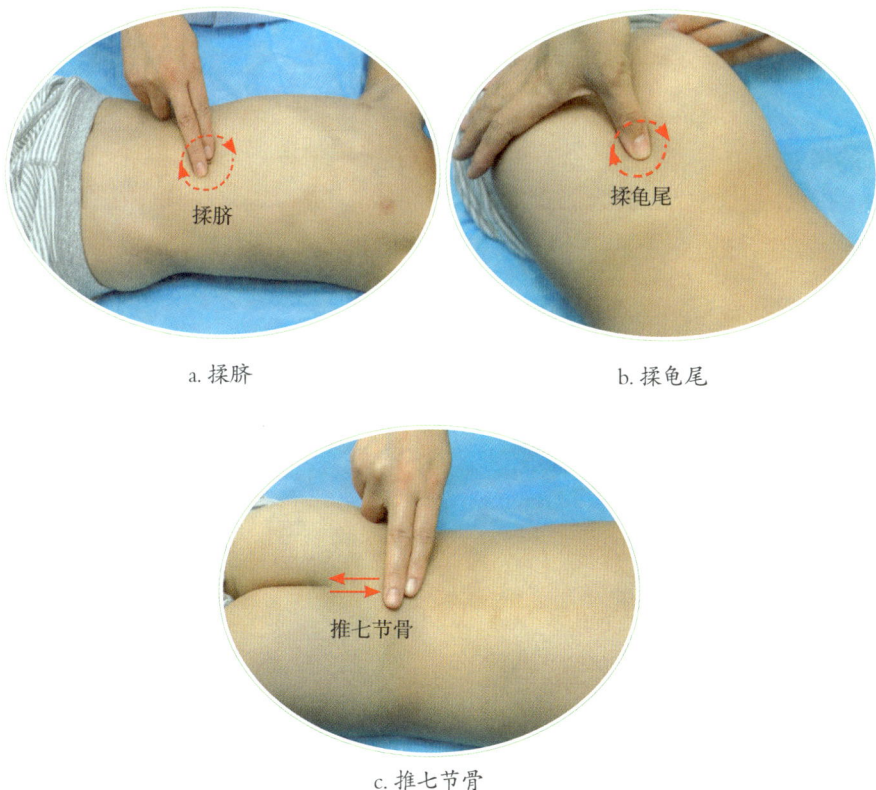

a. 揉脐

b. 揉龟尾

c. 推七节骨

图 4-2-5　揉脐及龟尾并推七节骨

☯ 临床应用

功效：本法有通调任督二脉之经气、**调理肠腑、止泻导滞**之作用。

主治：腹泻、痢疾、**便秘**等病症。

补泻：本法的补法能温阳止泻，**泻法能泄热通便。**根据患儿的辨证选择手法的补泻，便秘用泻法；实证腹泻、赤白痢疾应先用泻法，将大肠热毒祛除后，再用补法；虚性腹泻用补法。

六、天门入虎口

☯ 操作

医者以左手拇指、中指拿患儿拇指，右手示中两指夹住患儿四指根部，使患儿手指朝上，手掌向外，医者以右手**拇指指面偏桡侧**为着力面，从患儿示指端沿其桡侧缘经**大肠推至虎口**，再掐按虎口。或者从患儿拇指端沿尺侧赤白肉际直推至虎口，再揉板门穴。推揉 30~50 次，掐按 10 次左右（图 4-2-6）。

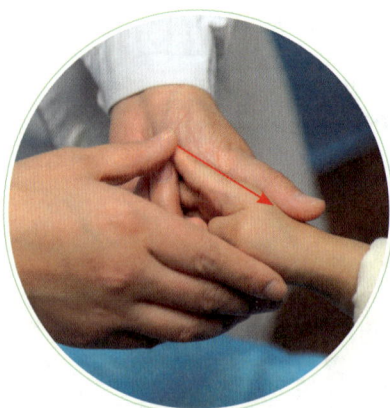

a. 经大肠推至虎口 b. 掐按虎口

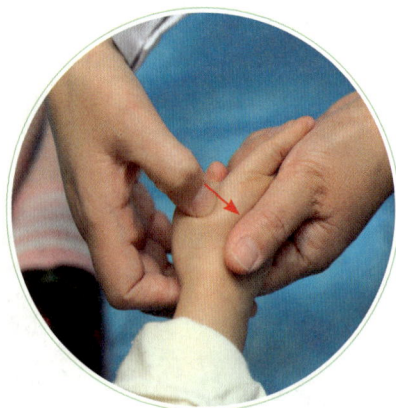

图4-2-6　天门入虎口

临床应用

功效：本法有**温经散寒**、**止吐泻**之作用。

主治：小儿脾虚、**腹痛腹泻**、**呕吐**、疳积、纳呆食少、面黄肌瘦等病症。

七、水底捞月

操作

体位：患儿取坐位或仰卧位，医者坐其身前，用左手捏住患儿四指，将掌面向上。

术式：从小指掌面偏尺侧之指尖处，向下推起，经**掌小横纹**、**小天心**、**坎宫至内劳宫**，再用力运揉掌心10余下，按压数下后抬起手，同时边推运边吹气（图4-2-7）。

要求：一般操作20次左右。

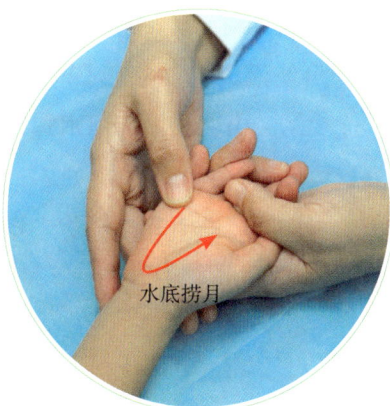

水底捞月

图 4-2-7　水底捞月

临床应用

功效：本法是清热大法，性大凉大寒，有**清心**、**退热**、**泻火**之作用。

主治：一切**高热神昏**、热入营血、烦躁不安、**便秘**、**口臭**等实热病症。

特殊用法：用冷水滴于患儿掌心**内劳宫穴**处，用右手示、中两指固定患儿的拇指，以拇指螺纹面为着力面，紧贴患儿皮肤做旋推法。

八、打马过天河

操作

体位：患儿取坐位或仰卧位，医者坐患儿对面，用左手捏患儿四指，掌心向上。

术式：右手中指指腹**揉运内劳宫穴**后，再用示、中、无名指三指由总筋、内关、间使**沿天河水密密弹打至洪池穴**，或用示、中两指**沿天河水弹击至肘弯处，边打边吹气**（图4-2-8）。

要求：一般操作**20~30次，以凉为度**。弹打起落间距小于0.5cm。

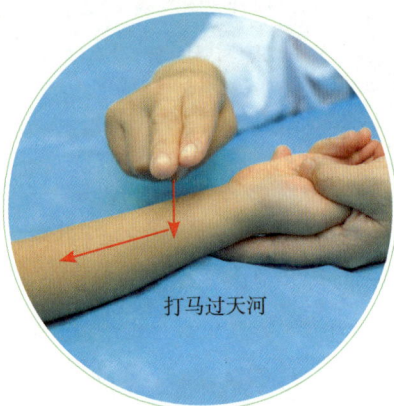

打马过天河

图 4-2-8　打马过天河

临床应用

功效：本法有**清热通络、行气活血**之作用。

主治：高热烦躁、神昏谵语、上肢麻木、**惊风**、抽搐等实热病症。

特殊用法：临床上常用凉水为介质，沿天河水自下而上，边打边吹气，水干再取，反复轻击，不拘数遍，以凉为度。

九、黄蜂入洞

操作

体位：医者以一手轻扶患儿头部，使头部固定。

术式：另一手示、中两指**指端**为着力面揉患儿**两鼻孔下缘处**（图4-2-9）。

要求：本手法操作要均匀、持续，用力应**柔和、缓慢**。一般操作20~50次。

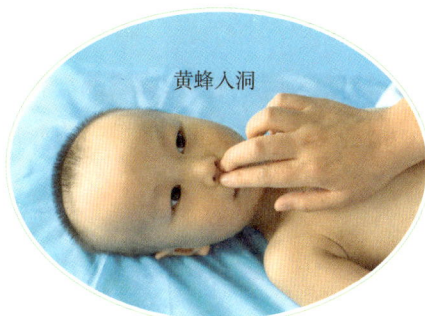

黄蜂入洞

图 4-2-9　黄蜂入洞

临床应用

功效：本法有**发汗解表、宣肺通窍**之作用。

主治：外感风寒、发热无汗及急、慢性鼻炎等导致的**鼻塞流涕、呼吸不畅**等病症。

十、运土入水

操作

体位：医者以左手握住患儿四指，右手示、中两指捏住患儿拇指，并使患儿掌心向上。

术式：用右手拇指沿患儿大指端的**脾土穴向肾水穴沿掌根推运**，即拇指掌面桡侧缘→大鱼际桡侧缘→掌横纹→小鱼际尺侧缘→小指掌面尺侧缘→小指端一线（图4-2-10）。

要求：一般操作100~300次。

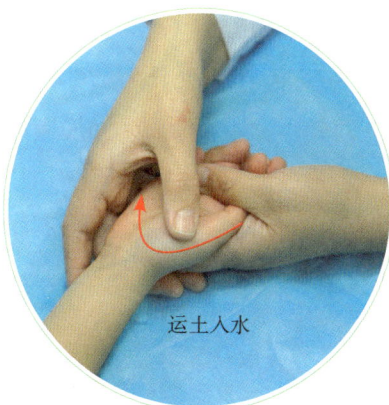

运土入水

图 4-2-10　运土入水

临床应用

功效： 本法有**清脾胃湿热**、补肾水、**利尿**之作用。

主治： **小便赤涩**、频数，少腹胀痛，**大便秘结**等病症。

十一、运水入土

操作

体位： 医者以左手握住患儿四指，右手示、中两指捏住患儿拇指，并使患儿掌心向上。

术式： 用右手拇指自患儿**肾水穴沿掌根向大指端的脾土穴推运**，即小指掌面尺侧缘→小鱼际尺侧缘→掌横纹→大鱼际桡侧缘→拇指掌面桡侧缘→拇指端一线（图4-2-11）。

要求： 一般操作100~300次。

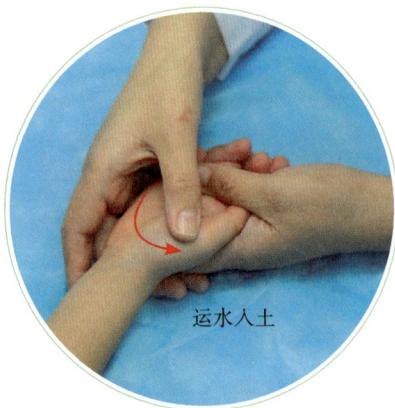

运水入土

图 4-2-11　运水入土

临床应用

功效： 本法有**健脾、润燥通滞**之作用。

主治： 消化不良、二便闭结，临床常用于脾胃虚弱的**消化不良**，**大便燥结**，痢疾、里急后重等病症。

十二、总收法

操作

术式：患儿取坐位，医者以一手示指或中指指面着力，**先掐后按患儿肩井穴**，用另一手拇、示、中三指捏住患儿示指和无名指或中指，令其掌心向下，然后以患儿**肘关节为中心摇**动其前臂（图4-2-12）。

要求：本手法一般在诸手法完成后用此法结束，具有关门之意。按、掐、揉各5~10次，摇动20~30次。动作幅度不可过大，手法柔和。

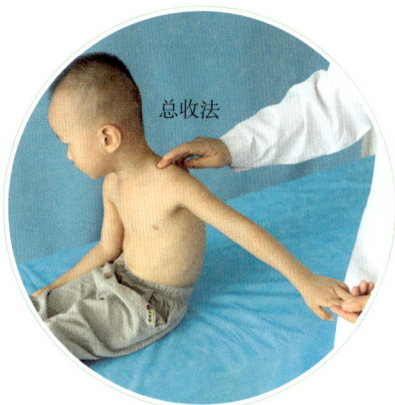

总收法

图 4-2-12　总收法

临床应用

功效：本法有**通行一身气血**、提神之作用。

主治：用于**久病体虚**、内伤外感等病症，推拿操作结束之前用本法收尾。

（李正飞　刘书芹）

参考文献

［1］ 王国才.推拿手法学［M］.北京：中国中医药出版社，2002.

［2］ 张素芳.中国小儿推拿学［M］.上海：上海中医学院出版社，1992.

［3］ 廖品东.小儿推拿学［M］.人民卫生出版社，2012.

［4］ 俞大方.推拿学［M］.上海科学技术出版社，1985.

［5］ 王之虹.推拿学［M］.高等教育出版社，2013.

小儿推拿

又称小儿按摩，是指运用

特定手法作用于小儿特定部位，

来调整小儿脏腑、气血、经络功能，从

而达到防病治病目的的一种外治法。本章

将对小儿推拿所涉及的常见小儿疾病如咳

嗽、发热、哮喘、厌食、腹痛、腹泻、便

秘、痢疾、惊风、夜啼、脑瘫、遗尿、小

儿肌性斜颈、小儿先天性马蹄内翻足、

近视、过敏性鼻炎、小儿生长发

育迟缓等病症进行详细

阐述。

临床篇

第一节　咳嗽

概述

咳嗽是指肺失宣肃，肺气上逆作咳，咯吐痰涎的一种病症，是小儿常见的一种症状。咳嗽是肺脏疾病的主要证候之一，多种疾病如感冒、肺炎等都可以引起咳嗽。本篇述及的仅指以咳嗽为主症的急、慢性支气管炎而言。中医学根据发病的原因多分为外感及内伤两类。

病因病机

（一）外感咳嗽

肺为娇脏，主呼吸，开窍于鼻，外合皮毛，主一身之表，居脏腑之上。外感邪气，首先犯肺。当风邪外侵，邪束肌表，肺气不宣，清肃失职，痰液滋生。风为百病之长，常夹寒夹热，因此临床上常见风寒咳嗽、风热咳嗽。

（二）阴虚咳嗽

阴虚咳嗽多由外感咳嗽久治不愈或失治转变而致，久咳伤阴，肺失去濡润则肺气上逆而咳嗽少痰。

辨证分型

咳嗽

主症	咳嗽痰稀，鼻塞流涕，头身疼痛，恶寒无汗	咳嗽痰黏稠，鼻流浊涕，头昏汗出，口渴咽痛，便秘，小便黄	久咳，午后为重，身热或干咳少痰，面色潮红，五心烦热，食欲不振，形体消瘦
舌脉	舌淡、苔薄白，脉浮紧	舌红、苔薄黄，脉浮数	舌红、少苔或无苔，脉细数
指纹	指纹浮红	指纹红紫	指纹淡紫
	风寒咳嗽	风热咳嗽	阴虚咳嗽

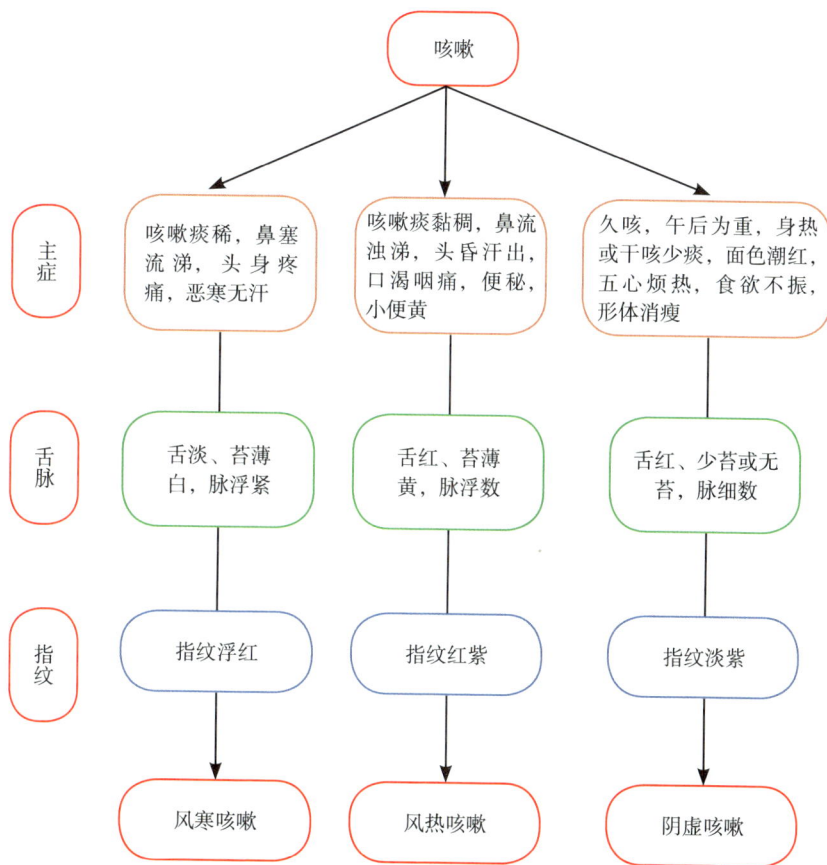

图5-1-1 小儿咳嗽辨证分型

(治)(疗)

(风寒咳嗽)

◎ **处方**

（1）**手法**：推法、揉法、运法、掐法。

（2）**部位**：天门、坎宫、太阳、耳后高骨、肺经、内八卦、三关、二扇门、膻中、乳根、乳旁、肺俞、肩胛骨。

◎ **操作**

患儿仰卧位或坐位，医者坐在患儿头侧或患儿对面或后面。

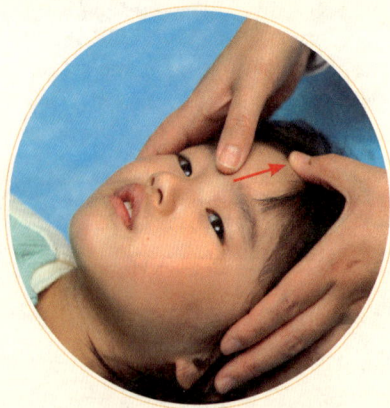

开天门：以两拇指自两眉正中向前发际交替快速直推30~50次（图5-1-2）。

图5-1-2 开天门

推坎宫：以两拇指自两眉正中向眉梢方向交替快速分推30~50次（图5-1-3）。

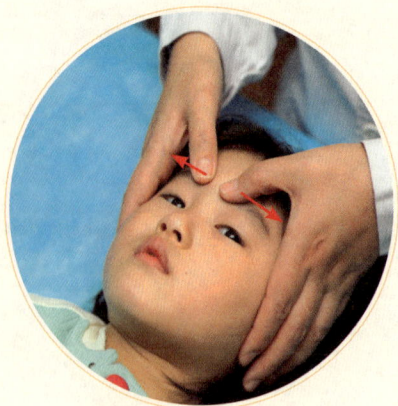

图5-1-3 推坎宫

揉太阳：以双手中指或拇指揉眉后凹陷处的太阳穴30~50次（图5-1-4）。

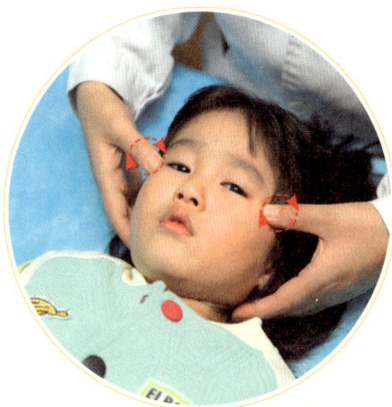

图 5-1-4 揉太阳

推三关：以示、中二指沿前臂桡侧，自腕横纹起推至肘横纹处，100~500次（图5-1-5）。

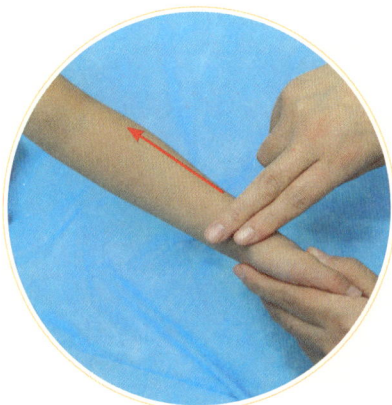

图 5-1-5 推三关

掐揉二扇门：以两拇指指甲掐揉二扇门，掐3~5次，揉100~300次（图5-1-6）。

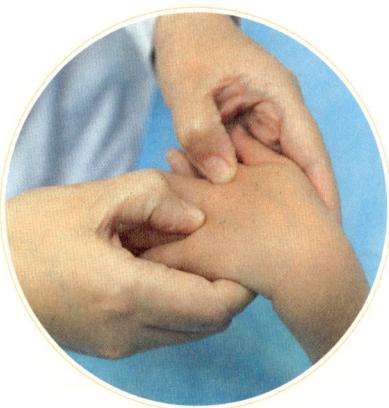

图 5-1-6 掐揉二扇门

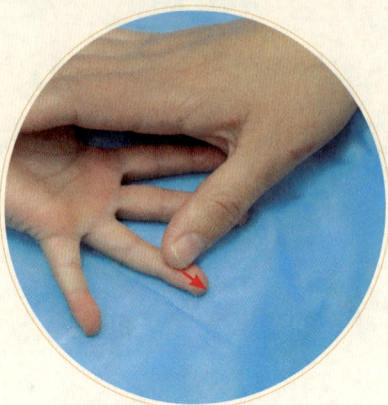

清肺经：以拇指推患儿无名指掌面末节，方向为指根推向指端，100~500次（图5-1-7）。

图5-1-7 清肺经

顺运内八卦：医者左手握住患儿右手，其中左拇指置于内八针的离位之上，以右手拇指快速自乾运至兑100~500次（图5-1-8）。

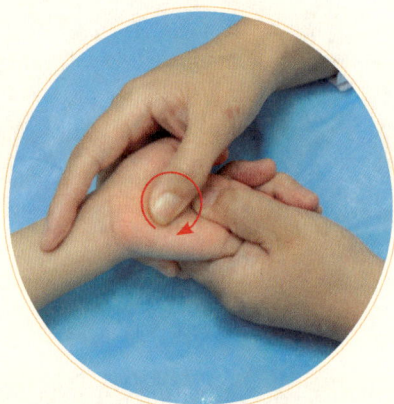

图5-1-8 顺运内八卦

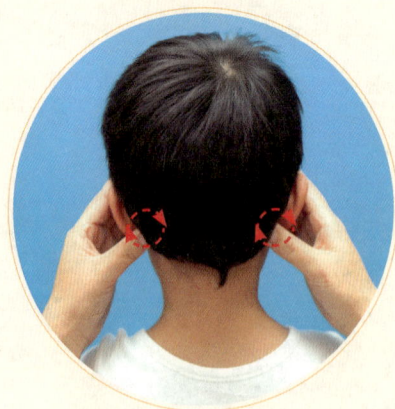

揉耳后高骨：以双手拇指揉患儿耳后高骨30次（图5-1-9）。

图5-1-9 揉耳后高骨

揉膻中：以中指揉膻中50~100次（图5-1-10）。

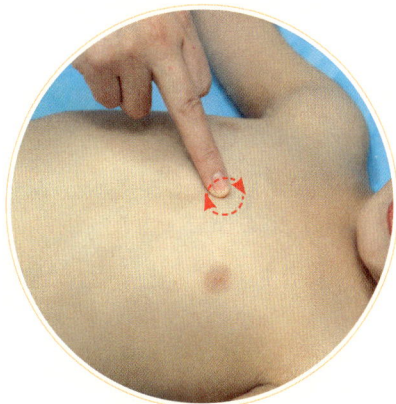

图 5-1-10　揉膻中

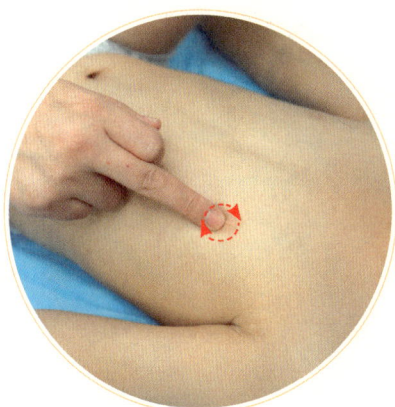

图 5-1-11　揉乳根

揉乳根：以中指揉乳根50~100次（图5-1-11）。

揉乳旁：以中指揉乳旁50~100次（图5-1-12）。

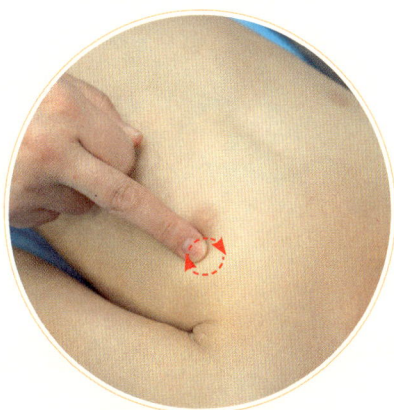

图 5-1-12　揉乳旁

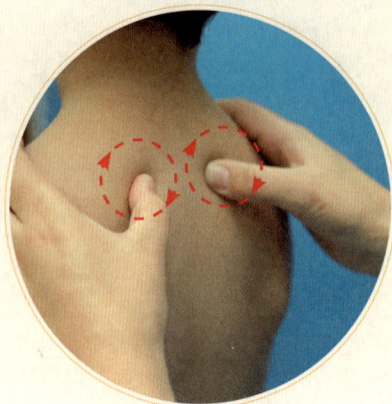

图 5-1-13　揉肺俞

揉肺俞：以双手拇指揉双侧肺俞穴 50~100 次（图 5-1-13）。

分推肩胛骨：以双手拇指分别自肩胛骨内侧缘从上向下推动，100~200 次（图 5-1-14）。

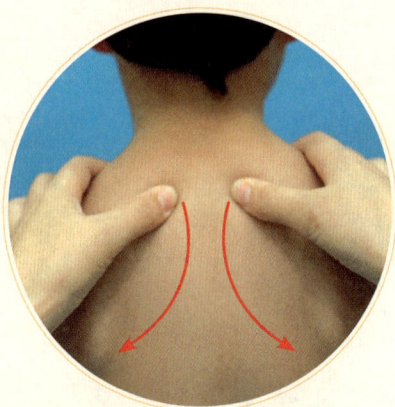

图 5-1-14　分推肩胛骨

风热咳嗽

处方

（1）手法：推法、揉法、运法。

（2）部位：天门、坎宫、太阳、耳后高骨、肺经、八卦、天河水、六腑、膻中、肺俞、肩胛骨。

⊛ 操作

（1）患儿仰卧位或坐位，医者坐在患儿头端或对面。

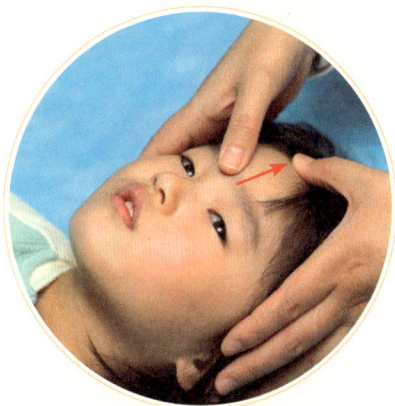

图 5-1-15　开天门

开天门：以两拇指自眉心向前发际交替快速直推30~50次（图5-1-15）。

推坎宫：以两拇指自眉心向眉梢交替快速分推 30~50 次（图 5-1-16）。

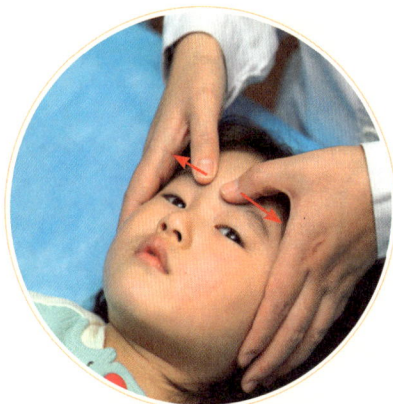

图 5-1-16　推坎宫

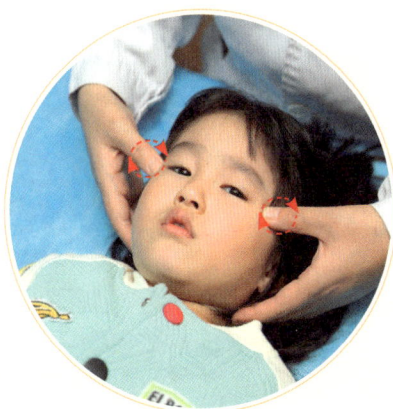

图 5-1-17　揉太阳

揉太阳：以双手中指或拇指揉太阳 30~50 次（图 5-1-17）。

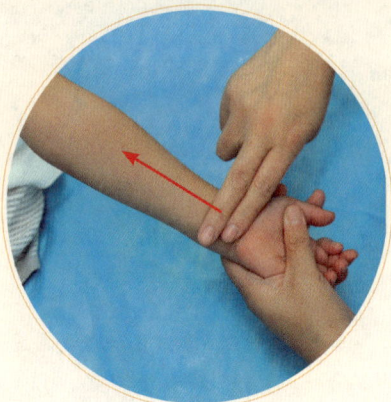

清天河水：以拇指或示、中二指指腹，自腕横纹快速推至肘横纹100~500次（图5-1-18）。

图 5-1-18　清天河水

清肺经：以拇指自无名指掌面末节快速推至指尖 100~500 次（图 5-1-19）。

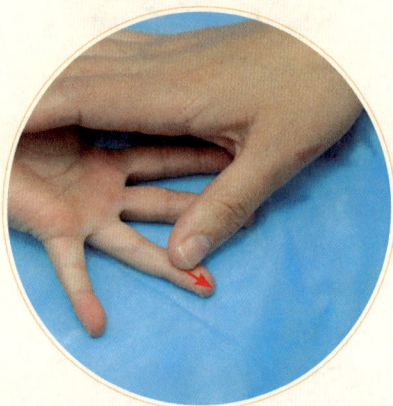

图 5-1-19　清肺经

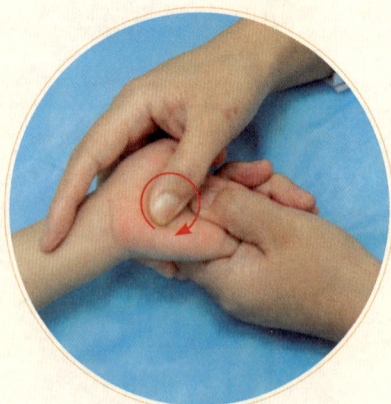

顺运内八卦：医者左手握住患儿右手，其中左拇指置于内八针的离位之上，以右手拇指快速自乾运至兑100~500次（图5-1-20）。

图 5-1-20　顺运内八卦

退六腑：以示中两指沿前臂尺侧，从肘关节推至掌根，100~500次（图5-1-21）。

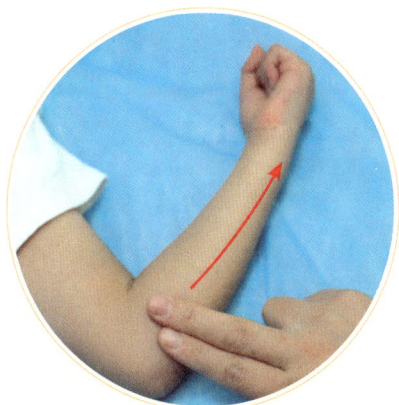

图 5-1-21　退六腑

揉膻中：以中指揉膻中穴，50~100次（图5-1-22）。

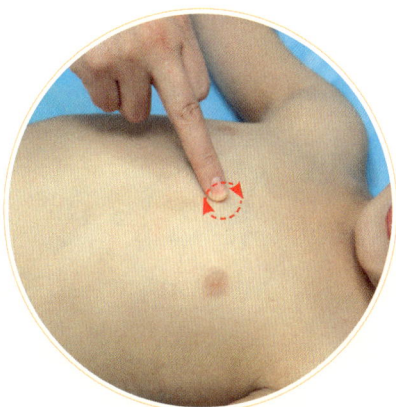

图 5-1-22　揉膻中

（2）患儿坐位，医者站在患儿身后。

揉肺俞：以双手拇指揉双侧肺俞穴50~100次（图5-1-23）。

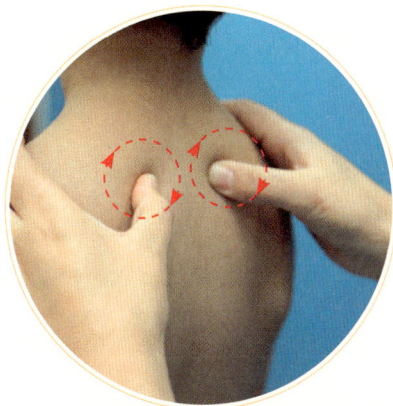

图 5-1-23　揉肺俞

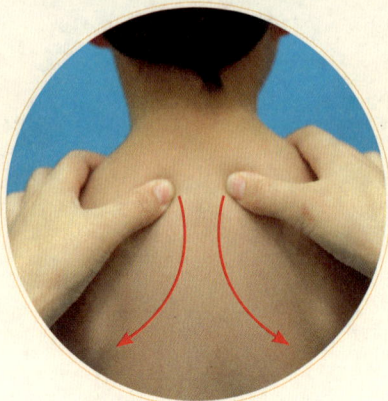

分推肩胛骨：以双手拇指分别自肩胛骨内侧缘从上向下推动，100~200次（图5-1-24）。

图 5-1-24　分推肩胛骨

阴虚内热

处方

（1）**手法**：推法、揉法、运法。

（2）**部位**：脾经、肺经、八卦、膻中、乳根、乳旁、肺俞、足三里。

操作

患儿坐位或仰卧位，医者坐在患儿对面或侧面。

补脾经：微屈患儿拇指，以拇指桡侧缘自患儿拇指指尖推向指根100~500次（图5-1-25）。

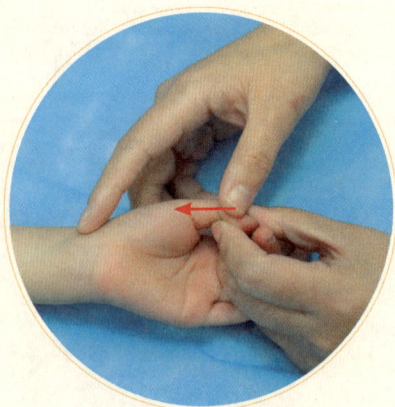

图 5-1-25　补脾经

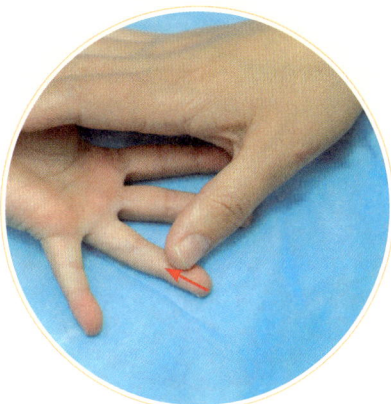

图5-1-26 补肺经

补肺经：以拇指推患儿无名指掌面末节，方向为指端推向指根，100~500次（图5-1-26）。

顺运内八卦：医者左手握住患儿右手，其中左拇指置于内八针的离位之上，以右手拇指快速自乾运至兑100~500次（图5-1-27）。

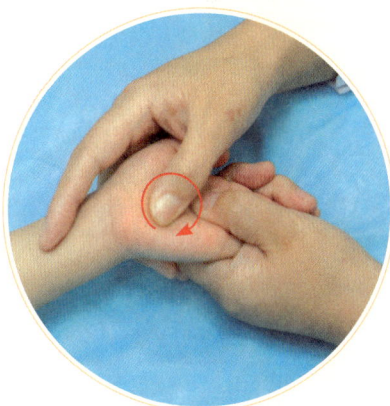

图5-1-27 顺运内八卦

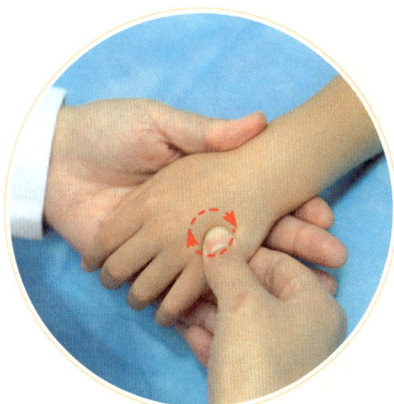

图5-1-28 揉上马

揉上马：以拇指揉上马穴100~300次（图5-1-28）。

揉膻中：以中指揉膻中，50~100次（图5-1-29）。

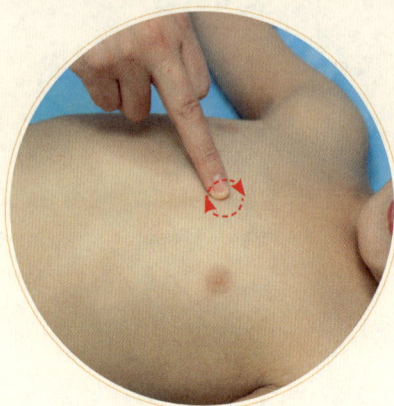

图 5-1-29　揉膻中

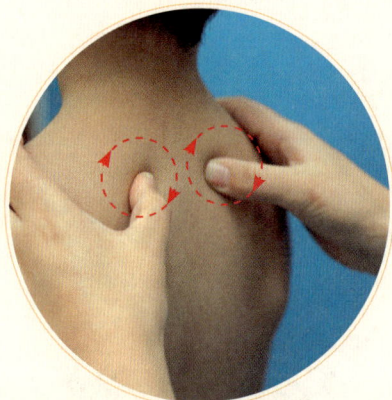

图 5-1-30　揉肺俞

揉肺俞：以双手拇指揉双侧肺俞穴 50~100 次（图5-1-30）。

揉足三里：以双拇指揉患儿双侧足三里穴 30 次（图5-1-31）。

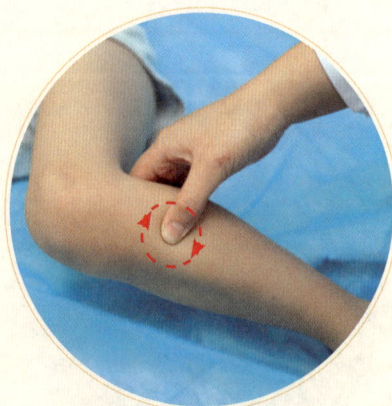

图 5-1-31　揉足三里

（李正飞　刘书芹）

参考文献

[1] 张素芳. 中国小儿推拿学 [M]. 北京: 中国中医药出版社, 1990.

[2] 吕明. 推拿学 [M]. 北京: 中国医药科技出版社, 2012.

[3] 王国才. 推拿手法学 [M]. 北京: 中国中医药出版社, 2002.

[4] 严隽陶. 推拿学 [M]. 北京: 中国中医药出版社, 2009.

[5] 周信文. 实用中医推拿学 [M]. 上海: 上海科学技术出版社, 2002.

第二节　发热

概述

发热是指体温异常升高，是小儿常见的一种症状。发热可见于多种急、慢性疾病中。中医学根据发热的原因多分为外感及内伤两类。

病因病机

（一）外感发热

小儿形体未充，脏腑娇嫩，抗邪能力不足，寒温不能自调，再因家长护理不周，易为风寒或风热之邪侵袭体表，卫阳被遏而致发热。

（二）阴虚内热

小儿体质素弱，先天不足或后天营养失调，久病伤阴而致阴液亏损引起发热。

（三）肺胃实热

多因外感误治或乳食内伤，造成肺胃壅实，蕴生内热。

辨证分型

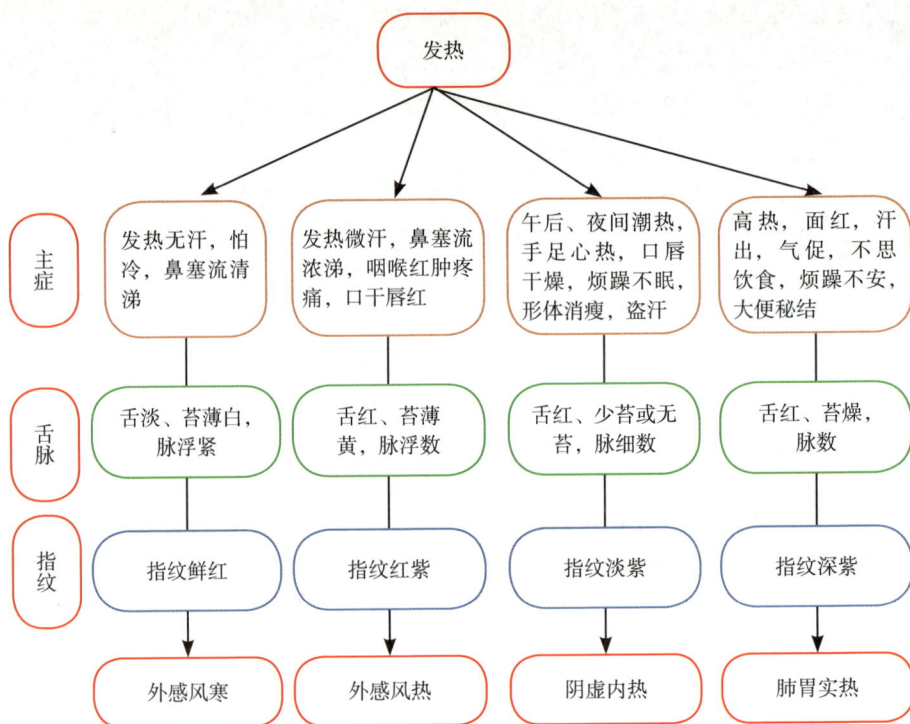

图 5-2-1　小儿发热辨证分型

治疗

外感风寒

处方

（1）**手法**：推法、揉法、拿法、掐法。

（2）**部位**：天门、坎宫、太阳、耳后高骨、三关、二扇门、天柱、风池。

操作

（1）患儿仰卧位，医者坐在患儿头端。

开天门：以两拇指自眉心向前发际交替快速直推 30~50 次（图 5-2-2）。

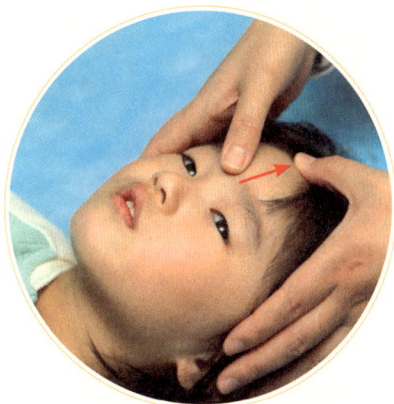

图 5-2-2　开天门

推坎宫：以两拇指自眉心向眉梢交替快速分推 30~50 次（图 5-2-3）。

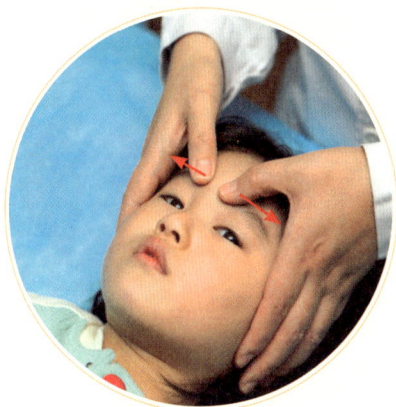

图 5-2-3　推坎宫

揉太阳：以双手中指或拇指揉太阳 30~50 次（图 5-2-4）。

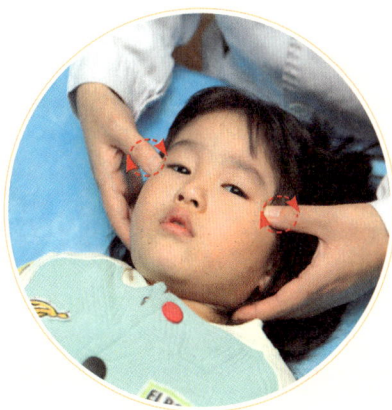

图 5-2-4　揉太阳

（2）患儿仰卧位，医者坐在患儿左侧。

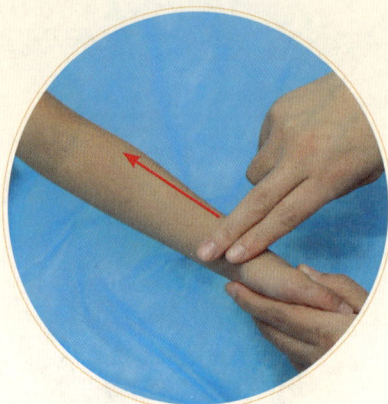

推三关：以示、中二指自桡侧腕横纹起快速推至肘横纹处100~500次（图5-2-5）。

图5-2-5　推三关

揉二扇门：以双拇指揉二扇门100~300次（图5-2-6）。

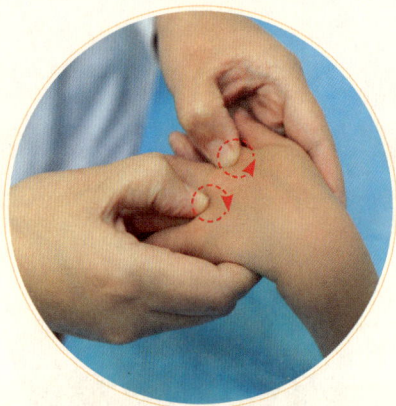

图5-2-6　揉二扇门

（3）患儿坐位，医者站在患儿身后。

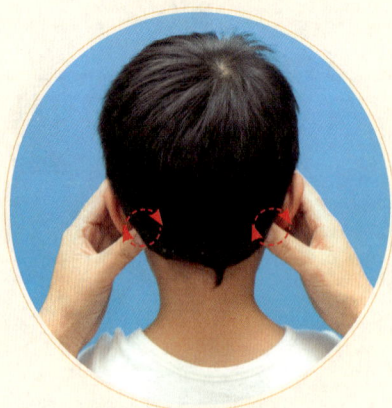

揉耳后高骨：以双手拇指揉耳后高骨30~50次（图5-2-7）。

图5-2-7　揉耳后高骨

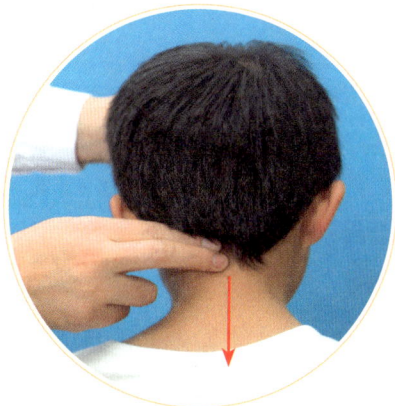

图 5-2-8　推天柱

推天柱：以示、中二指自上而下快速直推 100~500 次（图 5-2-8）。

拿风池：以拇指、中指拿揉风池穴 10 次（图 5-2-9）。

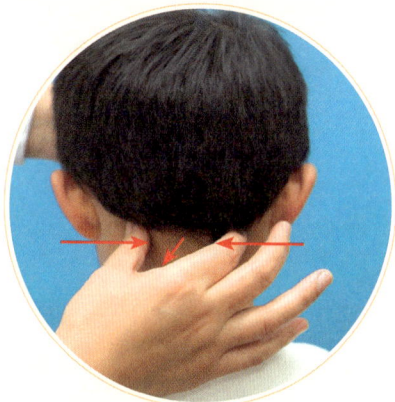

图 5-2-9　拿风池

外感风热

处方

（1）手法：推法、揉法、擦法。

（2）部位：天门、坎宫、太阳、耳后高骨、天河水、肺经、大椎、脊柱。

操作

（1）患儿仰卧位，医者坐在患儿头端。

临床篇

097

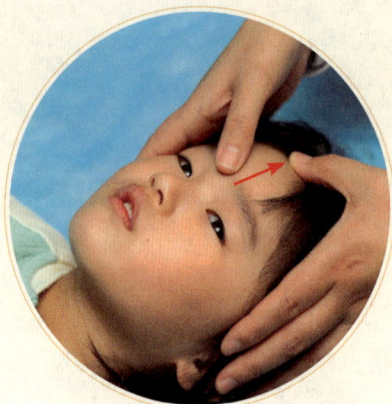

图 5-2-10　开天门

开天门：以两拇指自眉心向前发际交替快速直推30~50次（图5-2-10）。

推坎宫：以两拇指自眉心向眉梢交替快速分推30~50次（图5-2-11）。

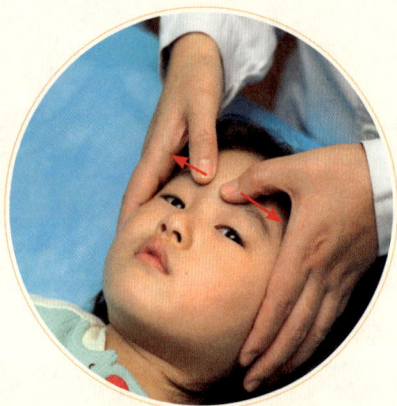

图 5-2-11　推坎宫

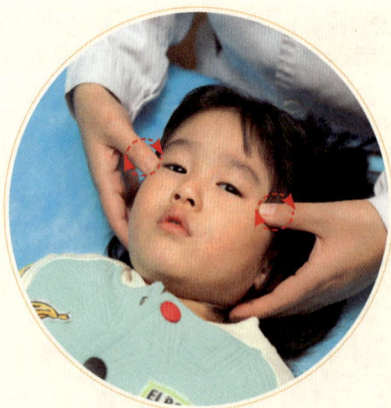

图 5-2-12　揉太阳

揉太阳：以双手中指或拇指揉太阳30~50次（图5-2-12）。

（2）患儿仰卧位，医者坐在患儿左侧。

清天河水：以示、中二指指腹，自腕横纹快速推至肘横纹 100~500 次（图 5-2-13）。

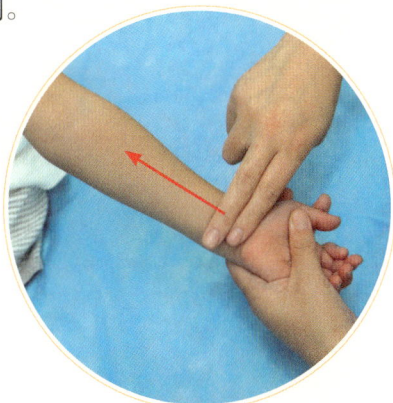

图 5-2-13　清天河水

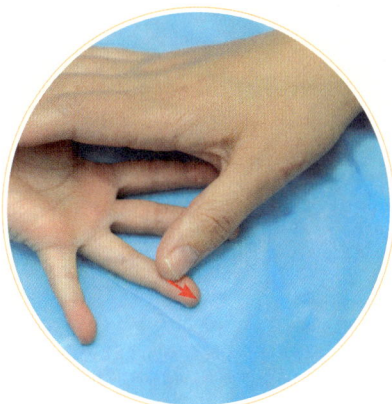

图 5-2-14　清肺经

清肺经：以拇指自无名指掌面末节快速推至指尖 100~500 次（图 5-2-14）。

（3）患儿坐位，医者站在患儿身后。

揉耳后高骨：以双手中指或拇、示指揉耳后高骨 30~50 次（图 5-2-15）。

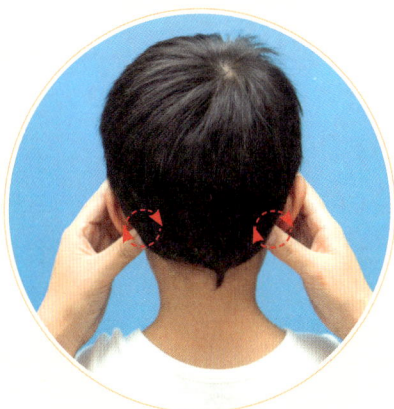

图 5-2-15　揉耳后高骨

（4）患儿俯卧位，医者站在患儿身侧。

擦大椎：以小鱼际快速擦大椎
10~20次（图5-2-16）。

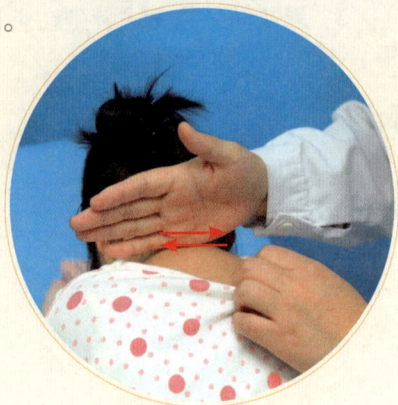

图5-2-16 擦大椎

推脊柱：以示、中二指指腹自上而
下快速推脊柱50~100次（图5-2-17）。

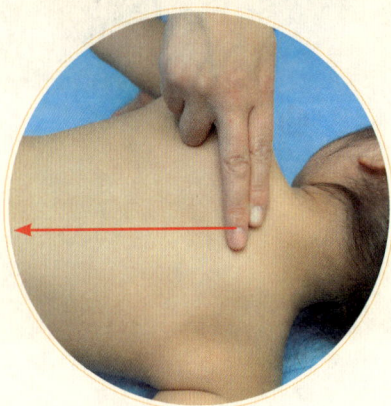

图5-2-17 推脊柱

阴虚内热

◎ 处方

（1）**手法**：推法、揉法、运法。

（2）**部位**：脾经、肺经、肾经、涌泉、天河水、二马、内劳宫。

◎ 操作

患儿坐位，医者坐在患儿对面。

补脾经：微屈患儿拇指，以拇指自患儿拇指指尖快速推向指根 100~500 次（图 5-2-18）。

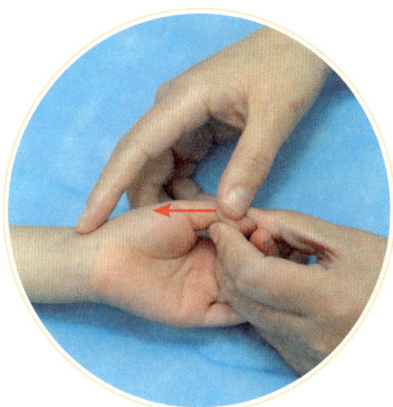

图 5-2-18　补脾经

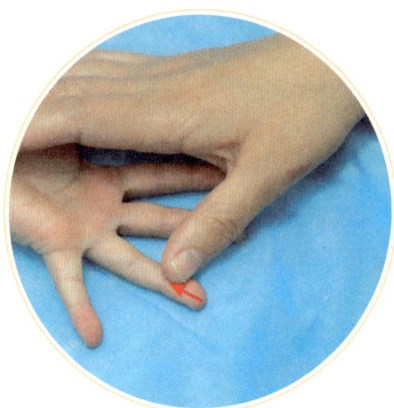

图 5-2-19　补肺经

补肺经：以拇指自患儿无名指指尖快速推至掌面末节 100~500 次（图 5-2-19）。

补肾经：以拇指自患儿小指指根快速推至小指指尖 100~500 次（图 5-2-20）。

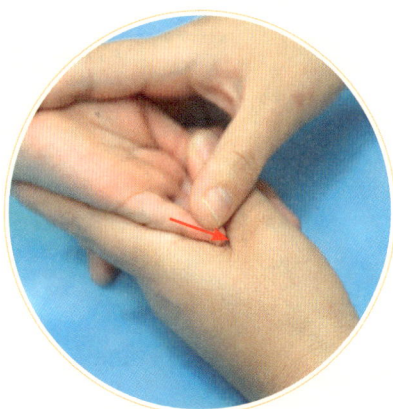

图 5-2-20　补肾经

清天河水：以示、中二指指腹，自腕横纹快速推至肘横纹 100~500 次（图 5-2-21）。

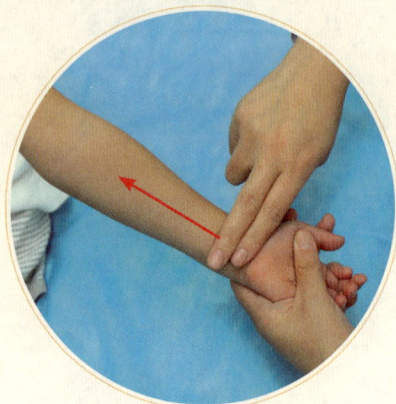

图 5-2-21　清天河水

揉二马：以拇指揉患儿二马穴 30 次（图 5-2-22）。

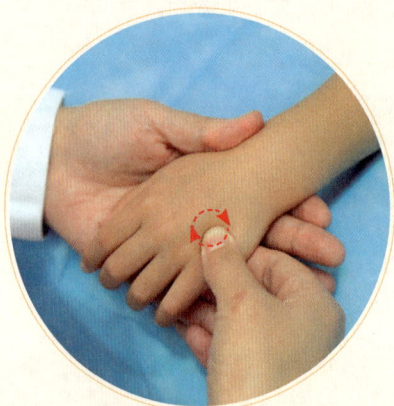

图 5-2-22　揉二马

揉运内劳宫：以中指揉运内劳宫穴 100~300 次（图 5-2-23）。

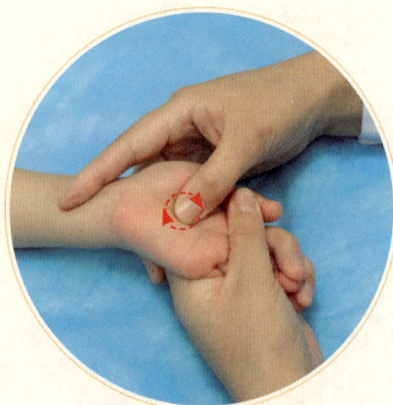

图 5-2-23　揉运内劳宫

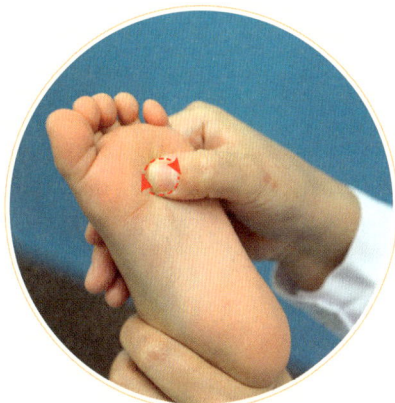

揉涌泉：以拇指揉患儿双侧涌泉穴 30 次（图 5-2-24）。

图 5-2-24　揉涌泉

肺胃实热

● 处方

（1）**手法**：推法、运法、揉法。

（2）**部位**：肺经、胃经、天河水、六腑、大肠经、板门、天枢。

● 操作

患儿仰卧位，医者坐在患儿侧面。

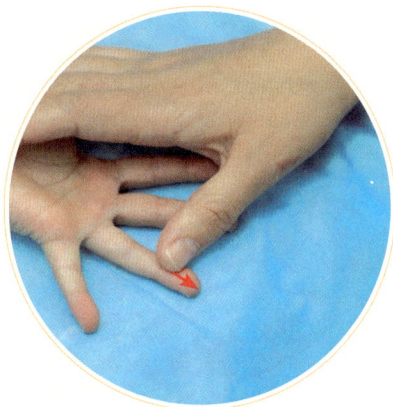

清肺经：以拇指自无名指掌面末节快速推至指尖 100~500 次（图 5-2-25）。

图 5-2-25　清肺经

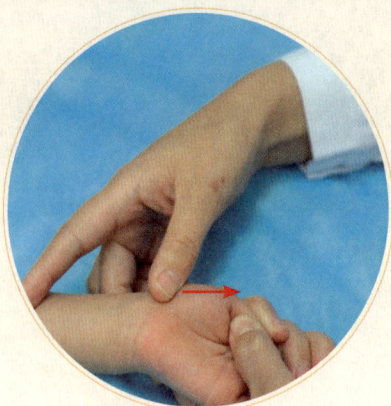

图 5-2-26 清胃经

清胃经：以拇指自掌根快速推向拇指根 100~500 次（图 5-2-26）。

清天河水：以示、中二指指腹，自腕横纹快速推至肘横纹 100~500 次（图 5-2-27）。

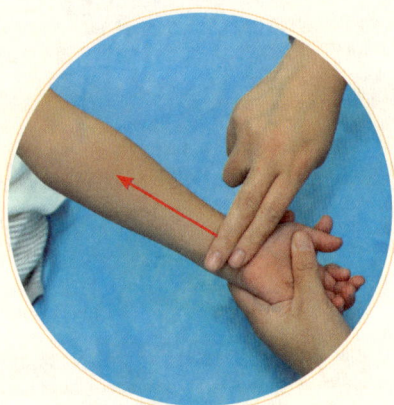

图 5-2-27 清天河水

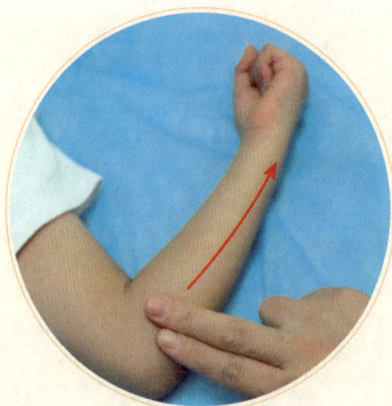

图 5-2-28 退六腑

退六腑：以拇指或示、中二指自肘关节快速推至掌根 100~500 次（图 5-2-28）。

清大肠：以拇指自虎口快速直推至示指指尖 100~500 次（图 5-2-29）。

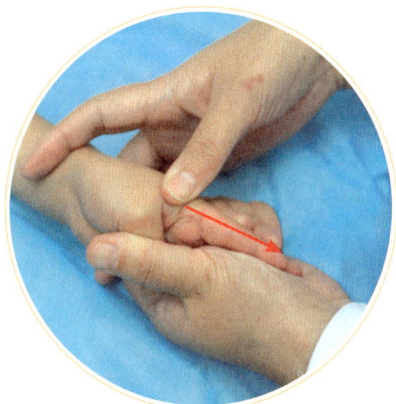

图 5-2-29　清大肠

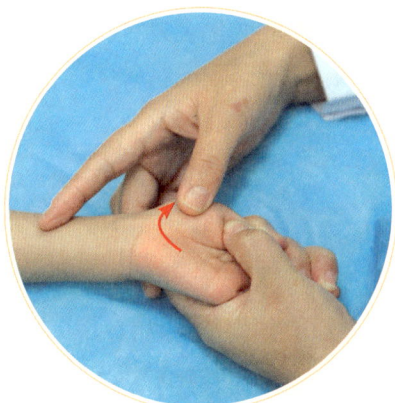

图 5-2-30　运板门

运板门：以拇指在大鱼际上揉运 30~50 次（图 5-2-30）。

揉天枢：以拇指揉天枢穴 30 次（图 5-2-31）。

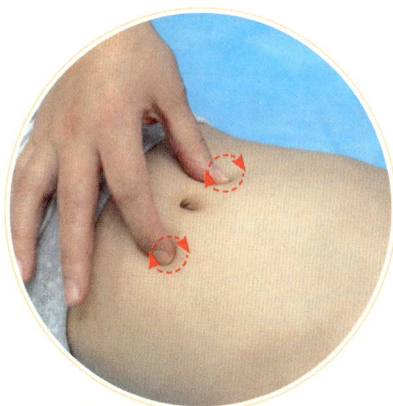

图 5-2-31　揉天枢

（温元强）

第三节　哮喘

概述

　　哮喘是小儿常见的一种以发作性的哮鸣气促、呼气延长为特征的肺部疾患。本病春秋季节多发，易反复发作，并且气候的变化多为本病的诱发因素。中医学将哮喘分为急性期的寒喘、热喘及缓解期三类。

病因病机

（一）内因

　　患儿素体肺脾肾三脏不足，卫气不固，体内湿盛，是哮喘的内因。由于肺脾肾三脏不足，肺卫不能充实腠理，脾虚则湿蕴成痰，肾不纳气，都可以导致哮喘的发生。

（二）外因

　　气候变化，感受外邪，或接触某些物质，如花粉、绒毛、烟尘、油漆、鱼虾、螨虫等，都可以诱发哮喘。

(辨)(证)(分)(型)

```
                          ┌──────────┐
                          │   哮喘    │
                          └──────────┘
              ┌────────────────┼────────────────┐
              ▼                ▼                ▼
┌────┐  ┌──────────────┐ ┌──────────────┐ ┌──────────────┐
│ 主 │  │呼吸气促，喉    │ │咳喘哮鸣，痰稠色│ │发作前喷嚏，鼻 │
│ 症 │  │间哮鸣音，痰    │ │黄，发热面红，渴│ │塞流清涕，或常 │
│    │  │多白沫，四肢    │ │喜冷饮，便秘    │ │因饮食不节而引 │
│    │  │不湿          │ │              │ │发            │
└────┘  └──────────────┘ └──────────────┘ └──────────────┘
              │                │                │
              ▼                ▼                ▼
┌────┐  ┌──────────────┐ ┌──────────────┐ ┌──────────────┐
│ 舌 │  │舌淡苔薄或白    │ │舌红苔薄黄      │ │舌淡苔薄白，    │
│ 脉 │  │腻，脉浮紧      │ │脉滑数          │ │脉沉细无力      │
└────┘  └──────────────┘ └──────────────┘ └──────────────┘
              │                │                │
              ▼                ▼                ▼
┌────┐  ┌──────────────┐ ┌──────────────┐ ┌──────────────┐
│ 指 │  │  指纹浮红     │ │  指纹红紫      │ │  指纹淡       │
│ 纹 │  │              │ │              │ │              │
└────┘  └──────────────┘ └──────────────┘ └──────────────┘
              │                │                │
              ▼                ▼                ▼
         ┌──────────┐   ┌──────────┐   ┌──────────┐
         │  寒喘    │   │  热喘    │   │  缓解期   │
         └──────────┘   └──────────┘   └──────────┘
```

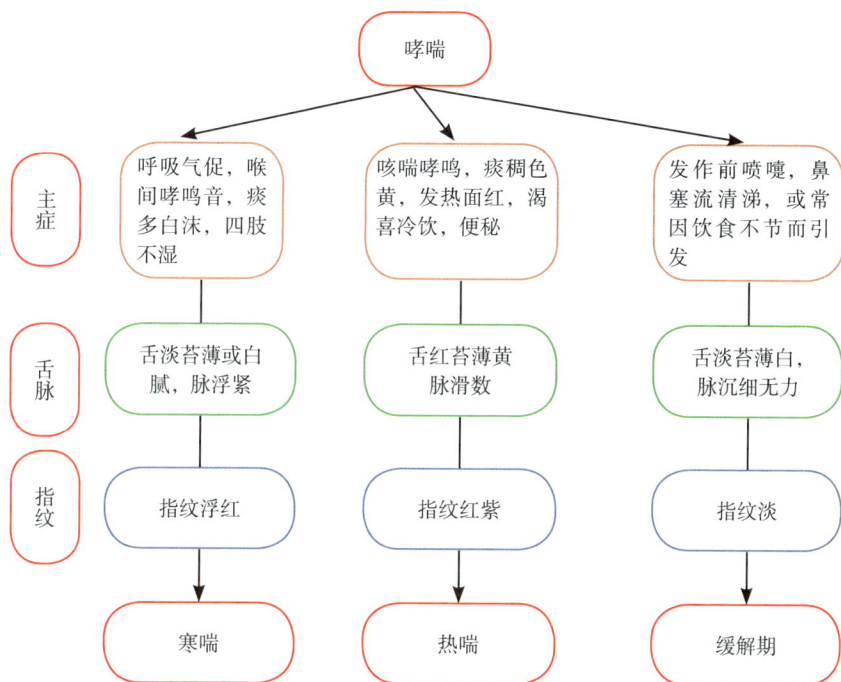

图 5-3-1　小儿哮喘辨证分型

(治)(疗)

┌───┐
│   **寒喘型**   │
└───┘

◎ **处方**

（1）**手法**：推法、揉法。

（2）**部位**：脾经、肺经、掌小横纹、板门、外劳宫、膻中、乳根、乳旁、黄蜂入洞。

⚜ 操作

患儿仰卧位或坐位，医者坐在患儿头端或对面。

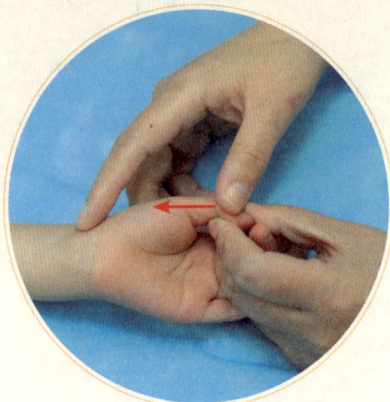

图5-3-2 补脾经

补脾经：微屈患儿拇指，以拇指桡侧缘自患儿拇指指尖推向指根100~500次（图5-3-2）。

清补肺经：以拇指推患儿无名指掌面末节，方向为先指根推向指端，后指端推向指根，100~500次（图5-3-3）。

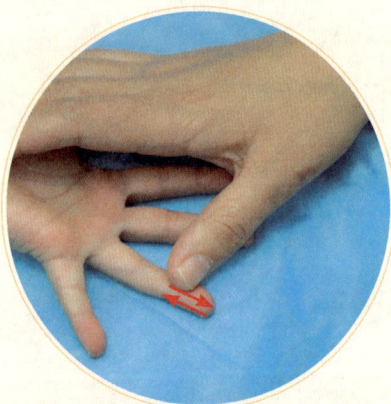

图5-3-3 清补肺经

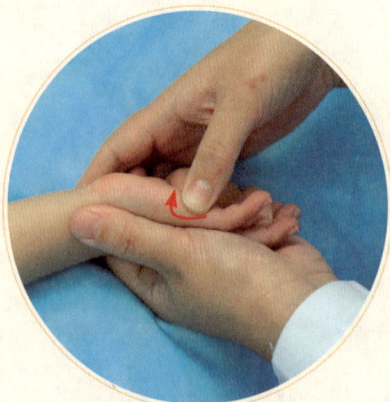

图5-3-4 揉掌小横纹

揉掌小横纹：以拇指揉掌小横纹100~500次（图5-3-4）。

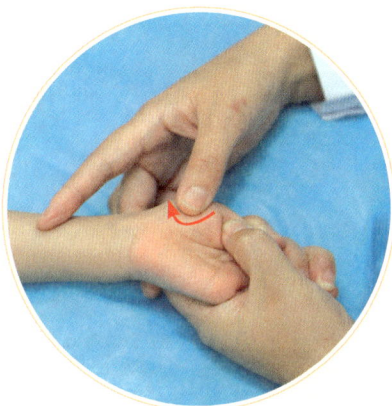

图 5-3-5　揉板门

揉板门：以拇指揉患儿大鱼际处板门穴 100~300 次（图 5-3-5）。

揉外劳宫：以拇指揉外劳宫穴 100~500 次（图 5-3-6）。

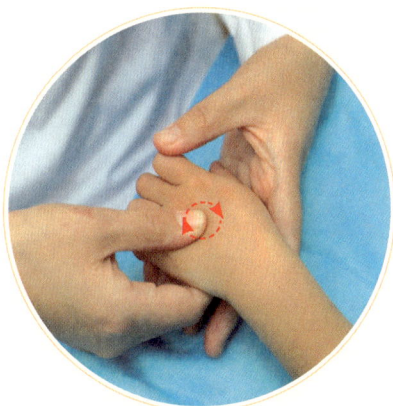

图 5-3-6　揉外劳宫

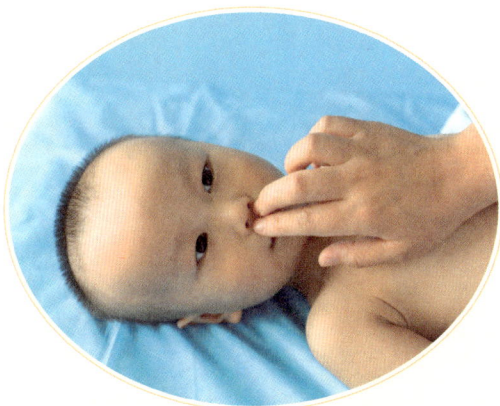

图 5-3-7　黄蜂入洞

黄蜂入洞：示、中两指指端为着力面揉患儿两鼻孔下缘处 20~50 次（图 5-3-7）。

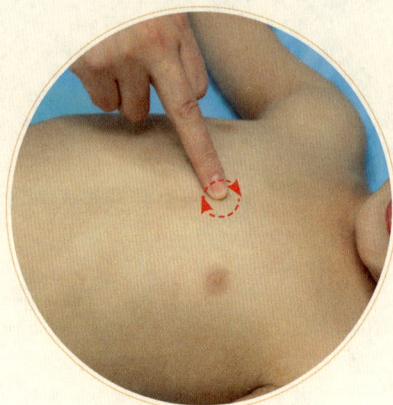

揉膻中：以中指揉膻中，50~100 次
（图 5-3-8）。

揉乳根、乳旁：以中指分别揉乳
根、乳旁，50~100 次（图 5-3-9）。

图 5-3-8　揉膻中

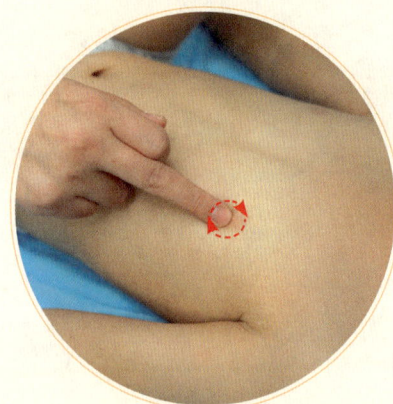

a. 揉乳根

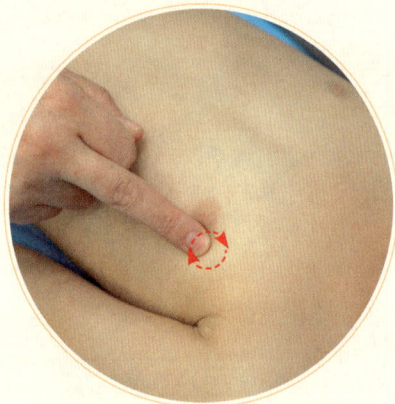

b. 揉乳旁

图 5-3-9　揉乳根、乳旁

热喘型

◎ 处方

（1）**手法**：推法、揉法、捏挤法。

（2）**部位**：板门、肺经、内八卦、掌小横纹、天突、大椎、膻中、肩胛骨、肺俞。

操作

（1）患儿仰卧位或坐位，医者坐在患儿头端或对面。

揉板门：以拇指揉患儿大鱼际处板门穴 100~300 次（图 5-3-10）。

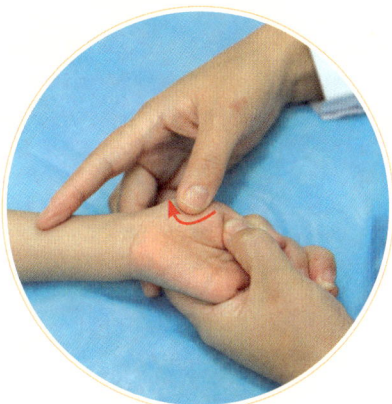

图 5-3-10　揉板门

清肺经：以拇指自无名指掌面末节快速推至指尖 100~500 次（图 5-3-11）。

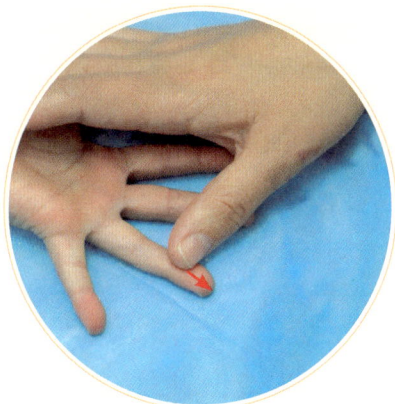

图 5-3-11　清肺经

顺运内八卦：医者左手握住患儿右手，其中左拇指置于内八针的离位之上，以右手拇指快速自乾运至兑 100~500 次（图 5-3-12）。

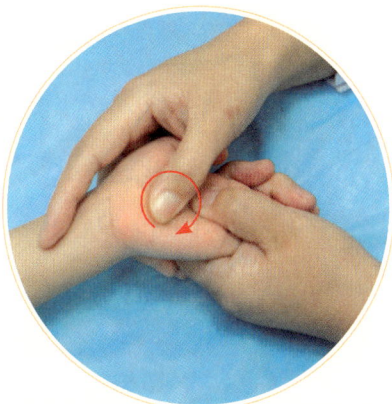

图 5-3-12　顺运内八卦

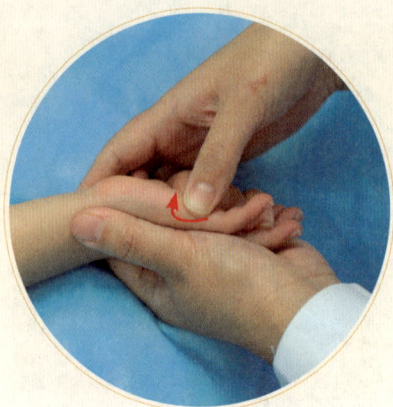

图 5-3-13 揉掌小横纹

揉掌小横纹：以拇指揉掌小横纹 100~500 次（图 5-3-13）。

捏挤天突：以双手拇指、示指捏挤天突，以出痧为度（图 5-3-14）。

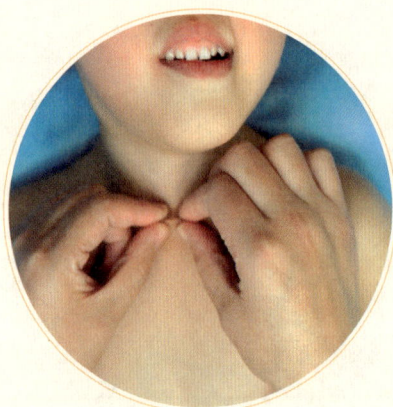

图 5-3-14 捏挤天突

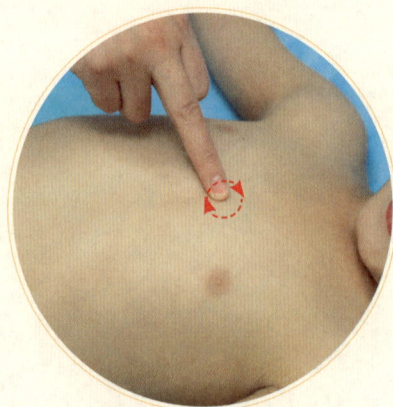

图 5-3-15 揉膻中

揉膻中：以中指揉膻中穴，50~100 次（图 5-3-15）。

（2）患儿坐位，医者坐在患儿背面。

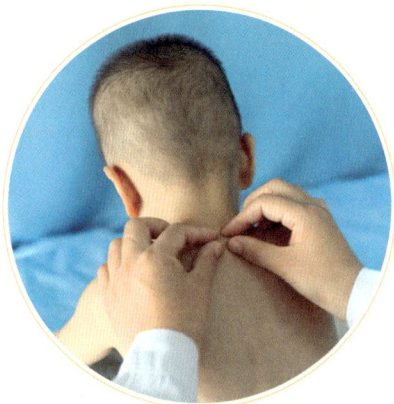

图 5-3-16　捏挤大椎

捏挤大椎：以双手拇指、示指捏挤大椎穴，以出痧为度（图 5-3-16）。

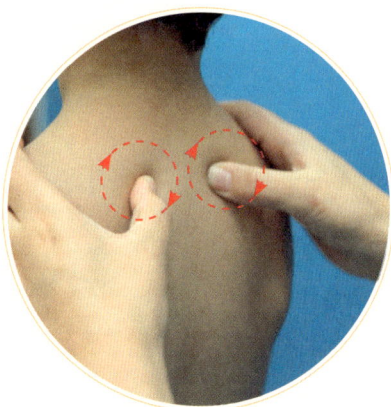

图 5-3-17　揉肺俞

揉肺俞：以双手拇指揉双侧肺俞穴 50~100 次（图 5-3-17）。

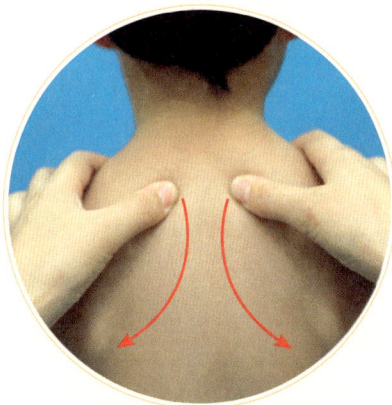

图 5-3-18　分推肩胛骨

分推肩胛骨：以双手拇指分别自肩胛骨内侧缘从上向下推动，100~200 次（图 5-3-18）。

缓解期

◎ 处方

（1）**手法**：推法、揉法、运法。

（2）**部位**：脾经、肺经、肾经、运土入水、外劳宫、黄蜂入洞、定喘穴。

◎ 操作

患儿坐位或仰卧位，医者坐在患儿对面或侧面或后面。

补脾经：微屈患儿拇指，以拇指桡侧缘自患儿拇指指尖推向指根100~500次（图5-3-19）。

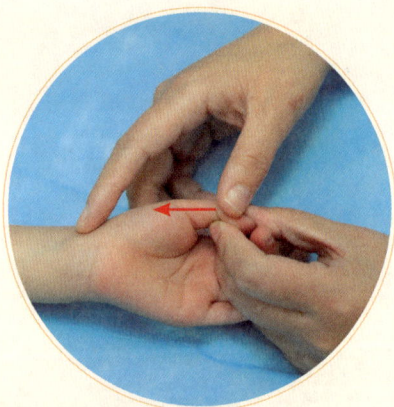

图 5-3-19 补脾经

补肺经：以拇指推患儿无名指掌面末节，方向为指端推向指根，100~500次（图5-3-20）。

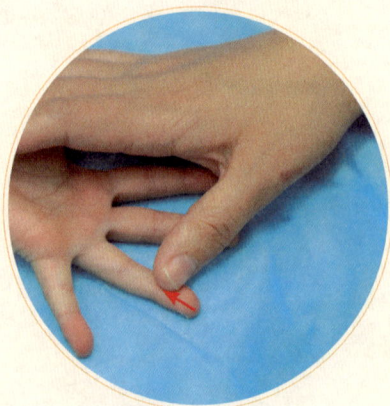

图 5-3-20 补肺经

补肾经：以拇指自患儿小指指根快速推至小指指尖100~500次（图5-3-21）。

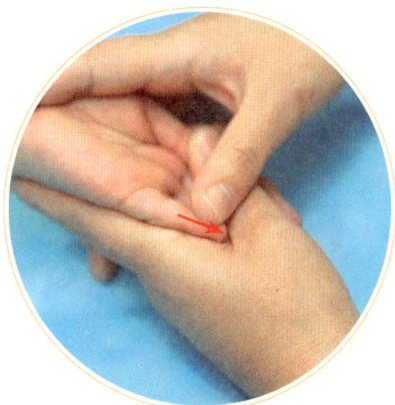

图 5-3-21　补肾经

运土入水：用拇指沿患儿大指端的脾土穴向肾水穴沿掌根推运100~300次（图5-3-22）。

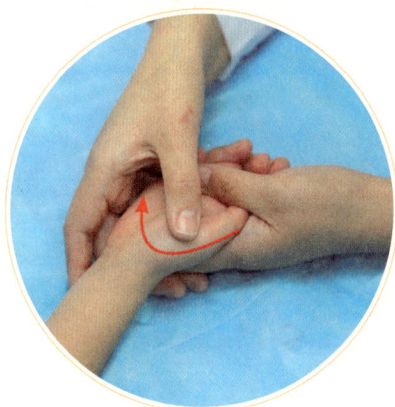

图 5-3-22　运土入水

揉外劳宫：以拇指揉外劳宫穴100~500次（图5-3-23）。

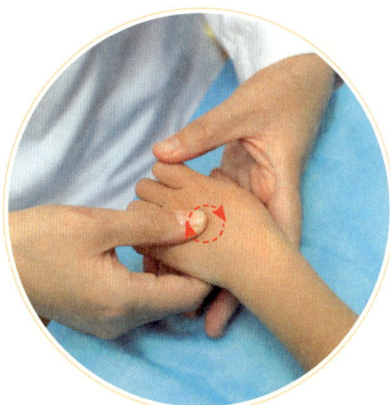

图 5-3-23　揉外劳宫

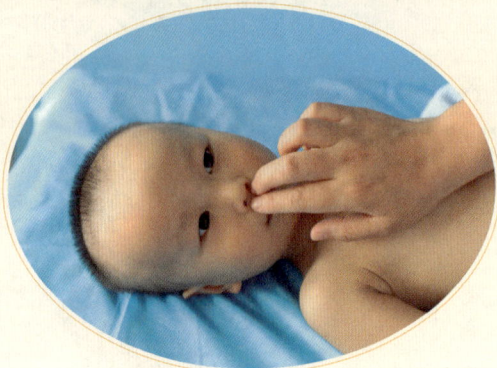

黄蜂入洞：示、中两指指端为着力面揉患儿两鼻孔下缘处20~50次（图5-3-24）。

图 5-3-24　黄蜂入洞

揉定喘穴：以双侧拇指揉双侧定喘穴100~300次（定喘定位：后正中线上，第七颈椎棘突下，旁开0.5寸处。功效：止咳平喘，通宣理肺。主治：哮喘等）（图5-3-25）。

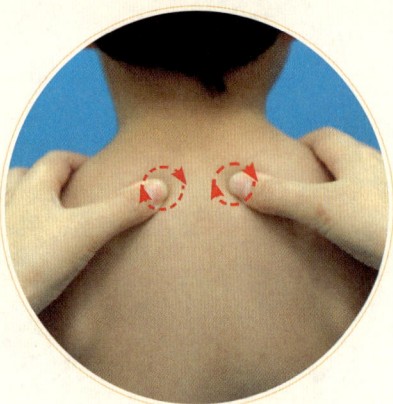

图 5-3-25　揉定喘穴

（李正飞　刘书芹）

参考文献

［1］张素芳.中国小儿推拿学［M］.北京：中国中医药出版社，1990.

［2］吕明.推拿学［M］.北京：中国医药科技出版社，2012.

［3］王国才.推拿手法学［M］.北京：中国中医药出版社，2002.

［4］严隽陶.推拿学［M］.北京：中国中医药出版社，2009.

［5］周信文.实用中医推拿学［M］.上海：上海科学技术出版社，2002.

第四节　厌食

概述

　　厌食是指小儿长时间食欲不振，甚至拒食的一种病症，多见于 7 岁以下小儿，该病日久致小儿精神疲惫，体重减轻，抗病能力差，影响生长发育，故应及时干预治疗。

病因病机

　　本病的主要病因是平素饮食不节，喂养不当，或长期偏食导致脾胃损伤所致。脾主运化，胃主受纳，脾虚则运化失职，胃虚则不思饮食。《诸病源候论·哺露候》载："小儿乳哺不调，伤于脾胃，脾胃衰弱，不能饮食，血气减损，不荣肌肉而柴辟羸露。其脏腑之不宣，则吸吸苦热，谓之哺露也。"哺露与厌食相类似。

辨证分型

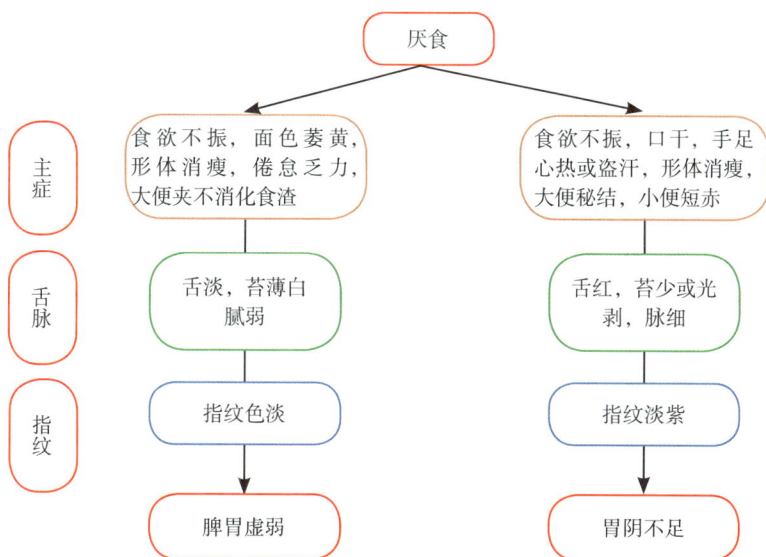

图 5-4-1　小儿厌食辨证分型

117

治疗

❀ 脾胃虚弱

❀ 处方

（1）**手法**：推法、揉法、运法、摩法、捏法。
（2）**部位**：脾经、内八卦、腹、脾俞、胃俞、脊柱、足三里。

❀ 操作

（1）患儿坐位，医者坐在患儿对面。

补脾经：微屈患儿拇指，以拇指自患儿拇指指尖快速推向指根100~500次（图5-4-2）。

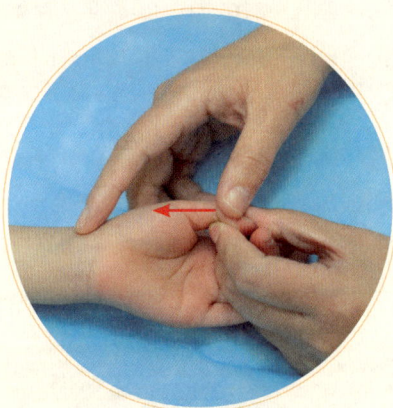
图5-4-2 补脾经

顺运内八卦：医者左手握住患儿右手，其中左拇指置于内八卦的离位之上，以右手拇指快速自乾运至兑100~500次（图5-4-3）。

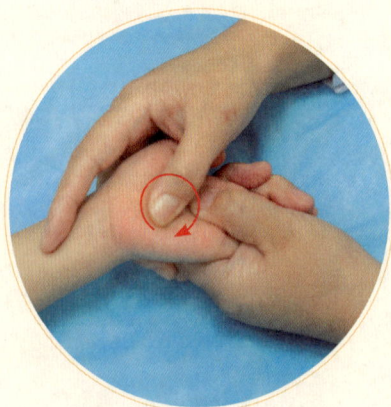
图5-4-3 顺运内八卦

（2）患儿仰卧位，医者坐在患儿一侧。

摩腹：医者以掌或四指在患儿腹部顺时针、逆时针平补平泻摩腹3~5分钟（图5-4-4）。

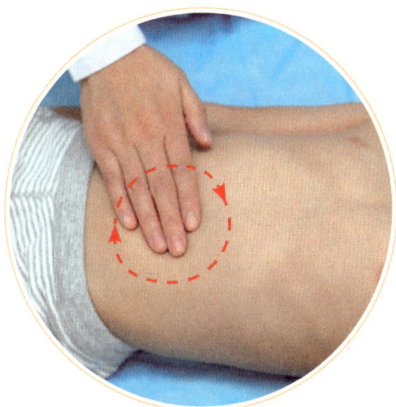

图 5-4-4　摩腹

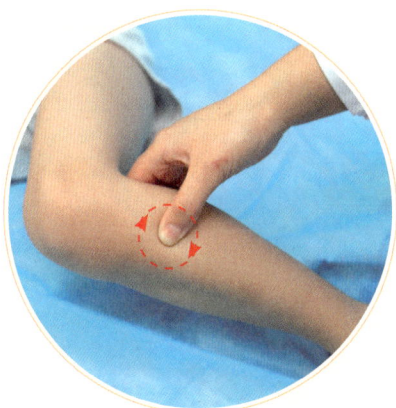

揉足三里：医者以拇指在足三里穴处揉30~50次（图5-4-5）。

图 5-4-5　揉足三里

（3）患儿俯卧位，医者坐在患儿一侧。

揉脾俞、胃俞：医者以拇指分别按揉脾俞、胃俞穴30~50次（图5-4-6）。

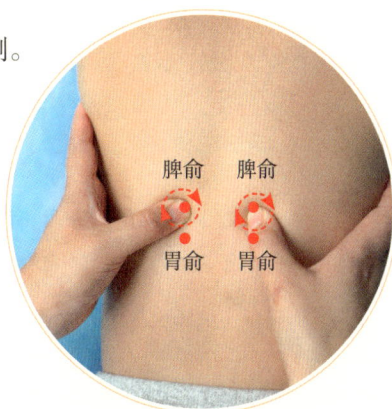

脾俞　脾俞

胃俞　胃俞

图 5-4-6　揉脾俞、胃俞

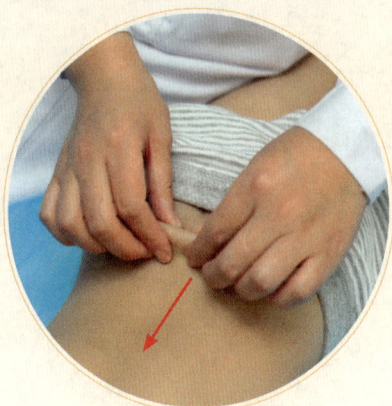

捏脊：以拇指、示指和中指自下而上捏长强至大椎成一直线，每捏三下将背脊皮肤提一下，在捏前先在背部轻轻按摩几遍，使肌肉放松。捏3~5遍（图5-4-7）。

图5-4-7 捏脊

胃阴不足

处方

（1）**手法**：推法、揉法、运法。

（2）**部位**：脾经、胃经、内八卦、上马、板门。

操作

患儿坐位，医者坐在患儿对面。

补脾经：微屈患儿拇指，以拇指自患儿拇指指尖快速推向指根100~500次（图5-4-8）。

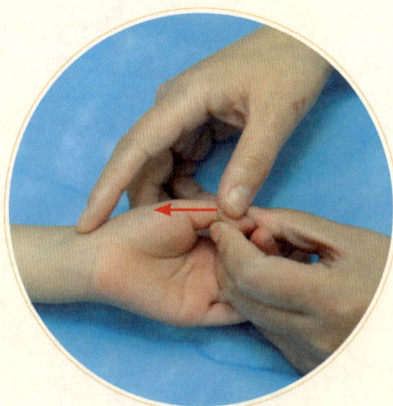

图5-4-8 补脾经

补胃经：以拇指或示、中二指
自拇指根快速推向掌根 100~500 次
（图 5-4-9）。

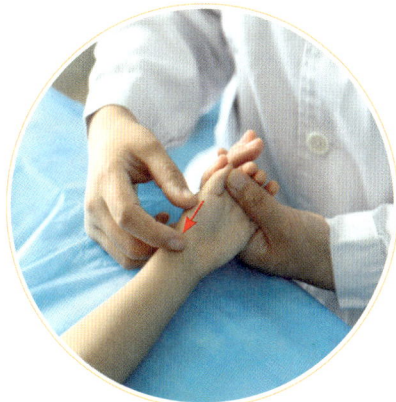

图 5-4-9　补胃经

顺运内八卦：医者左手握住患儿
右手，其中左拇指置于内八卦的离位
之上，以右手拇指快速自乾运至兑
100~500 次（图 5-4-10）。

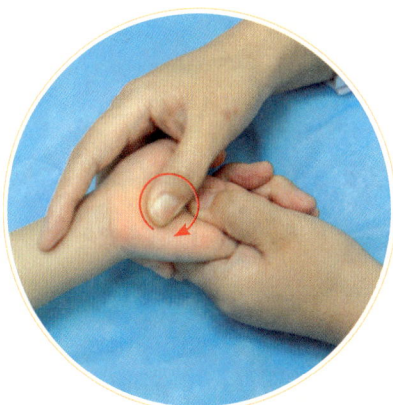

图 5-4-10　顺运内八卦

运板门：以拇指在大鱼际上揉运
30~50 次（图 5-4-11）。

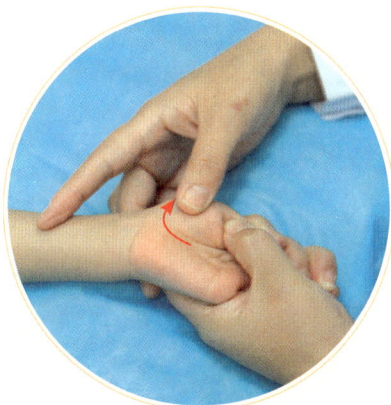

图 5-4-11　运板门

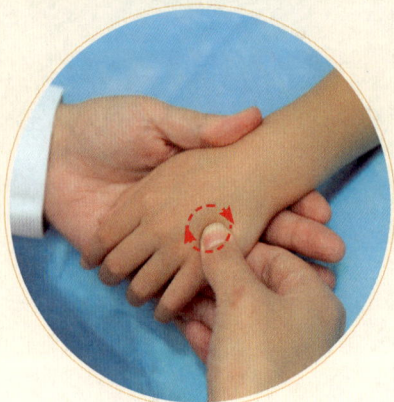

揉上马：以拇指揉上马穴 30~50
次（图 5-4-12）。

图 5-4-12　揉上马

（温元强）

第五节　腹痛

　　腹痛是临床常见证候，这里主要是指小儿无急腹症指征的腹痛。《小儿推拿广意·腹痛》载："盖小儿腹痛有寒，有热，有食积、癥瘕、寒疝及蛔虫动痛，诸痛不同，其名亦异，故不可一概而论之。"推拿可治疗多种原因引起的腹痛，但是急腹症应慎用手法，以免掩盖病情；而虫痛在推拿治疗缓解症状后，要针对病因治本。

病因病机

（一）感受外邪

　　小儿脐腹感受风寒，寒主收引，寒凝则气滞，而致经络不通，搏结肠间，而致腹痛。

（二）乳食积滞

小儿乳食不节，或恣食生冷，停滞于中焦，脾胃损伤，而致腹痛。

（三）蛔虫感染

由于感染蛔虫，扰动肠中，或窜行至胆道，或蛔虫过多扭结成团，而致腹痛。

（四）脾胃虚寒

小儿平素脾胃虚弱，或久病体虚，脾阳不振，寒湿蕴滞，中焦失养而致腹痛。

辨 证 分 型

```
                          ┌──────┐
                          │ 腹痛 │
                          └──────┘
```

主症	腹痛，啼哭，面色苍白，腹部怕冷，手足欠温，便溏	腹部胀满疼痛，不思乳食，嗳腐吞酸，恶心呕吐，矢气频作，腹泻或便秘，夜啼	腹痛突然发作，以脐周为甚，时发时止，有时腹部可触摸到蠕动块状物	腹痛隐隐，喜温喜按，面色萎黄，形体消瘦，食欲不振
舌脉	舌淡、苔薄白，脉紧	舌红、苔白腻，脉滑	舌红、苔薄白，脉涩或弦	舌淡、苔薄，脉细
指纹	指纹红或隐而不见	指纹紫滞	指纹青	指纹淡
	寒凝腹痛	食积腹痛	虫痛	虚寒腹痛

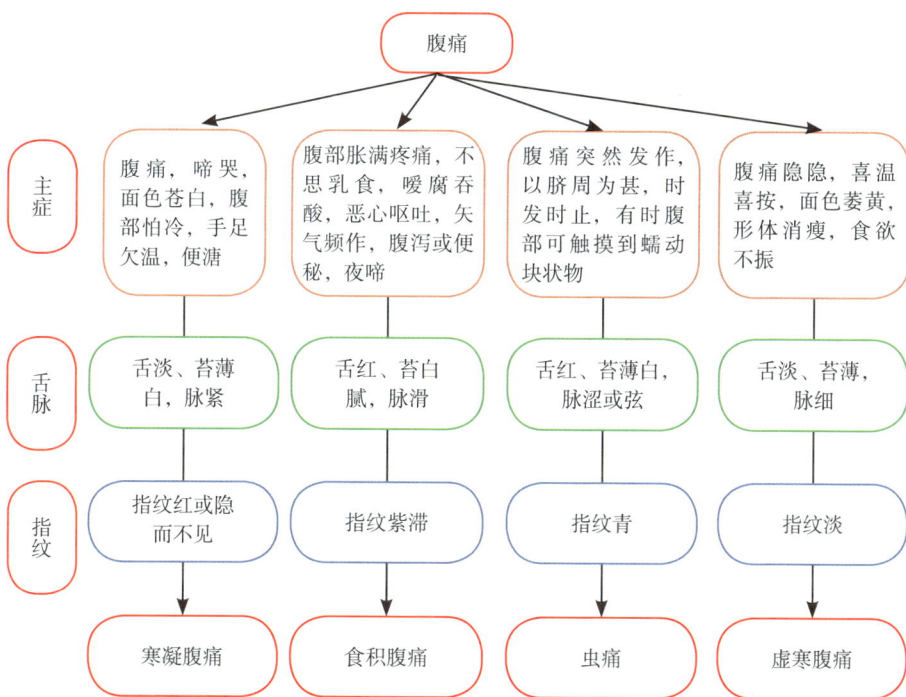

图 5-5-1　小儿腹痛辨证分型

治疗

寒凝腹痛

🟡 处方

（1）**手法**：推法、揉法、拿法、掐法。

（2）**部位**：脾经、外劳宫、三关、腹、一窝风、肚角、脾俞。

🟡 操作

（1）患儿仰卧位或坐位，医者坐在患儿头端或对面。

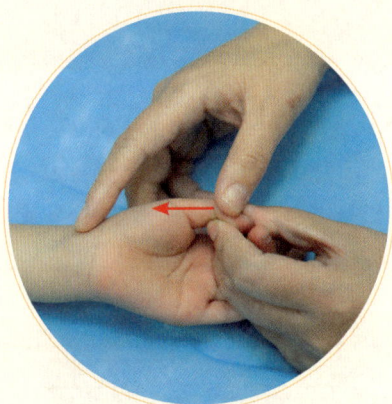

补脾经：微屈患儿拇指，以拇指桡侧缘自患儿拇指指尖推向指根100~500次（图5-5-2）。

图5-5-2　补脾经

揉外劳宫：以拇指揉外劳宫穴100~500次（图5-5-3）。

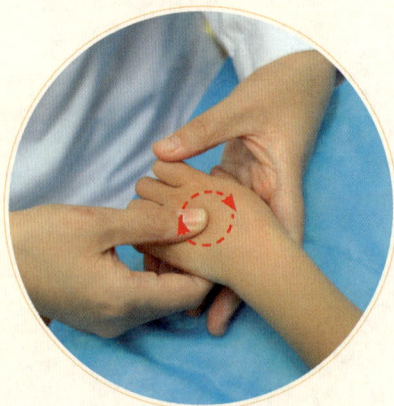

图5-5-3　揉外劳宫

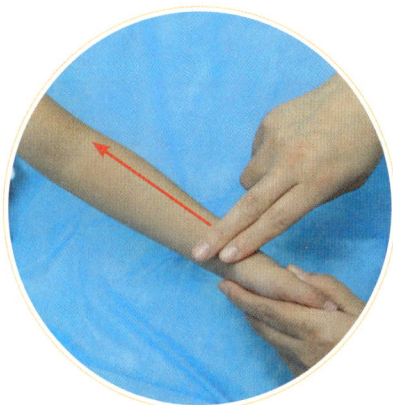

图 5-5-4　推三关

推三关：以示、中二指自桡侧腕横纹起快速推至肘横纹处 100~500 次（图 5-5-4）。

摩腹：以手掌顺时针方向摩腹部 100~300 次（图 5-5-5）。

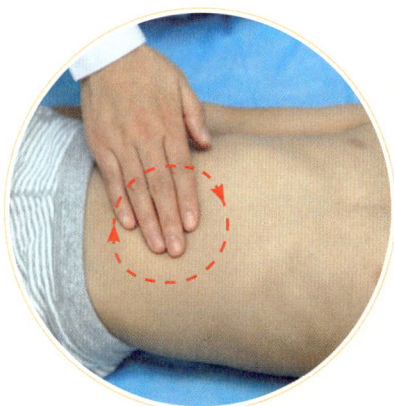

图 5-5-5　摩腹

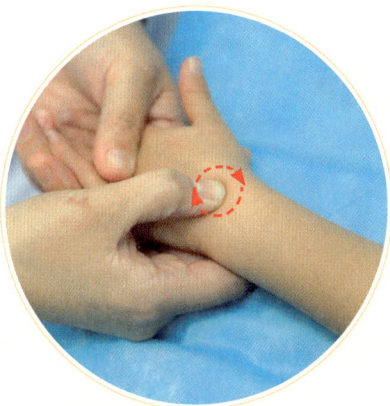

图 5-5-6　掐揉一窝风

掐揉一窝风：以拇指掐揉手背腕横纹中央凹陷处 100~300 次（图 5-5-6）。

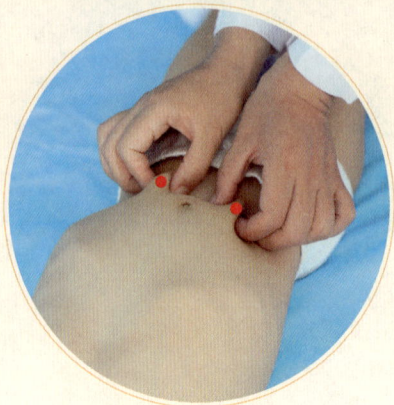

拿肚角：以拇指、示指、中指三指拿患儿两侧肚角穴，共3~5次（图5-5-7）。

图5-5-7 拿肚角

（2）患儿坐位，医者站在患儿身后。

揉脾俞：以双手拇指揉双侧脾俞穴50~100次（图5-5-8）。

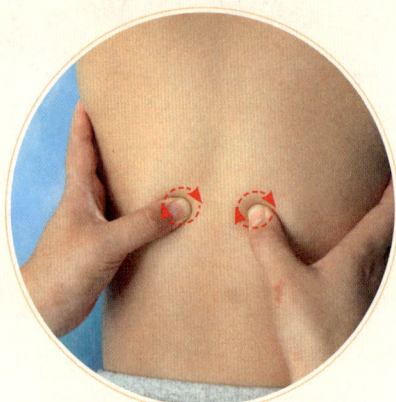

图5-5-8 揉脾俞

食积腹痛

处方

（1）**手法**：推法、揉法、运法、拿法、搓法。

（2）**部位**：板门、大肠、内八卦、中脘、腹、按弦搓摩、肚角。

操作

（1）患儿仰卧位，医者坐在患儿一侧。

清板门：以拇指推患儿大鱼际处板门穴，方向为腕横纹向板门100~300次（图5-5-9）。

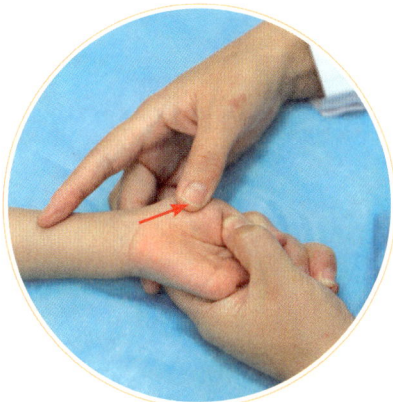

图5-5-9　清板门

清大肠：以拇指自虎口快速直推至示指指尖100~500次（图5-5-10）。

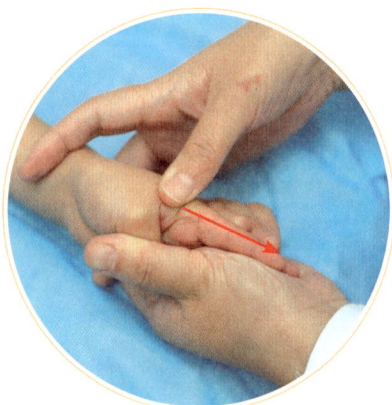

图5-5-10　清大肠

顺运内八卦：医者左手握住患儿右手，其中左拇指置于内八卦的离位之上，以右手拇指快速自乾运至兑100~500次（图5-5-11）。

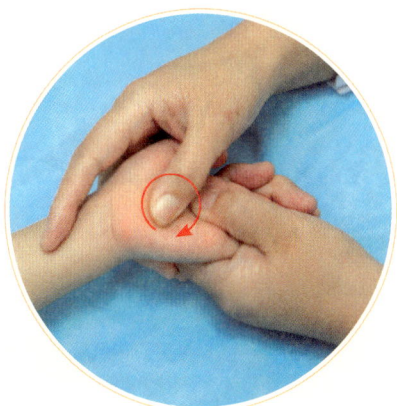

图5-5-11　顺运内八卦

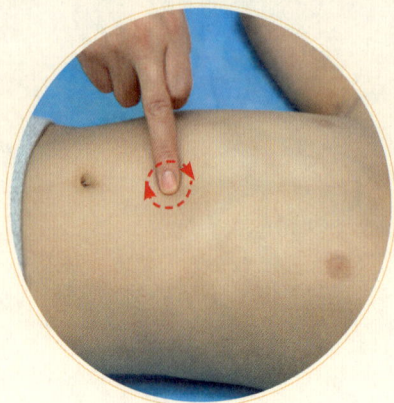

揉中脘：以拇指或示、中二指指
端，揉中脘穴100~300次（图5-5-12）。

图 5-5-12　揉中脘

分腹阴阳：以双手拇指从脐向左右推
摩患儿腹部50~100次（图5-5-13）。

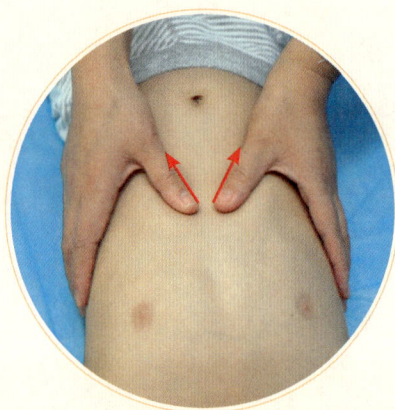

图 5-5-13　分腹阴阳

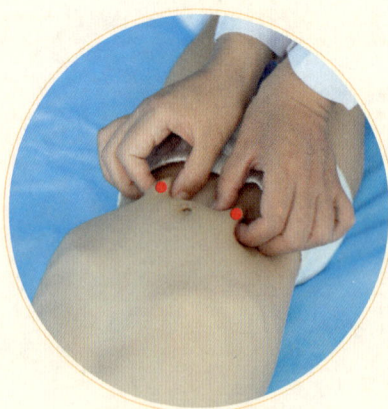

拿肚角：以拇指、示指、中指
三指拿患儿两侧肚角穴，共3~5次
（图5-5-14）。

图 5-5-14　拿肚角

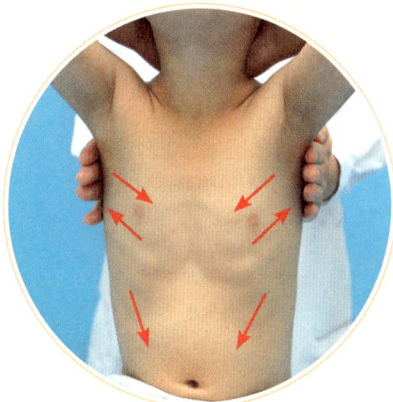

（图）5-5-15　按弦搓摩

（2）患儿坐位，医者站于患儿身后。

按弦搓摩：医者双掌自其腋下沿两侧胁肋部向下搓摩至肚角处，50~100次（图5-5-15）。

虫痛

处方

（1）手法：推法、揉法、摩法。

（2）部位：肝俞、胆俞、一窝风、外劳宫、三关、腹、脐。

操作

（1）患儿仰卧位，医者坐在患儿一侧。

揉一窝风：以拇指揉手背腕横纹中央凹陷处100~300次（图5-5-16）。

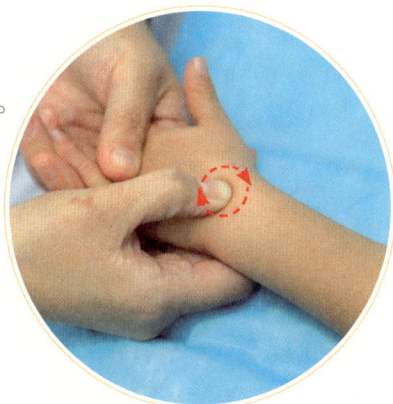

（图）5-5-16　揉一窝风

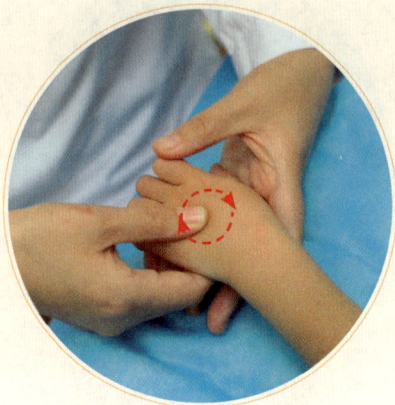

揉外劳宫：以拇指揉外劳宫穴100~500次（图5-5-17）。

图 5-5-17　揉外劳宫

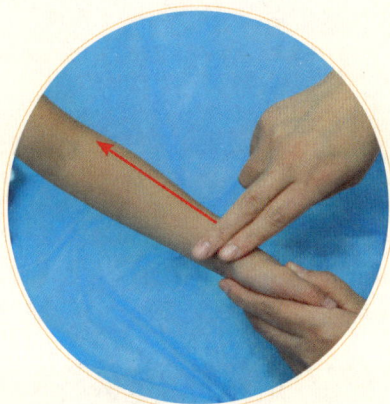

图 5-5-18　推三关

推三关：以示、中二指自桡侧腕横纹起快速推至肘横纹处100~500次（图5-5-18）。

摩腹：以手掌顺时针方向摩腹部100~300次（图5-5-19）。

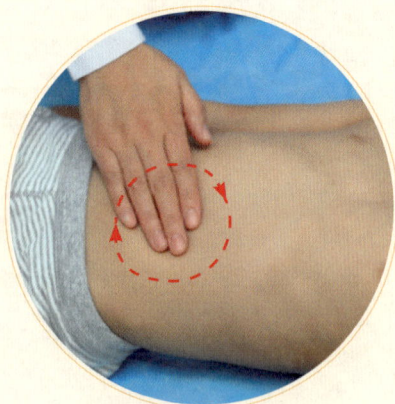

图 5-5-19　摩腹

揉脐：以示、中、无名三指螺纹面着力，揉患儿脐，50~100次（图5-5-20）。

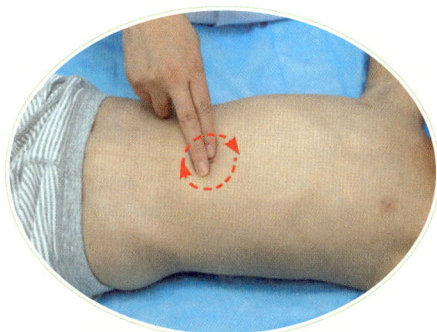

图5-5-20 揉脐

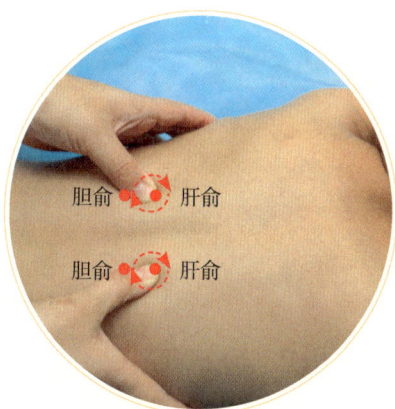

图5-5-21 揉肝俞、胆俞及背部压痛点

（2）患儿俯卧位，医者位于一侧。

揉肝俞、胆俞及背部压痛点：以双手拇指揉双侧肝俞、胆俞及背部压痛点50~100次（图5-5-21）。

虚寒腹痛

处方

（1）**手法**：推法、按法、揉法。

（2）**部位**：脾经、肾经、三关、外劳宫、中脘、脐、足三里。

操作

患儿仰卧位，医者坐在患儿一侧。

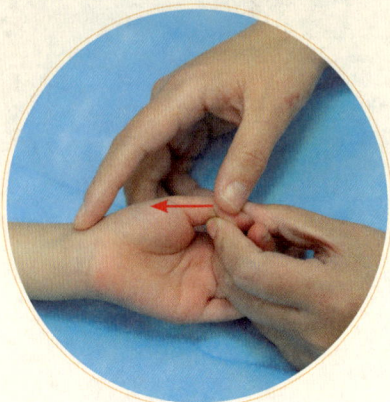

图 5-5-22 补脾经

补脾经：微屈患儿拇指，以拇指桡侧缘自患儿拇指指尖推向指根 100~500 次（图 5-5-22）。

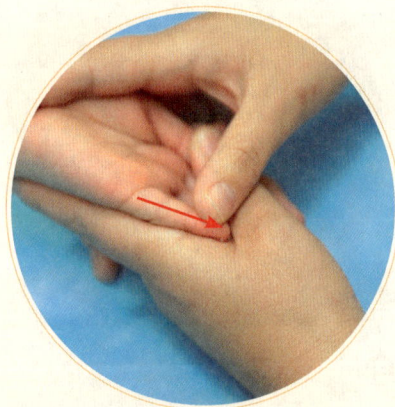

图 5-5-23 补肾经

补肾经：以拇指自患儿小指指根快速推至小指指尖 100~500 次（图 5-5-23）。

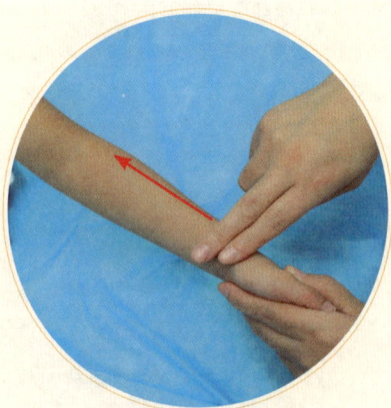

图 5-5-24 推三关

推三关：以示、中二指自桡侧腕横纹起快速推至肘横纹处 100~500 次（图 5-5-24）。

132

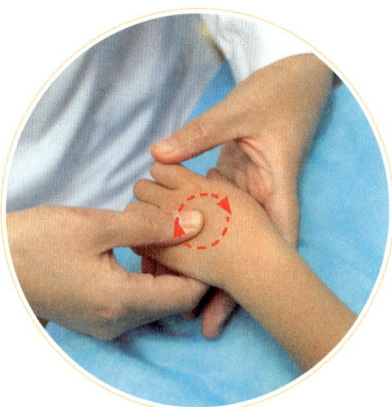

图5-5-25　揉外劳宫

揉外劳宫：以拇指揉外劳宫穴100~500次（图5-5-25）。

揉中脘：以拇指或示、中二指指端，揉中脘穴100~300次（图5-5-26）。

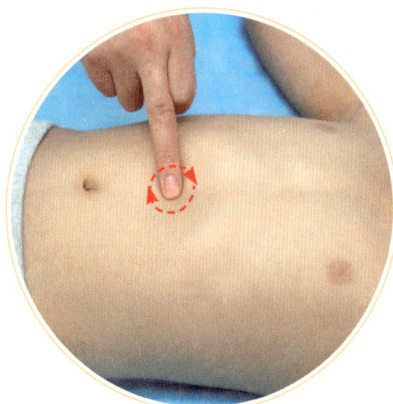

图5-5-26　揉中脘

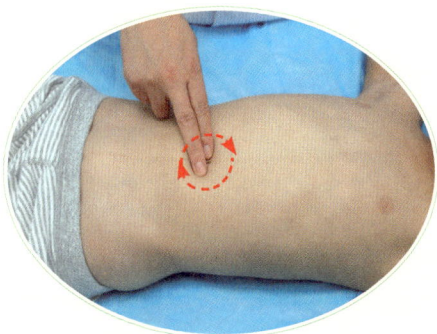

图5-5-27　揉脐

揉脐：以示、中、无名三指螺纹面着力，揉患儿脐，50~100次（图5-5-27）。

133

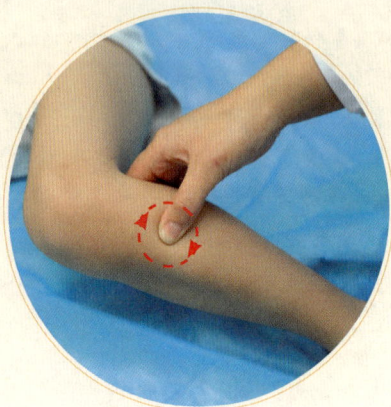

按揉足三里：以双拇指揉患儿双侧足三里穴30次（图5-5-28）。

图5-5-28　揉足三里

（李正飞　刘书芹）

参考文献

[1]张素芳.中国小儿推拿学［M］.北京：中国中医药出版社,1990.

[2]吕明.推拿学［M］.北京：中国医药科技出版社,2012.

[3]王国才.推拿手法学［M］.北京：中国中医药出版社,2002.

[4]严隽陶.推拿学［M］.北京：中国中医药出版社,2009.

[5]周信文.实用中医推拿学［M］.上海：上海科学技术出版社,2002.

第六节　腹泻

概述

　　腹泻是指以大便次数增多，粪便稀薄或水样便为主症，是小儿常见的消化道疾患之一，尤以3岁以下婴幼儿为多见，年龄越小发病率越高。本病易耗伤气津，严重腹泻可致伤阴或伤阳，或阴阳俱伤；若迁延日久，又可导致小儿营养不良，影响生长和发育。

病因病机

（一）内伤饮食

小儿饮食不能自制，若调护失宜、乳哺不当或过食肥甘、生冷，易损伤脾胃，脾伤则运化无权，胃伤则不能腐熟水谷，宿食内停，清浊并走大肠，而致腹泻。故《素问·痹论》说："饮食自倍，肠胃乃伤。"

（二）感受外邪

小儿脏腑娇嫩，卫外不固，易为外邪所感而发病，外感风、寒、暑、湿、热邪均可致泻，以湿邪侵袭更为常见，古有"无湿不成泻"之说，故寒、热、暑往往与湿邪相合而致病，如暑湿或湿热损伤脾胃，邪热下迫而成腹泻；如寒湿困脾，脾失健运，水湿不运，下趋大肠而成腹泻。

（三）脾胃虚弱

小儿先天禀赋不足，后天调护不当，或久病迁延不愈，导致脾胃损伤，脾虚则健运失司，胃弱则不能腐熟水谷，水反为湿，谷反为滞，清阳不升，反而下陷，合污而下致腹泻。

辨证分型

```
                              腹泻
            ┌───────────┬───────────┼───────────┬───────────┐
```

主症

| 腹胀腹泻，泻前哭闹，泻后则安，大便量多，味酸臭 | 大便清稀多沫，色淡不臭，肠鸣腹痛，面色淡白，小便清长 | 腹痛即泻，急迫暴注，大便黄臭，发热口渴，小便短赤 | 腹泻日久，便夹食渣，食后即泻，面黄消瘦，神疲倦怠 |

舌脉

| 舌苔厚腻，脉滑 | 苔白腻，脉濡 | 舌红、苔黄腻，脉滑数 | 舌苔淡薄，脉濡 |

指纹

| 指纹紫红 | 指纹色红 | 指纹色紫 | 指纹色淡 |

| 伤食泻 | 寒湿泻 | 湿热泻 | 脾虚泻 |

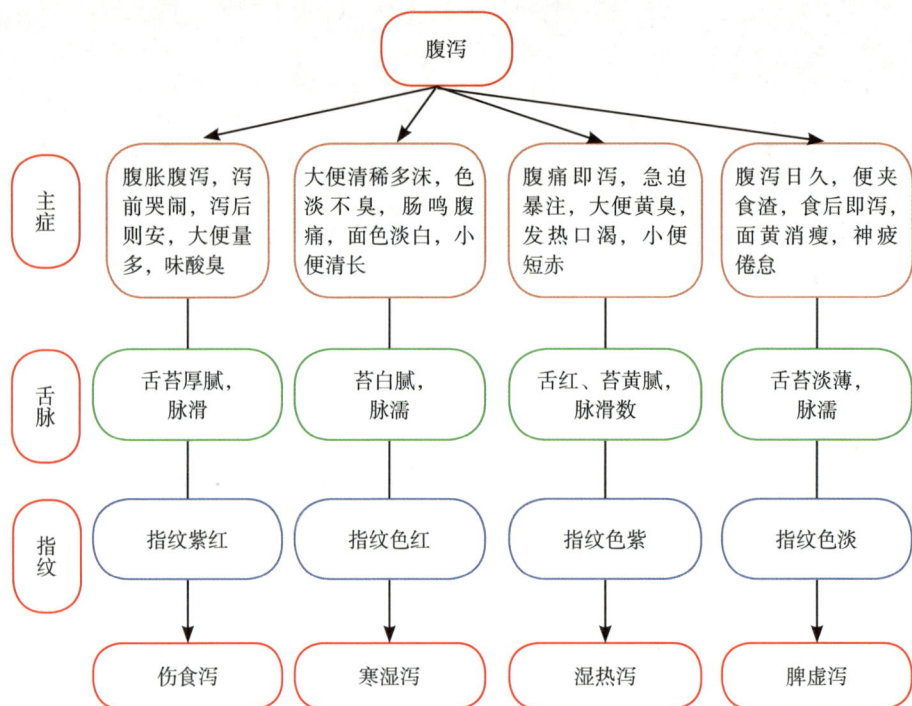

图 5-6-1　小儿腹泻辨证分型

治疗

伤食泻

⊙ **处方**

（1）**手法**：推法、运法、揉法、摩法。

（2）**部位**：脾经、大肠、板门、内八卦、腹、天枢、龟尾、足三里。

◈ 操作

（1）患儿仰卧位或坐位，医者坐在左侧或对面。

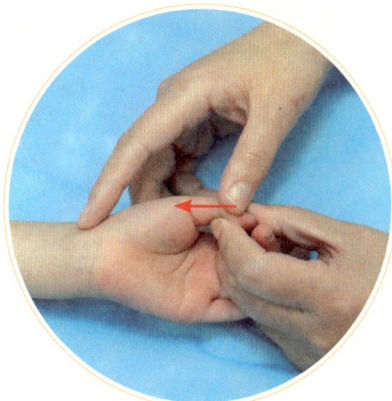

图5-6-2　补脾经

补脾经：微屈患儿拇指，以拇指自患儿拇指指尖快速推向指根100~500次（图5-6-2）。

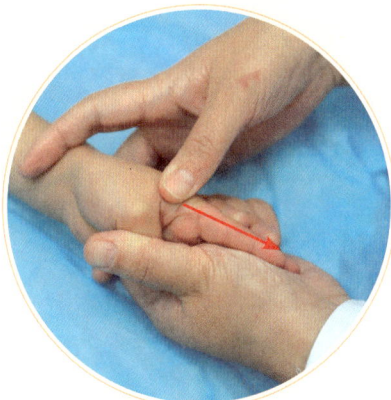

图5-6-3　清大肠

清大肠：以拇指自虎口快速直推至示指指尖100~500次（图5-6-3）。

运板门：以拇指在大鱼际上揉运30~50次（图5-6-4）。

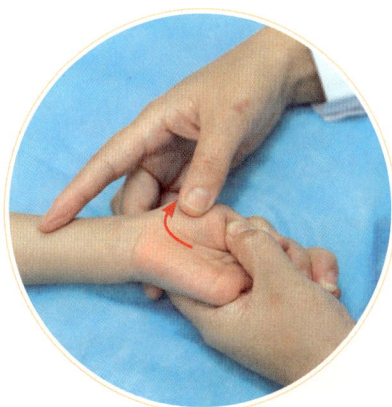

图5-6-4　运板门

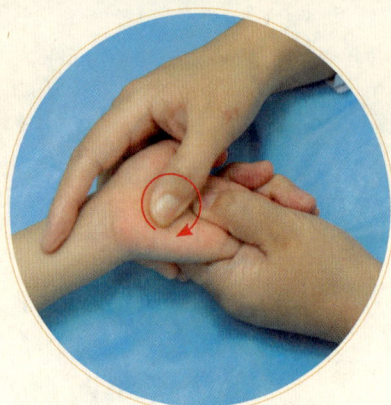

图5-6-5 顺运内八卦

顺运内八卦：医者左手握住患儿右手，其中左拇指置于内八卦的离位之上，以右手拇指快速自乾运至兑100~500次（图5-6-5）。

摩腹：以掌顺时针摩腹100~300次（图5-6-6）。

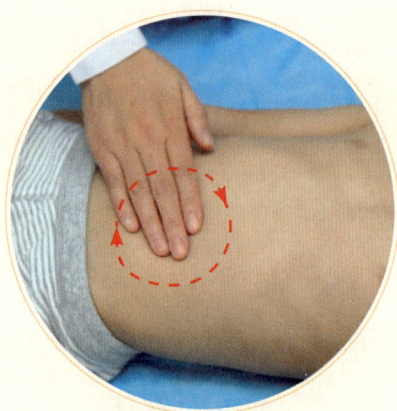

图5-6-6 摩腹

揉足三里：以拇指揉足三里30~50次（图5-6-7）。

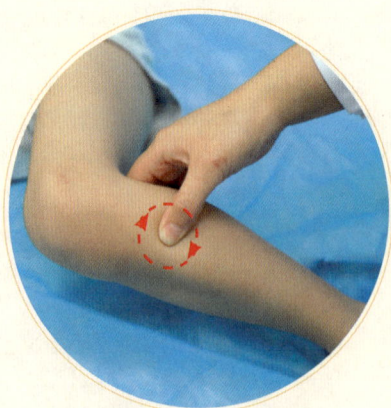

图5-6-7 揉足三里

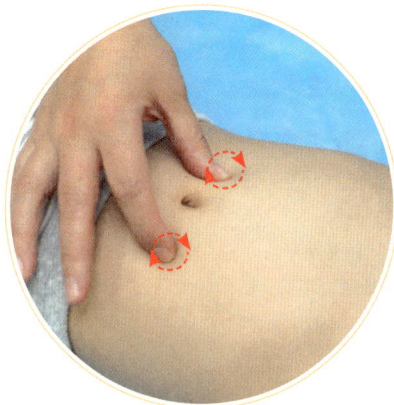

揉天枢：以拇指揉天枢穴30次（图5-6-8）。

图5-6-8 揉天枢

（2）患儿俯卧位，医者站在左侧。

揉龟尾：以拇指或中指揉龟尾100~300次（图5-6-9）。

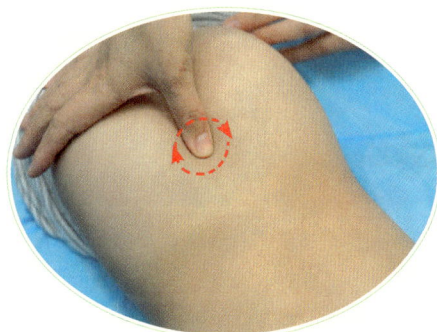

图5-6-9 揉龟尾

寒湿泻

⚪ 处方

（1）手法：推法、运法、揉法、摩法、拿法。

（2）部位：脾经、大肠、三关、一窝风、腹、肚角、七节骨、龟尾。

⚪ 操作

（1）患儿坐位，医者坐在对面。

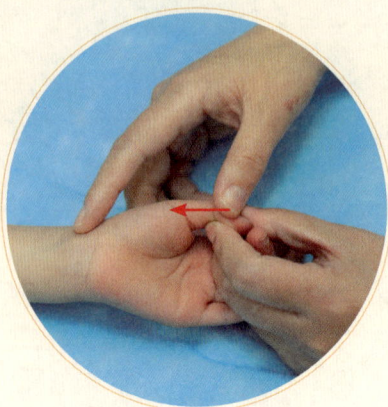

图5-6-10 补脾经

补脾经：微屈患儿拇指，以拇指自患儿拇指指尖快速推向指根100~500次（图5-6-10）。

补大肠：以拇指自示指指尖快速直推至虎口100~500次（图5-6-11）。

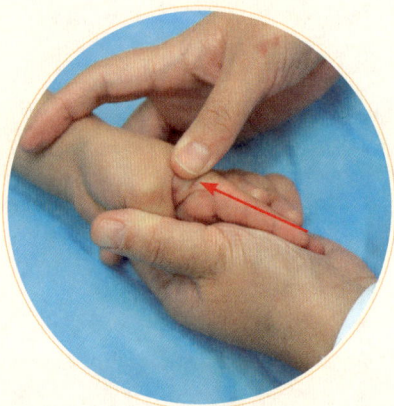

图5-6-11 补大肠

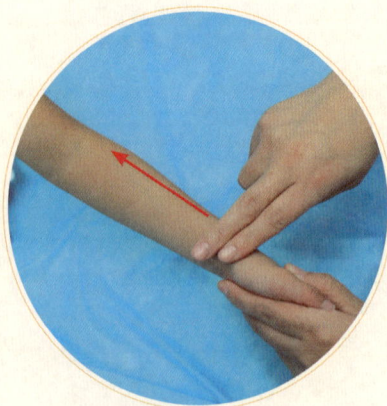

图5-6-12 推三关

推三关：以示、中二指自桡侧腕横纹起快速推至肘横纹处100~500次（图5-6-12）。

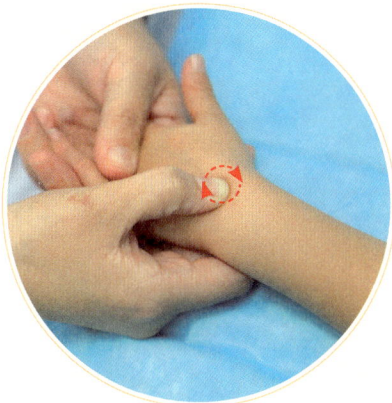

图 5-6-13　揉一窝风

揉一窝风：以拇指揉腕背横纹中央凹陷处 100~300 次（图 5-6-13）。

（2）患儿仰卧位，医者位于一侧。

摩腹：以掌逆时针摩腹 100~300 次（图 5-6-14）。

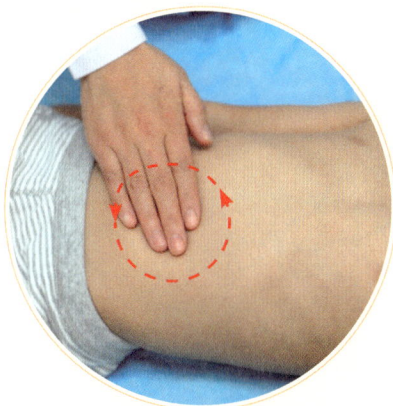

图 5-6-14　逆时针摩腹

拿肚角：以双手拇指与示、中二指相对用力拿住脐两侧肚角揉拿 3~5 次（图 5-6-15）。

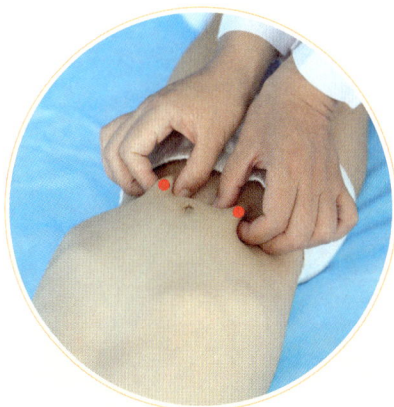

图 5-6-15　拿肚角

（3）患儿俯卧位，医者位于一侧。

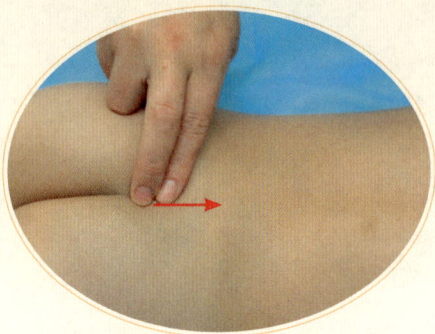

推上七节骨：以拇指或示、中二指自下而上推七节骨100~200次（图5-6-16）。

图5-6-16　推上七节骨

揉龟尾：以拇指或中指揉龟尾100~300次（图5-6-17）。

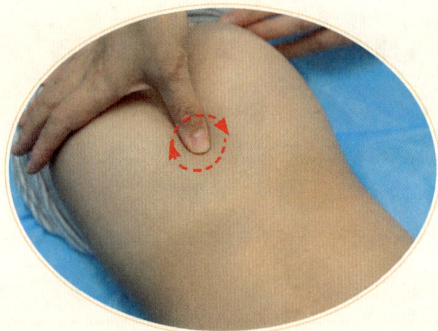

图5-6-17　揉龟尾

湿热泻

处方

（1）手法：推法、揉法。

（2）部位：脾经、胃经、大肠、小肠、六腑、七节骨。

⚘ 操作

（1）患儿仰卧位或坐位，医者坐在左侧或对面。

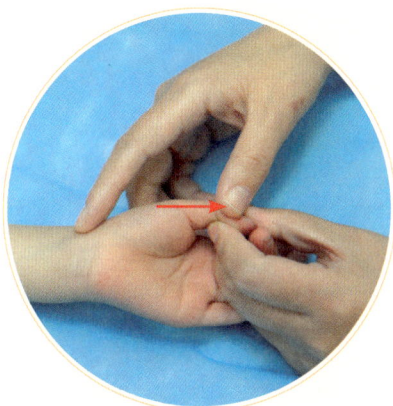

图5-6-18　清脾经

清脾经：伸直患儿拇指，以拇指自患儿拇指指根快速推向指尖100~500次（图5-6-18）。

清胃经：以拇指自掌根快速推向拇指根100~500次（图5-6-19）。

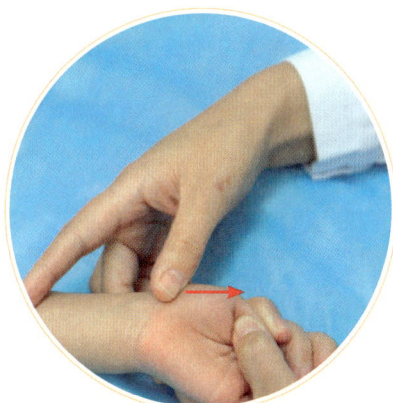

图5-6-19　清胃经

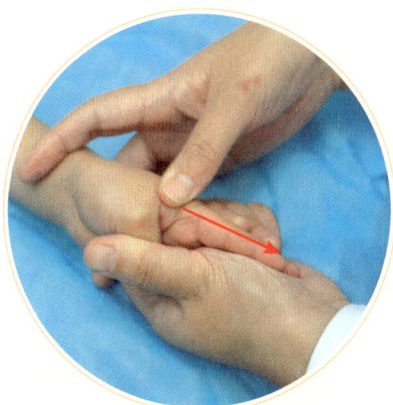

图5-6-20　清大肠

清大肠：以拇指自虎口快速直推至示指指尖100~500次（图5-6-20）。

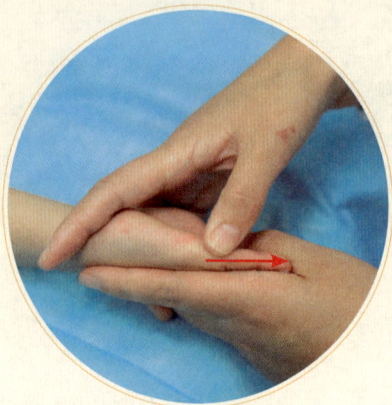

清小肠：以拇指自小指指根快速推向指尖 100~500 次（图 5-6-21）。

图 5-6-21　清小肠

退六腑：以示、中二指沿前臂尺侧，从肘关节推至掌根 100~500 次（图 5-6-22）。

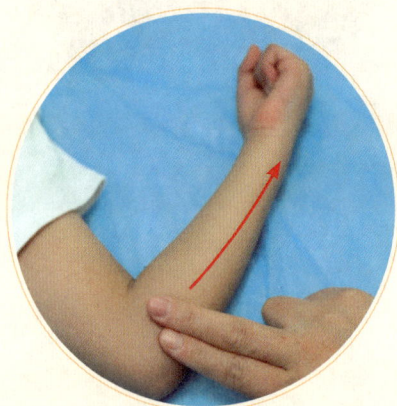

（2）患儿俯卧位，医者坐于一侧。

图 5-6-22　退六腑

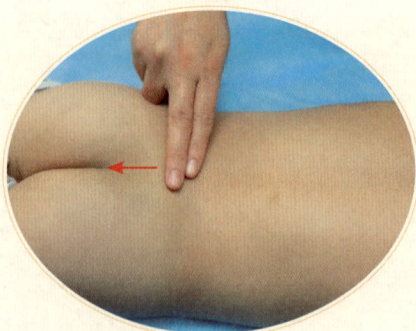

推下七节骨：以拇指桡侧或示、中二指指腹自上而下直推 100~200 次（图 5-6-23）。

图 5-6-23　推下七节骨

脾虚泻

处方

（1）**手法**：推法、揉法、摩法、捏法。

（2）**部位**：脾经、大肠、三关、腹、七节骨、龟尾、脊柱、足三里。

操作

（1）患儿仰卧位或坐位，医者坐在左侧或对面。

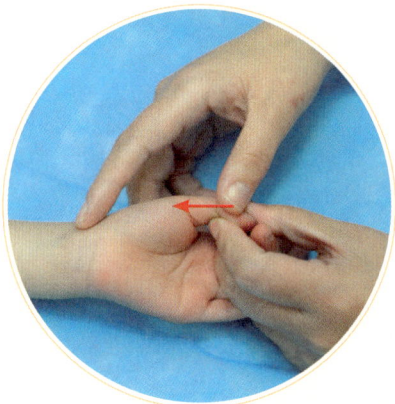

补脾经：微屈患儿拇指，以拇指自患儿拇指指尖快速推向指根100~500次（图5-6-24）。

图5-6-24 补脾经

补大肠：以拇指自示指指尖快速直推至虎口100~500次（图5-6-25）。

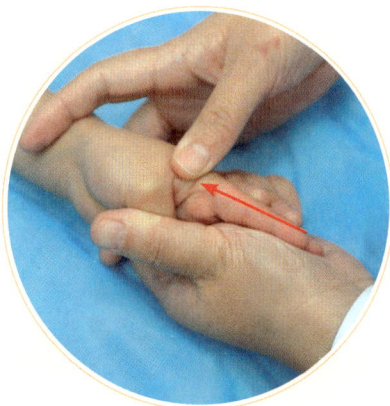

图5-6-25 补大肠

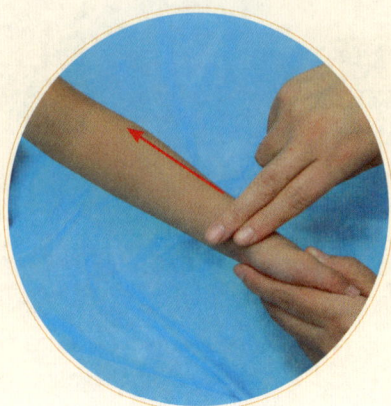

图5-6-26 推三关

推三关：以示、中二指自桡侧腕横纹起快速推至肘横纹处100~500次（图5-6-26）。

摩腹：以掌逆时针摩腹100~300次（图5-6-27）。

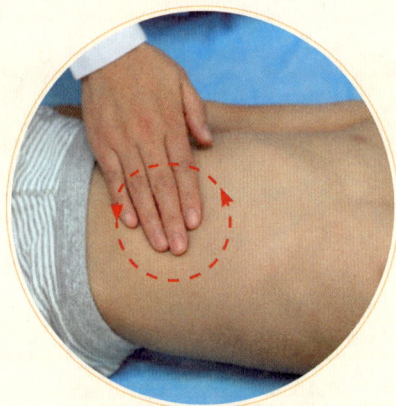

图5-6-27 逆时针摩腹

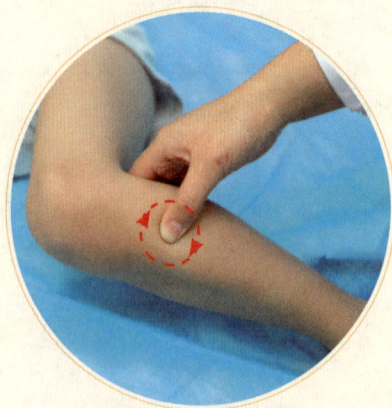

图5-6-28 揉足三里

揉足三里：以拇指揉足三里30~50次（图5-6-28）。

（2）患儿俯卧位，医者位于一侧。

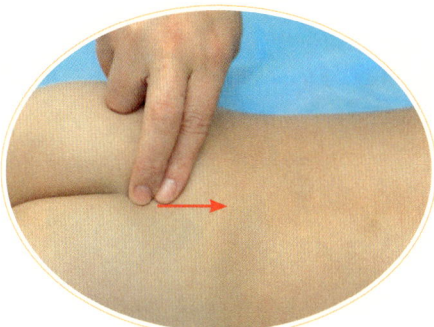

图5-6-29　推上七节骨

推上七节骨：以拇指或示、中二指自下而上推七节骨100~200次（图5-6-29）。

揉龟尾：以拇指或中指揉龟尾100~300次（图5-6-30）。

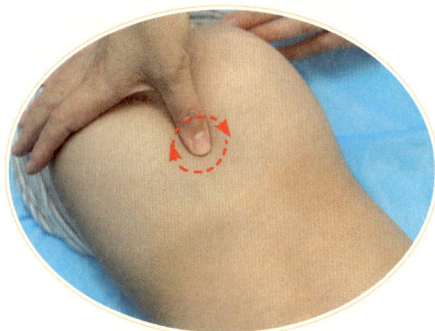

图5-6-30　揉龟尾

捏脊：以拇指、示指和中指自下而上捏长强至大椎成一直线，每捏三下将背脊皮肤提一下，捏前先在背部轻轻按摩几遍，使肌肉放松。捏3~5遍（图5-6-31）。

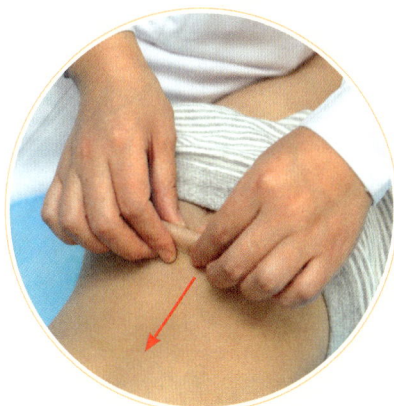

图5-6-31　捏脊

（温元强）

第七节　便秘

概述

　　大便秘结不通，或排便时间过长，努挣难下，或虽有便意而排出困难者称为便秘。便秘是儿科临床常见的症状，可单独出现，亦可继发于其他疾病过程中。根据病因及症状，便秘可分为实秘和虚秘两类。治疗便秘的原则当本着六腑传化物而不藏，以通为用之旨，应以通便开秘为主。

病因病机

（一）实秘

　　饮食不节，喂养不当，或过食辛辣厚味香燥之品，致肠胃积热；或热病后耗伤津液，致肠道干涩，传导失常，致大便秘结。

（二）虚秘

　　小儿素体虚弱或后天失调，或久病后体虚，气血亏损。气虚则大肠传导无力而大便艰涩难下；血虚则真阴亏，火旺劫伤津液，大肠失于濡润，致大便排出困难。

辨证分型

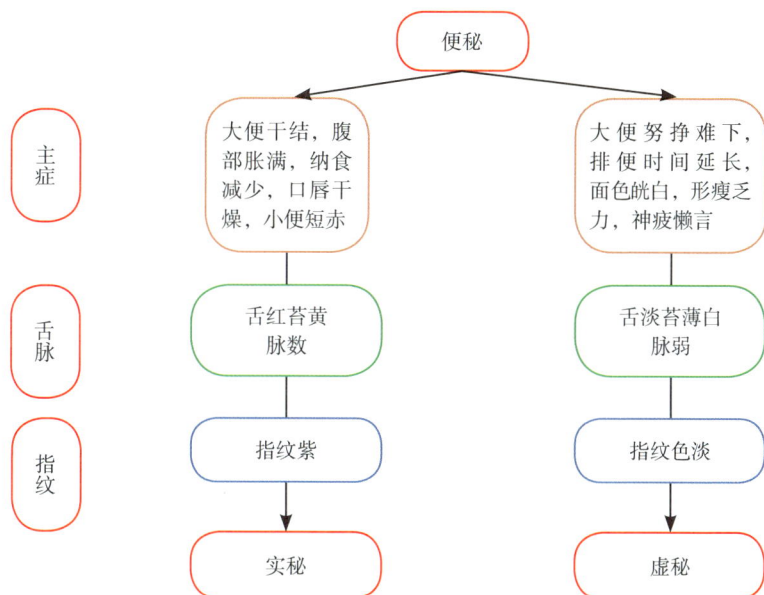

图 5-7-1　小儿便秘辨证分型

治疗

实秘

⊕ 处方

（1）手法：推法、揉法、拿法、摩法。

（2）部位：大肠经、六腑、七节骨、龟尾、腹。

⊕ 操作

（1）患儿仰卧位，医者坐在左侧。

149

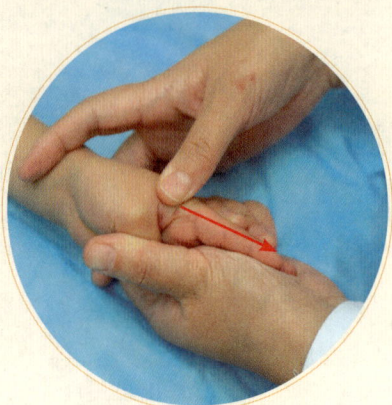

图 5-7-2　清大肠

清大肠：以拇指自虎口快速直推至示指指尖 100~500 次（图 5-7-2）。

退六腑：示、中二指沿前臂尺侧，从肘关节推至掌根 100~500 次（图 5-7-3）。

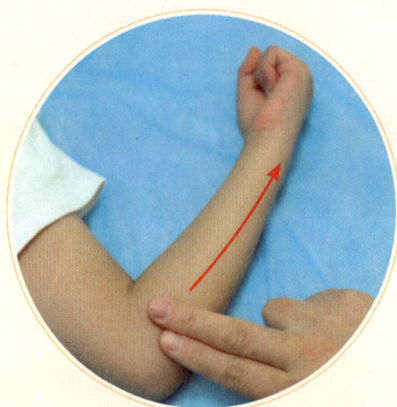

图 5-7-3　退六腑

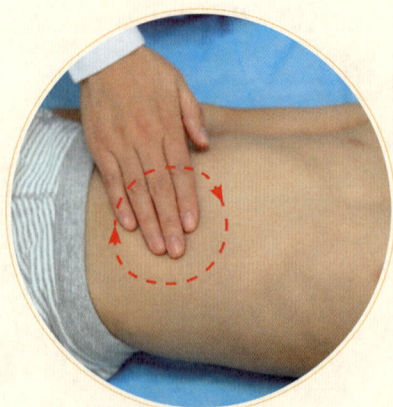

图 5-7-4　摩腹

摩腹：以掌顺时针摩腹 100~300 次（图 5-7-4）。

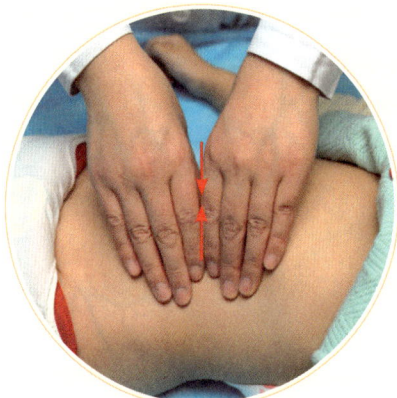

图 5-7-5　拿腹

拿腹：以双手或单手拿腹 30~50
次（图 5-7-5）。

（2）患儿俯卧位，医者位于一侧。

推下七节骨：以拇指桡侧或示、
中二指指腹自上而下直推 100~200 次
（图 5-7-6）。

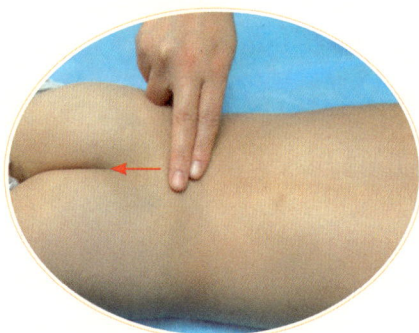

图 5-7-6　推下七节骨

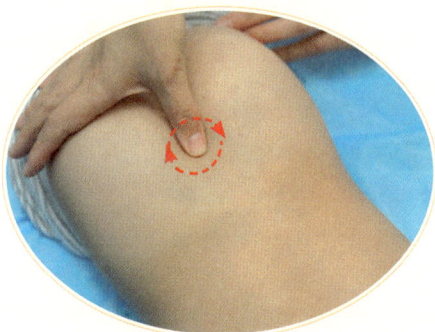

图 5-7-7　揉龟尾

揉龟尾：以拇指或中指揉龟尾
100~300 次（图 5-7-7）。

虚秘

处方

（1）**手法**：推法、揉法、摩法。

（2）**部位**：脾经、肺经、三关、大肠经、七节骨、腹、足三里。

操作

（1）患儿仰卧位，医者坐在左侧。

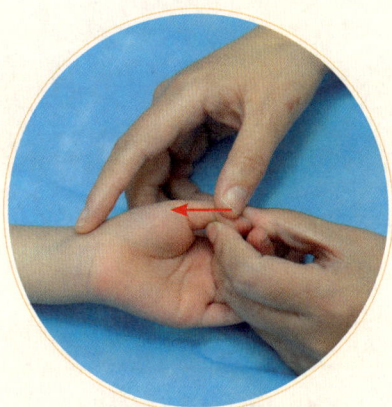

补脾经：微屈患儿拇指，以拇指自患儿拇指指尖快速推向指根 100~500 次（图 5-7-8）。

图 5-7-8 补脾经

补肺经：以拇指自无名指指尖快速推至掌面末节 100~500 次（图 5-7-9）。

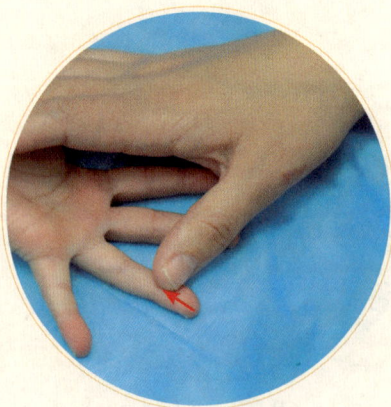

图 5-7-9 补肺经

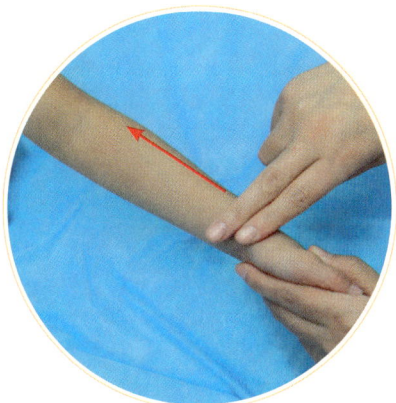

图 5-7-10　推三关

推三关：以示、中二指自桡侧腕横纹起快速推至肘横纹处 100~500 次（图 5-7-10）。

清大肠：以拇指自虎口快速直推至示指指尖 100~500 次（图 5-7-11）。

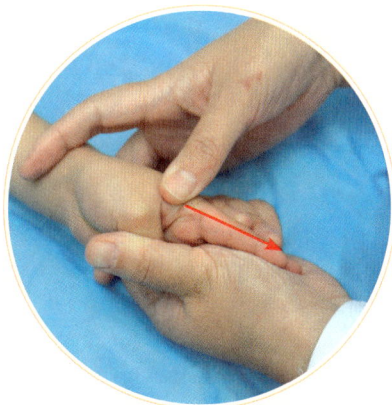

图 5-7-11　清大肠经

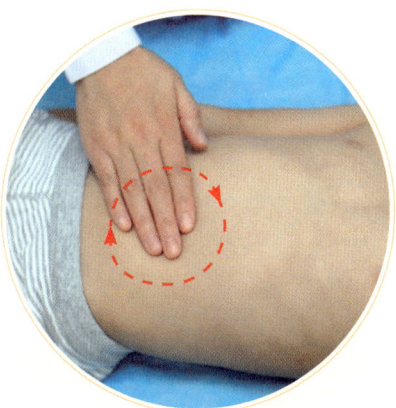

图 5-7-12　摩腹

摩腹：以掌顺时针摩腹 100~300 次（图 5-7-12）。

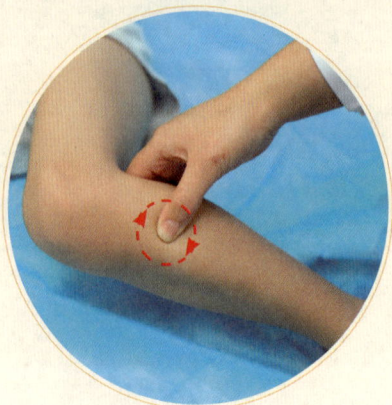

揉足三里：以拇指揉足三里30~50
次（图5-7-13）。

图 5-7-13　揉足三里

（2）患儿俯卧位，医者位于一侧。

推下七节骨：以拇指桡侧或示、
中二指指腹自上而下直推100~200次
（图5-7-14）。

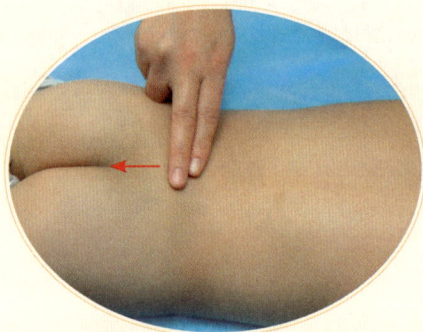

图 5-7-14　推下七节骨

（温元强）

第八节　痢疾

概述

　　痢疾是一种常见于婴幼儿及儿童的肠道传染病，好发于夏秋季节，以下
痢赤白脓血、腹痛、里急后重为特征。如果治疗不及时，可能演变成为慢性
痢疾，严重影响小儿的身体健康发育。

病因病机

（一）感受外邪

小儿脾胃娇弱，卫外不固，如防护失宜，则易为暑湿、疫毒、寒湿等外感时邪疫毒侵袭。

（二）内伤饮食

饮食不节，损伤脾胃，运化失司，肠腑食积，郁久化热，蒸腐气血致病；或饮食不洁，湿热交蒸，阻滞肠腑，损伤肠络，化为脓血，此两者皆从热化；若恣食生冷，脾阳被遏，寒湿内阻，肠胃气血凝滞，则为寒湿下痢。

辨证分型

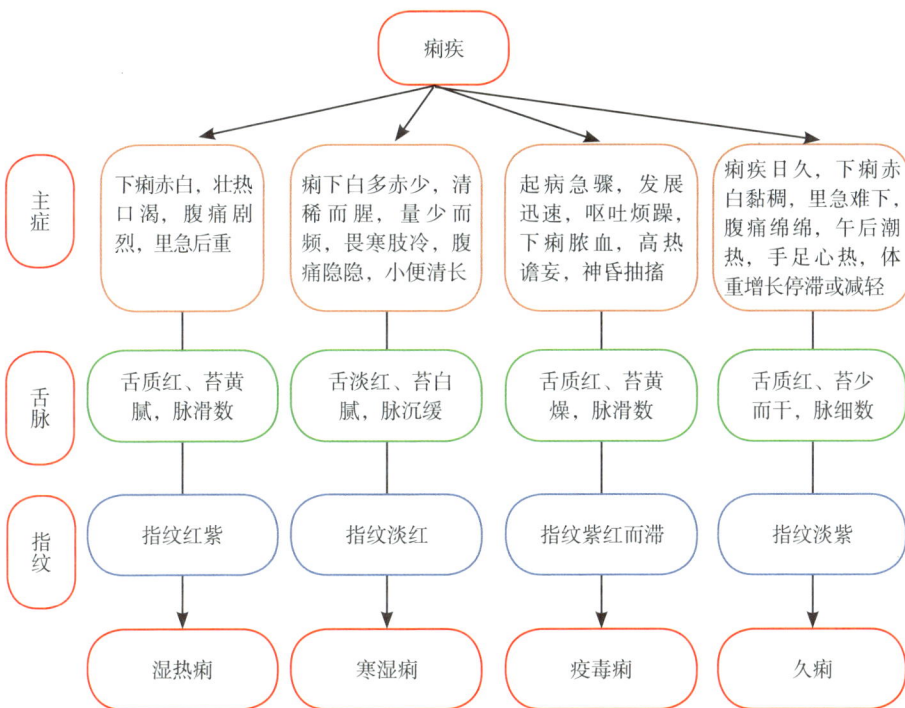

图 5-8-1　小儿痢疾辨证分型

湿热痢

处方

（1）**手法**：推法、运法、摩法。

（2）**部位**：胃经、大肠、小肠、六腑、内八卦、腹、七节骨。

操作

（1）患儿仰卧位，医者坐在患儿左侧。

清胃经：以拇指或示指自掌根推向拇指根 300~500 次（图 5-8-2）。

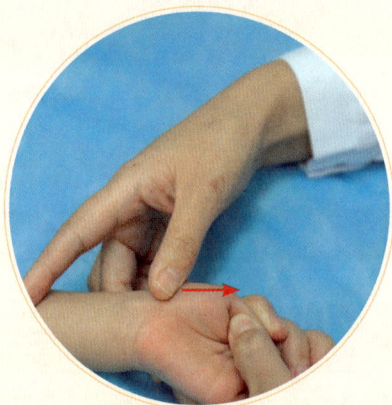

图 5-8-2　清胃经

清大肠：以拇指自虎口沿示指桡侧直推至指尖 300~500 次（图 5-8-3）。

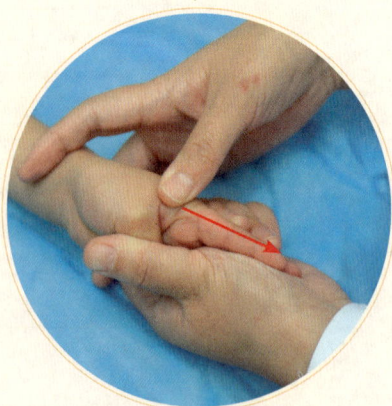

图 5-8-3　清大肠

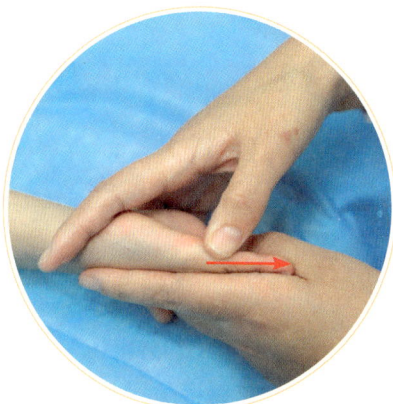

图 5-8-4　清小肠

清小肠：以拇指自指根沿小指尺侧直推至指尖 300~500 次（图 5-8-4）。

退六腑：以左手握其腕部，用另一手拇指腹或以示、中二指指面，自肘横纹推至腕横纹 100~300 次（图 5-8-5）。

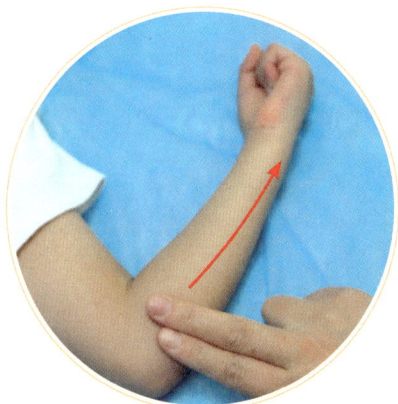

图 5-8-5　退六腑

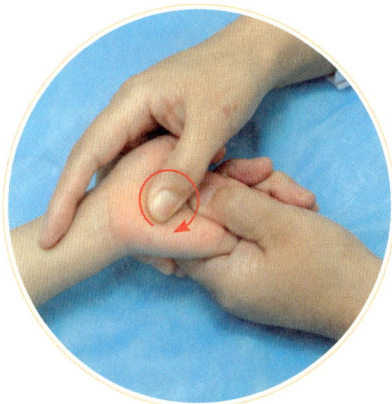

图 5-8-6　顺运内八卦

顺运内八卦：医者左手握住患儿右手，其中左拇指置于内八针的离位之上，以右手拇指快速自乾运至兑 100~500 次（图 5-8-6）。

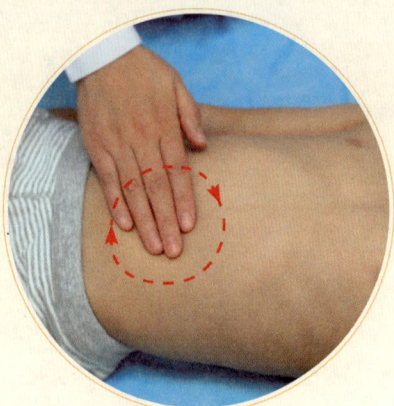

顺时针摩腹：以掌面或四指按顺时针方向摩腹100~300次（图5-8-7）。

图5-8-7　摩腹

（2）患儿仰卧位，医者站在患儿左侧。

推下七节骨：以拇指桡侧面或示、中指腹自上而下推七节骨100~300次（图5-8-8）。

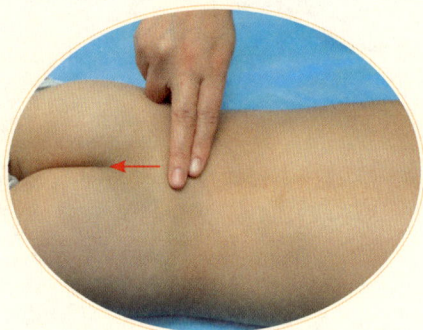

图5-8-8　推下七节骨

寒湿痢

处方

（1）**手法**：推法、揉法、摩法。

（2）**部位**：脾经、胃经、大肠、外劳宫、三关、腹、七节骨、足三里。

操作

（1）患儿仰卧位，医者坐在患儿左侧。

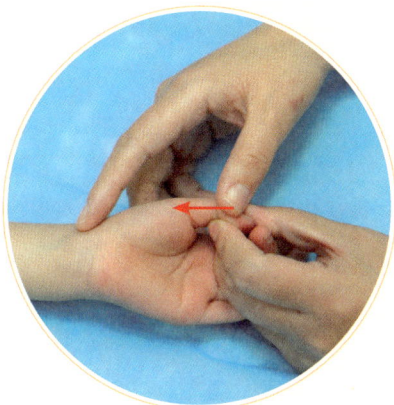

图5-8-9　补脾经

补脾经：以左手握患儿之左手，同时以拇、示二指捏住患儿拇指，使之微屈，再用右手拇指自患儿拇指尖沿拇指桡侧推向拇指根300~500次（图5-8-9）。

清胃经：以拇指或示指自掌根推向拇指根300~500次（图5-8-10）。

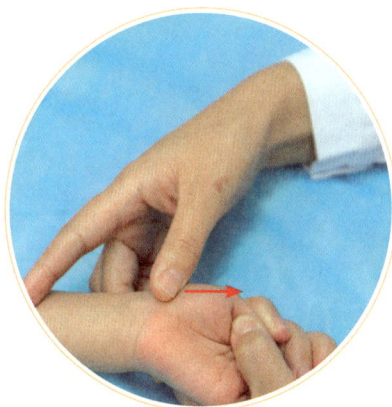

图5-8-10　清胃经

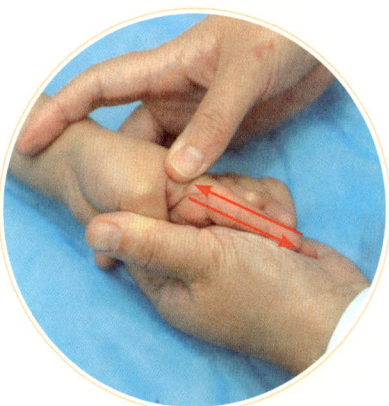

图5-8-11　清补大肠

清补大肠：以右手拇指桡侧面，自指尖沿示指桡侧至虎口来回推300~500次（图5-8-11）。

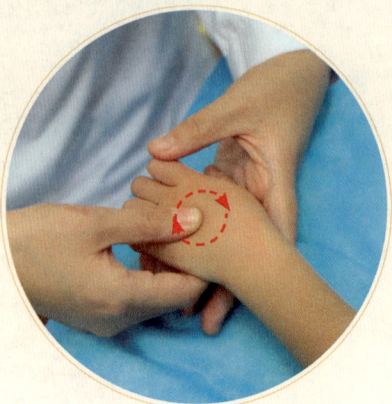

图 5-8-12 揉外劳宫

揉外劳宫：以拇指或中指端揉外劳宫 100~300 次（图 5-8-12）。

推三关：以拇指桡侧或示、中指并拢，自前臂桡侧腕关节，推至肘关节 100~300 次（图 5-8-13）。

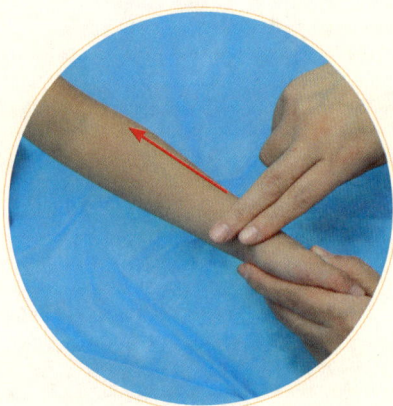

图 5-8-13　推三关

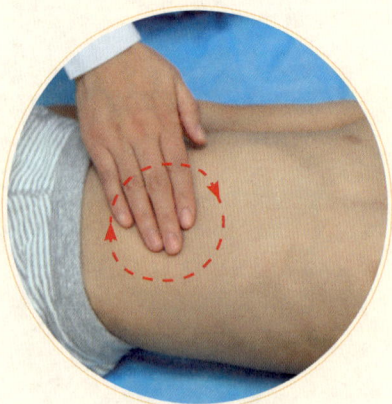

图 5-8-14　摩腹

顺时针摩腹：以掌面或四指按顺时针方向摩腹 100~300 次（图 5-8-14）。

按揉足三里：以拇指端按揉足三里 30~60 次（图 5-8-15）。

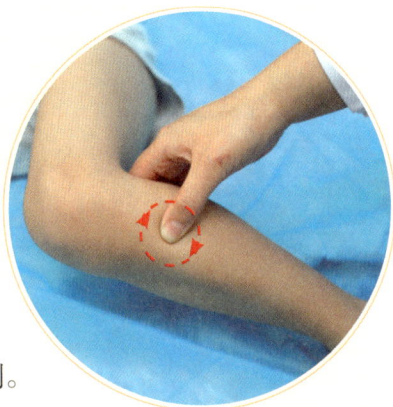

图 5-8-15　按揉足三里

（2）患儿俯卧位，医者坐在患儿左侧。

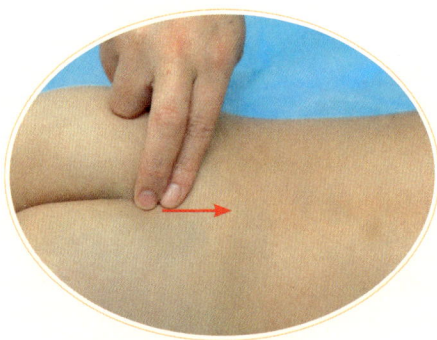

推上七节骨：以拇指桡侧面或示、中指腹自下而上推七节骨 100~300 次（图 5-8-16）。

图 5-8-16　推上七节骨

疫毒痢

处方

（1）手法：推法、掐法、揉法、摩法。

（2）部位：胃经、大肠、老龙、威灵、左端正、六腑、腹、天枢、止痢、七节骨。

操作

（1）患儿坐位，医者坐在患儿对面。

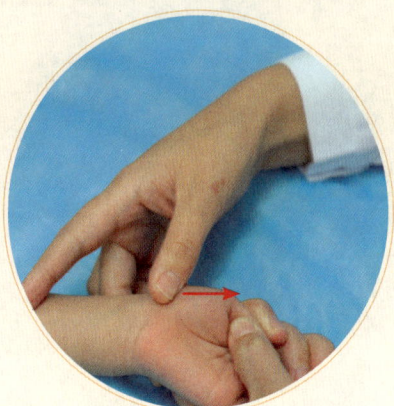

图 5-8-17　清胃经

清胃经： 以拇指或示指自掌根推向拇指根 300~500 次（图 5-8-17）。

清大肠： 以拇指自虎口沿示指桡侧直推至指尖 300~500 次（图 5-8-18）。

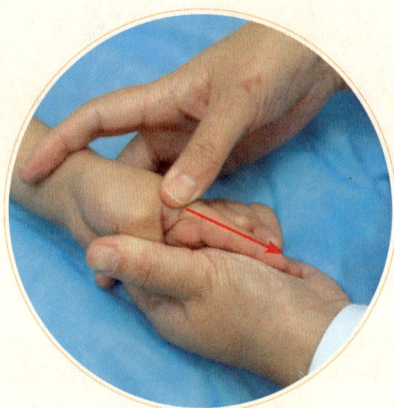

图 5-8-18　清大肠

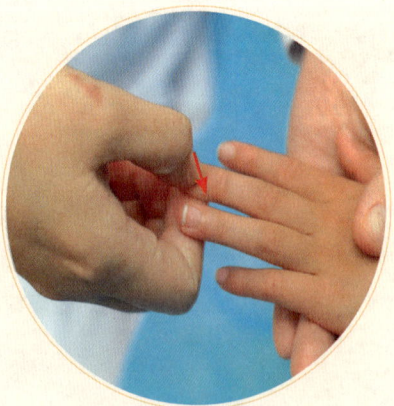

图 5-8-19　掐揉老龙

掐揉老龙： 以拇指甲掐老龙 3~5 次，揉 50~100 次（图 5-8-19）。

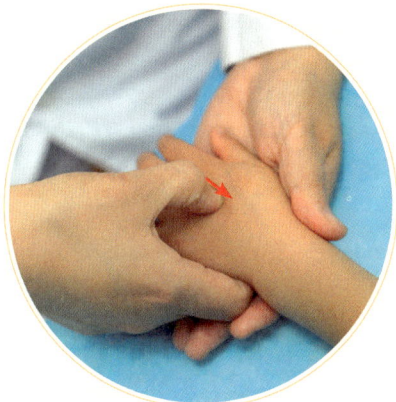

掐揉威灵：以拇指甲掐威灵 3~5 次，揉 50~100 次（图 5-8-20）。

图 5-8-20　掐揉威灵

掐揉左端正：以拇指甲掐揉左端正，掐 3~5 次，揉 50~100 次（图 5-8-21）。

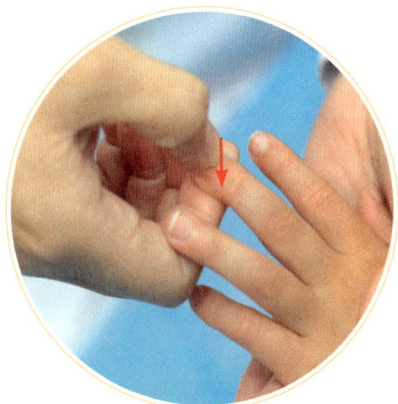

（2）患儿仰卧位，医者位于左侧。

图 5-8-21　掐揉左端正

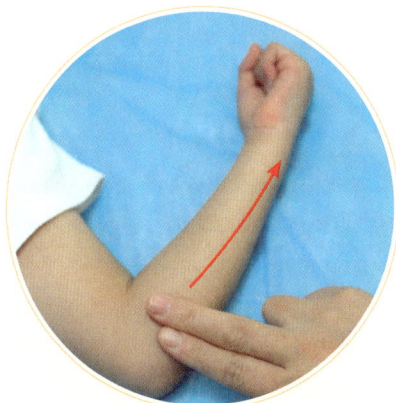

退六腑：以左手握其腕部，用另一手拇指腹或示、中二指指面，自肘横纹推至腕横纹 300~500 次（图 5-8-22）。

图 5-8-22　退六腑

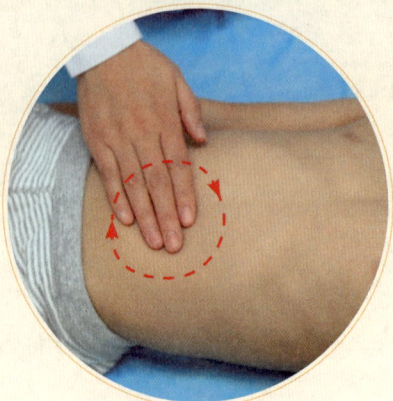

顺时针摩腹：以掌面或四指按顺时针方向摩腹100~300次（图5-8-23）。

图5-8-23　摩腹

揉天枢：以拇、示指揉天枢50~100次（图5-8-24）。

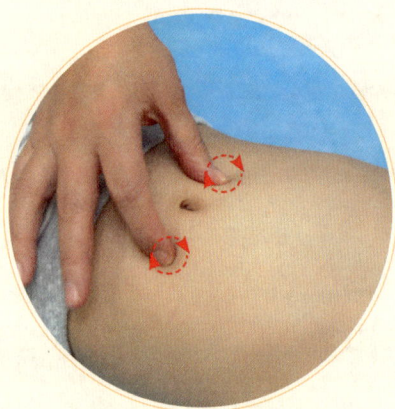

图5-8-24　揉天枢

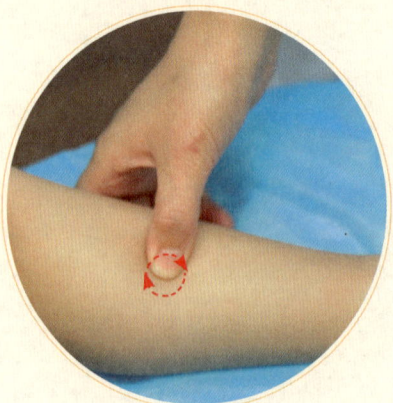

揉止痢穴：以示指或中指揉止痢穴（小腿内侧缘，阴陵泉与三阴交连线中点）50~100次（图5-8-25）。

图5-8-25　揉止痢穴

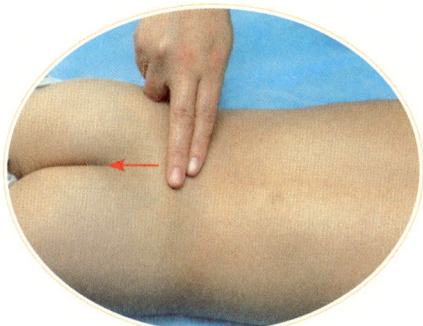

图 5-8-26 推下七节骨

（3）患儿俯卧位，医者站于患儿左侧。

推下七节骨：以拇指桡侧面或示、中指腹自上而下推七节骨100~300次（图5-8-26）。

久痢

处方

（1）**手法**：推法、运法、揉法。

（2）**部位**：手阴阳、小天心、大肠、肺经、肾经、二马、心经、三关、六腑、三阴交、涌泉、止痢。

操作

（1）患儿坐位，医者坐在患儿对面。

分手阴阳（阴重阳轻）：以两拇指自掌后横纹中（总筋）向两旁分推，300~500次（图5-8-27）。

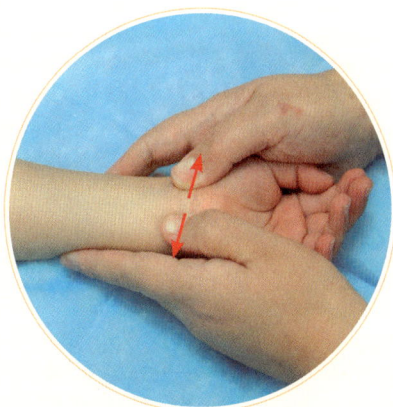

图 5-8-27 分手阴阳

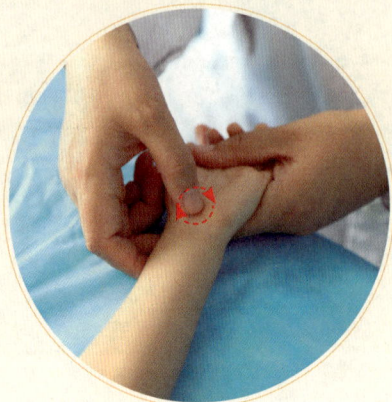

图 5-8-28　揉小天心

揉小天心：以拇指或中指端揉小天心 100~300 次（图 5-8-28）。

清补大肠：以右手拇指桡侧面，自指尖沿示指桡侧至虎口来回推 300~500 次（图 5-8-29）。

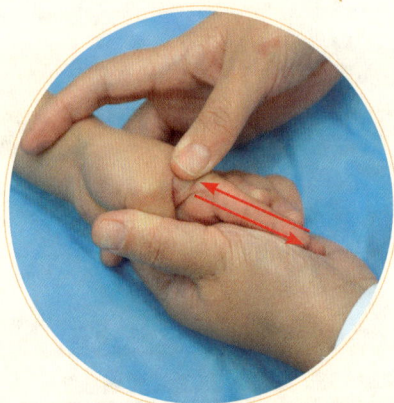

图 5-8-29　清补大肠

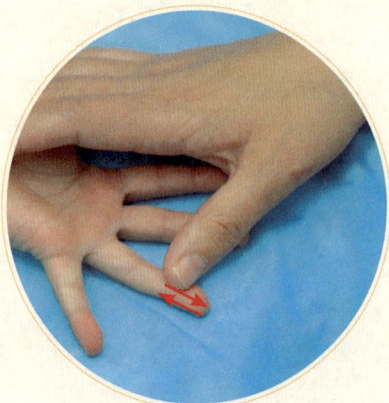

图 5-8-30　清补肺经

清补肺经：以拇指在患儿指尖起至无名指掌面末节指纹之间来回推 100~300 次（图 5-8-30）。

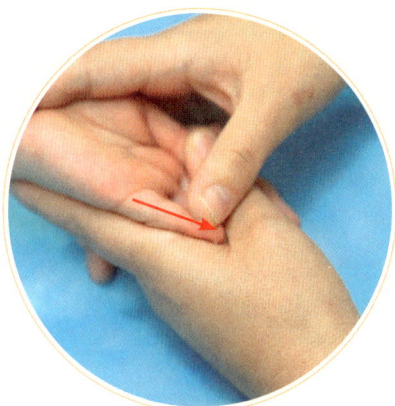

补肾经：以拇指自掌根沿小指掌面稍偏尺侧推至小指尖 300~500 次（图 5-8-31）。

图 5-8-31　补肾经

揉二马：以拇指或中指揉二马 300~500 次（图 5-8-32）。

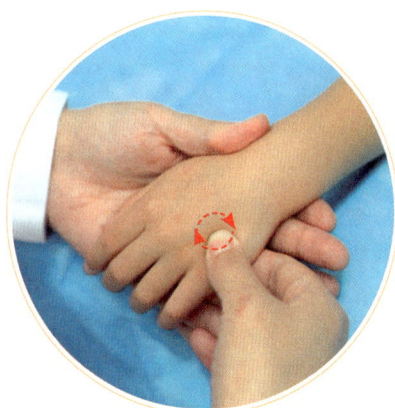

图 5-8-32　揉二马

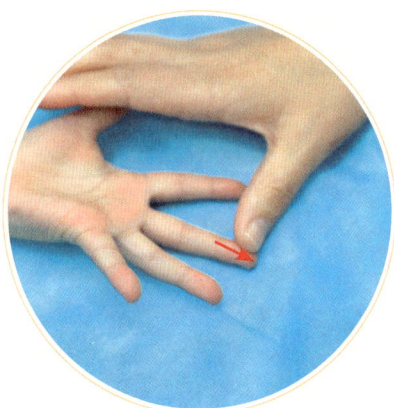

清心经：以拇指自患儿中指掌面末节指纹推向指尖 100~300 次（图 5-8-33）。

图 5-8-33　清心经

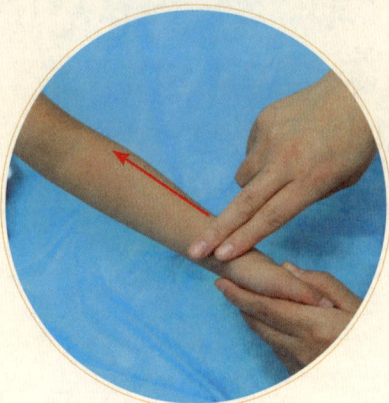

图5-8-34　推三关

推三关：以拇指桡侧或示、中指并拢，自前臂桡侧腕关节，推至肘关节100~300次（图5-8-34）。

（2）患儿仰卧位，医者位于患儿左侧。

退六腑：以左手握其腕部，用另一手拇指腹或以示、中二指指面，自肘横纹推至腕横纹100~300次（图5-8-35）。

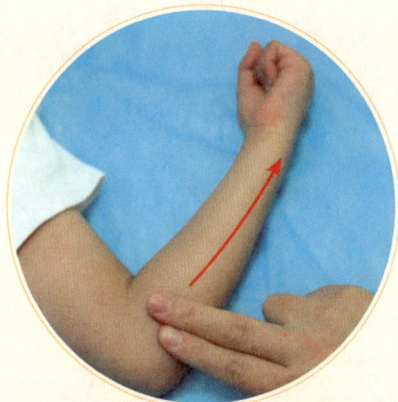

图5-8-35　退六腑

揉涌泉：用拇指端按揉涌泉100~300次（图5-8-36）。

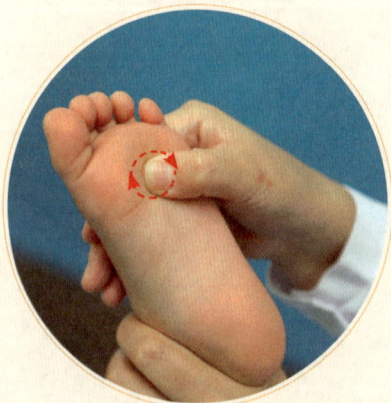

图5-8-36　揉涌泉

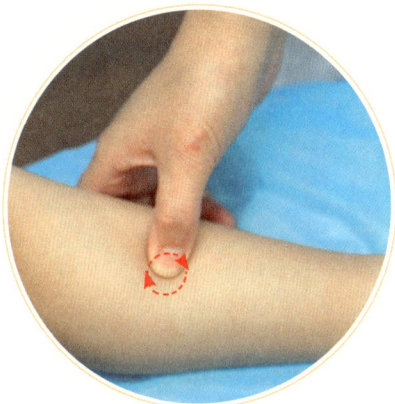

揉止痢穴：以示指或中指揉止痢穴（小腿内侧缘，阴陵泉与三阴交连线中点）50~100 次（图 5-8-37）。

图 5-8-37　揉止痢穴

揉三阴交：用拇指端按揉三阴交 100~300 次（图 5-8-38）。

痢疾病势急者，可单用清大肠，久推验，时间不低于半小时。

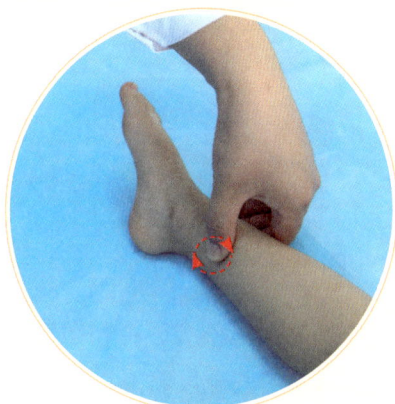

图 5-8-38　揉三阴交

（薛琨）

第九节　惊风

概述

惊风俗称"抽风"，具有肢体痉挛抽搐、两目上视、神昏等临床表现，多发生于 5 岁以下婴幼儿。病势突然且凶险，变化迅速，往往威胁小儿生命，为儿科急重症之一，中医学根据其病性病势分为急惊风和慢惊风两类。

病因病机

（一）感受时邪

小儿肌肤薄弱，腠理不密，易感受外邪，邪气由表入里，迅速化热化火，引动肝风，风火相煽，炼津液为痰，壅闭清窍，发为惊风。

（二）暴受惊恐

小儿形气未充，神气怯弱，突闻异声，突见异物，暴受惊恐，惊恐伤神志，则惊惕不安，引起惊风。

（三）脾肾阳虚

由于大病久病、大吐大泻或惊风久治不愈，损伤脾阳，损及肾阳，肝木来乘，引发惊风。

（四）肝肾阴虚

急惊风迁延不愈，耗伤阴液，肾阴亏虚，不能滋养肝木，而肝血不足，筋失濡养，引起惊风。

辨证分型

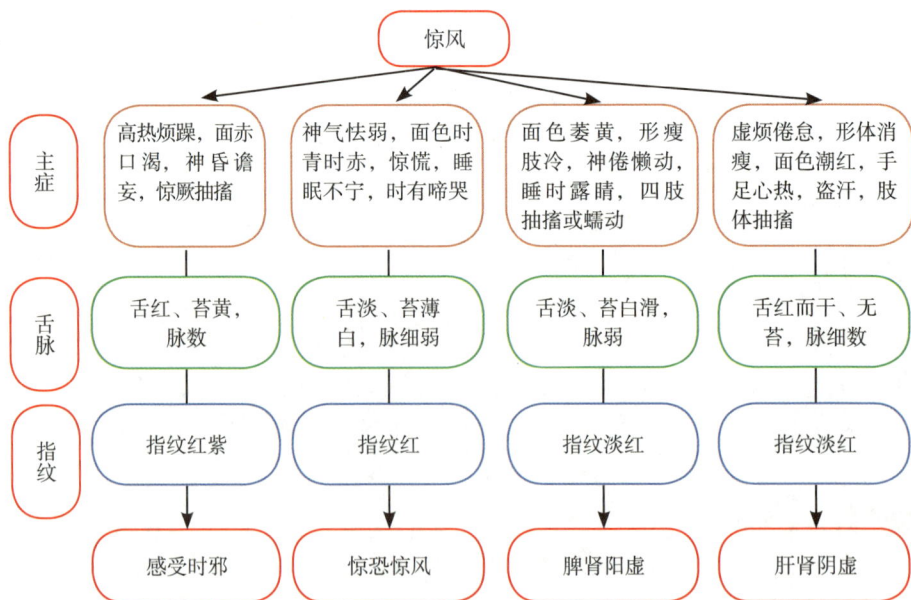

图 5-9-1　小儿惊风辨证分型

治疗

感受时邪

处方

（1）**手法**：掐法、揉法、推法。

（2）**部位**：人中，十宣，老龙，印堂，精宁，威灵，太阳，小天心，心经，肝经，肺经，六腑，天河水，天柱骨，脊柱，风池，肩井，曲池，合谷，委中，昆仑。

操作

（1）患儿仰卧位，医者坐在患儿头端。

掐人中：以拇指指甲掐人中 3~5次（图5-9-2）。

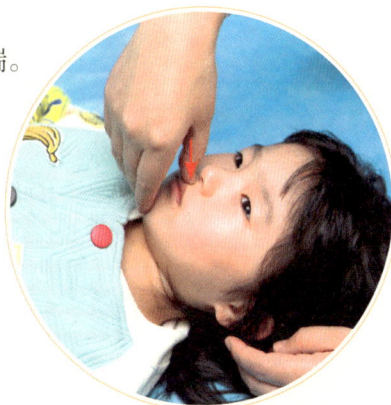
图5-9-2　掐人中

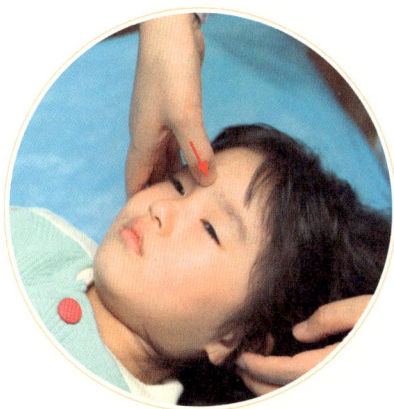
图5-9-3　掐印堂

掐印堂：以拇指指甲掐印堂穴 3~5次（图5-9-3）。

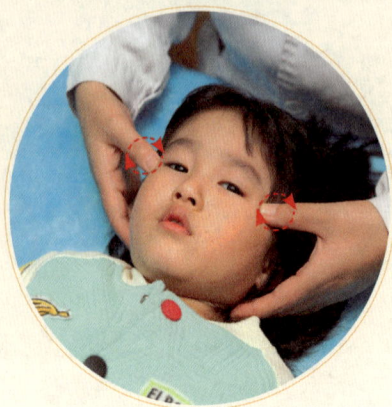

揉太阳：以双手中指或拇指揉太阳穴 30~50 次（图 5-9-4）。

图 5-9-4　揉太阳

（2）患儿坐位，医者坐在患儿对面。

掐十宣：以拇指指甲掐依次两手十指尖 3~5 次（图 5-9-5）。

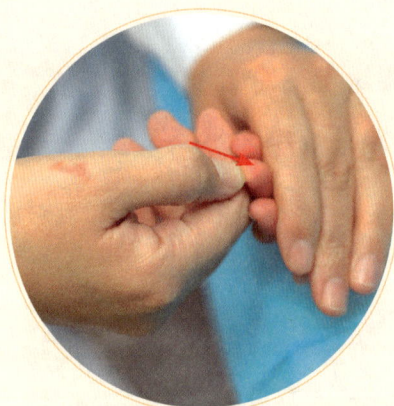

图 5-9-5　掐十宣

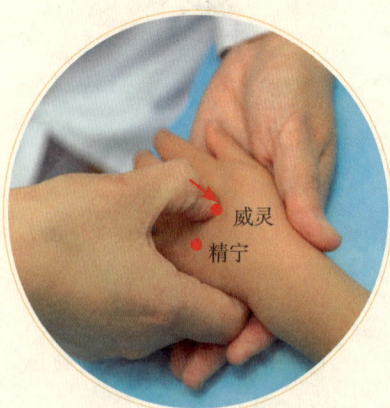

威灵
精宁

掐精宁、威灵：以双手拇指指甲分别掐精宁穴和威灵穴 3~5 次（图 5-9-6）。

图 5-9-6　掐精宁、威灵

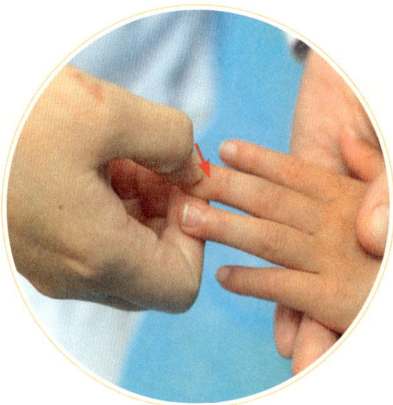

图 5-9-7 掐老龙

掐老龙：以拇指指甲掐老龙穴 3~5 次（图 5-9-7）。

搗小天心：以示指或中指屈曲，以指尖或指间关节搗小天心穴 100~300 次（图 5-9-8）。

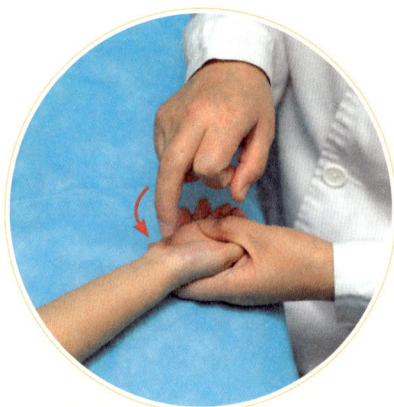

图 5-9-8 搗小天心

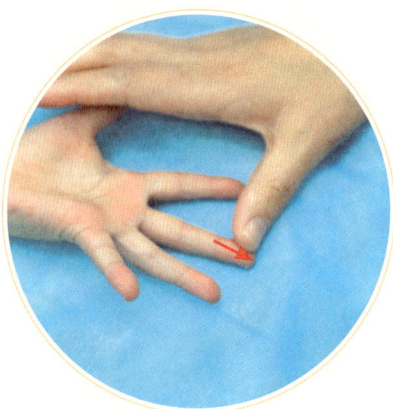

图 5-9-9 清心经

清心经：以拇指自中指掌面末节快速推至指尖 100~300 次（图 5-9-9）。

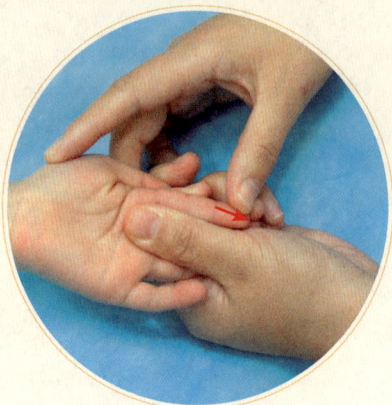

清肝经：以拇指自示指掌面末节快速推至指尖100~300次（图5-9-10）。

图 5-9-10　清肝经

清肺经：以拇指自无名指掌面末节快速推至指尖 100~500 次（图 5-9-11）。

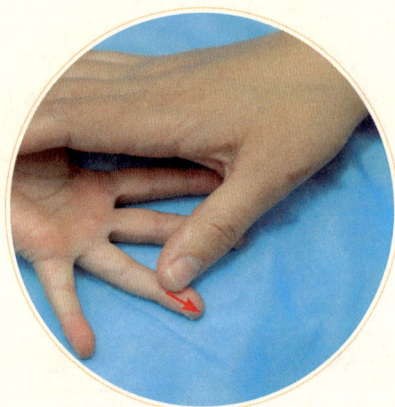

图 5-9-11　清肺经

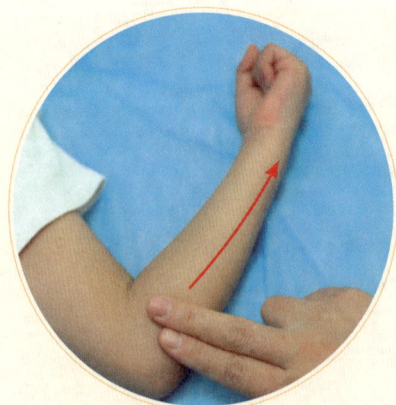

退六腑：以拇指或示、中二指自肘关节快速推至掌根 100~500 次（图 5-9-12）。

图 5-9-12　退六腑

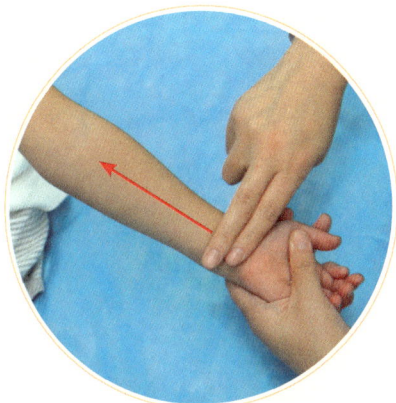

图5-9-13 清天河水

清天河水：以拇指或示、中二指指腹，自腕横纹快速推至肘横纹100~500次（图5-9-13）。

拿曲池、合谷：以拇、示二指拿曲池、合谷100~300次（图5-9-14）。

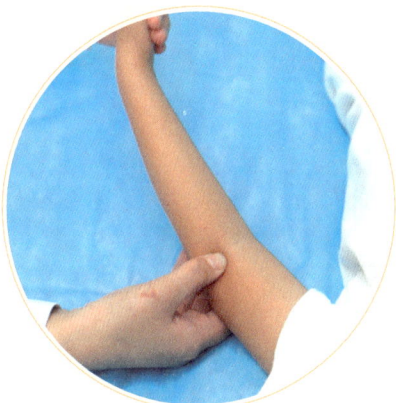

a.拿曲池

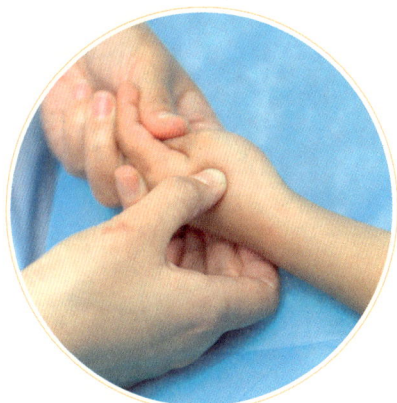

b.拿合谷

图5-9-14 拿曲池、合谷

（3）患儿坐位或俯卧位，医者站在患儿身后或身侧。

推天柱：以示、中二指自上而下快速直推100~500次（图5-9-15）。

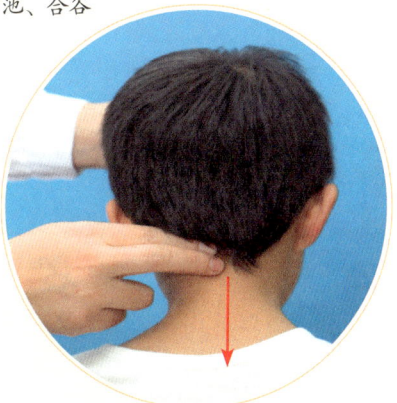

图5-9-15 推天柱

推脊：以示、中二指自大椎推至长强 100~300 次（图 5-9-16）。

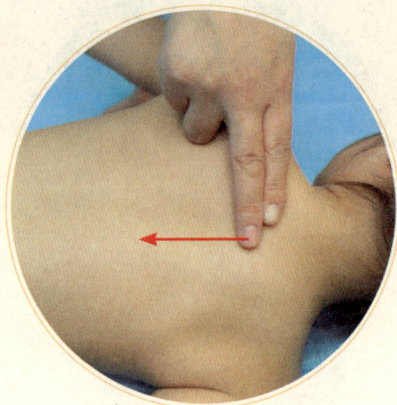

5-9-16　推脊

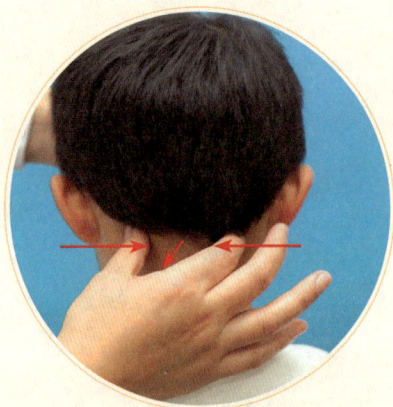

图 5-9-17　拿风池

拿风池：以拇指、中指拿揉风池穴 10 次（图 5-9-17）。

拿肩井：以双手拇指与示、中两指对称提拿肩井 100~300 次（图 5-9-18）。

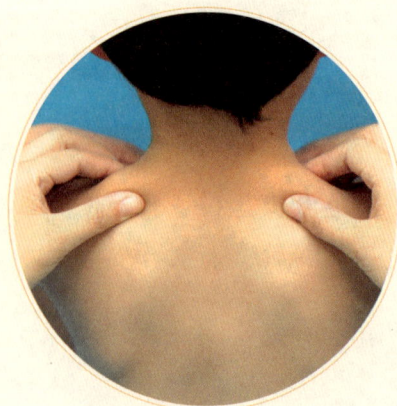

图 5-9-18　拿肩井

拿委中、承山、昆仑：以示、中二指拿委中、承山、昆仑100~300次（图5-9-19）。

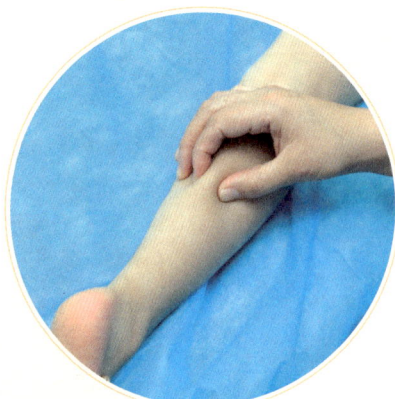

a. 拿承山

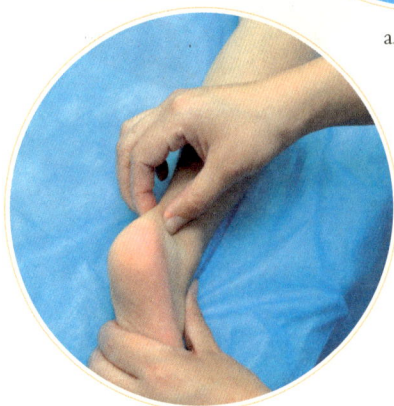

b. 拿昆仑

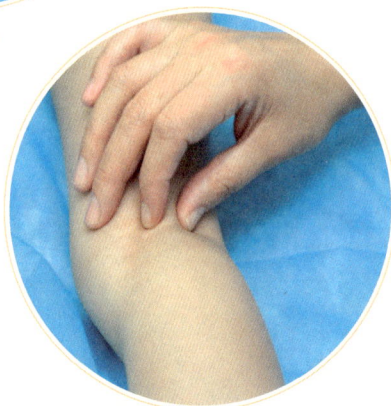

c. 拿委中

图 5-9-19　拿委中、承山、昆仑

惊恐惊风

处方

（1）手法：掐法、揉法、拿法。

（2）部位：百会，神门，小天心，十宣，老龙，精宁，威灵，肩井，曲池，合谷，委中，承山，昆仑，足三里，脾经。

● **操作**

（1）患儿仰卧位或坐位，医者坐在患儿一侧。

揉百会：以中指端按揉百会穴
100~200 次（图 5-9-20）。

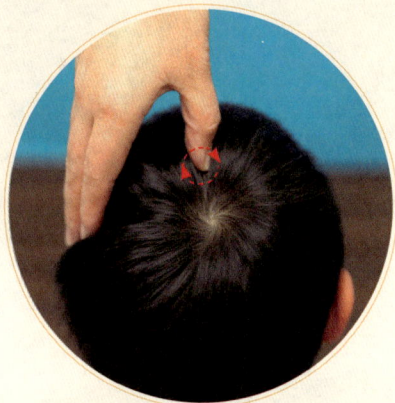

图 5-9-20　揉百会

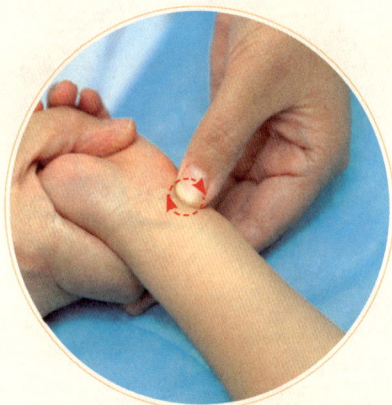

图 5-9-21　揉神门

揉神门：以拇指端按揉神门穴
100~200 次（图 5-9-21）。

捣小天心：以示指或中指屈
曲，以指尖或指间关节捣其小天心穴
100~300 次（图 5-9-22）。

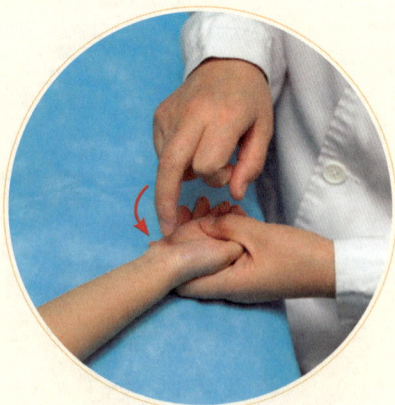

图 5-9-22　捣小天心

掐十宣：以拇指指甲依次掐两手十指尖 3~5 次（图 5-9-23）。

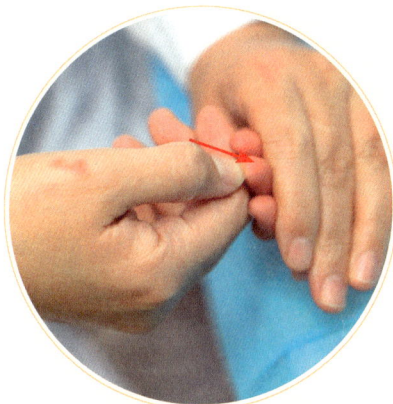

图 5-9-23　掐十宣

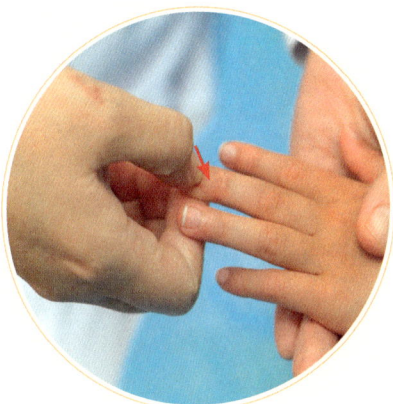

图 5-9-24　掐老龙

掐老龙：以拇指指甲掐老龙穴 3~5 次（图 5-9-24）。

掐精宁、威灵：以双手拇指指甲分别掐精宁穴和威灵穴 3~5 次（图 5-9-25）。

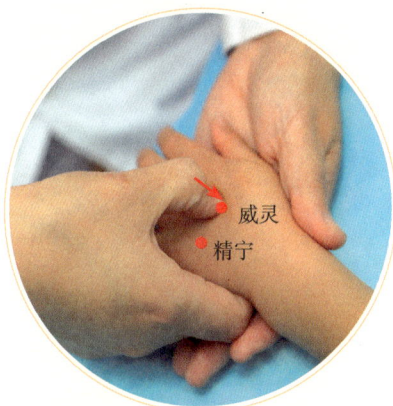

威灵

精宁

图 5-9-25　掐精宁、威灵

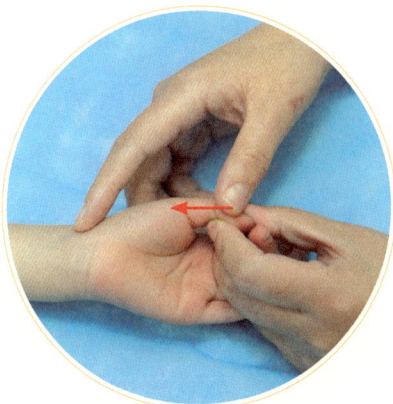

图 5-9-26　补脾经

补脾经：微屈患儿拇指，以拇指桡侧缘自患儿拇指指尖推向指根 100~500 次（图 5-9-26）。

拿曲池、合谷：以拇、示二指拿曲池、合谷100~300次（图5-9-27）。

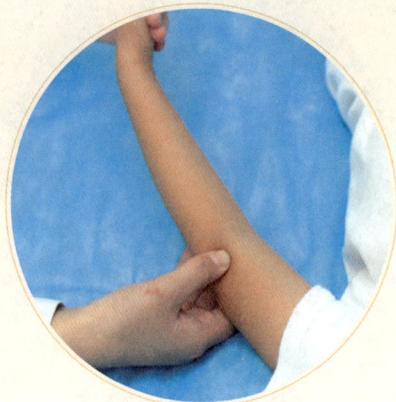

a.拿曲池

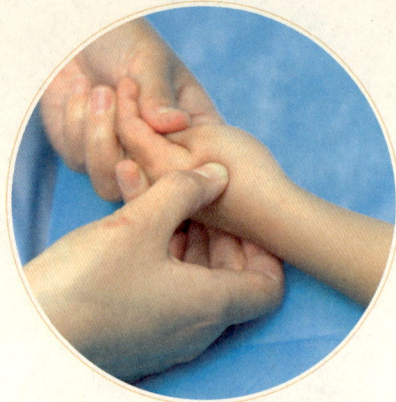

b.拿合谷

图 5-9-27　拿曲池、合谷

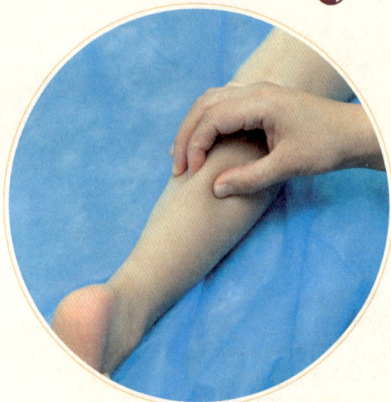

a.拿承山

（2）患儿俯卧位，医者坐在患儿一侧。

拿委中、承山、昆仑：以示、中二指拿委中、承山、昆仑100~300次（图5-9-28）。

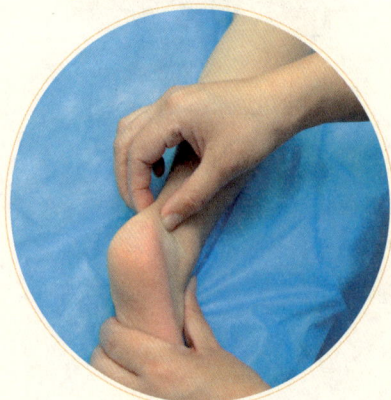

b.拿昆仑

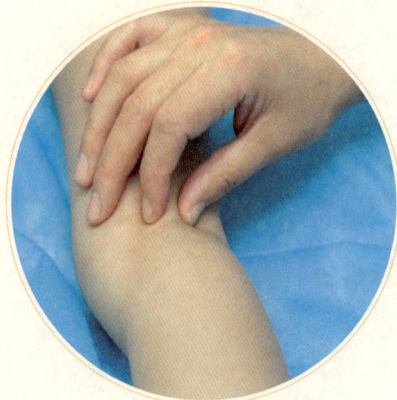

c.拿委中

图 5-9-28　拿委中、承山、昆仑

揉足三里：以双拇指揉患儿双侧足三里穴30次（图5-9-29）。

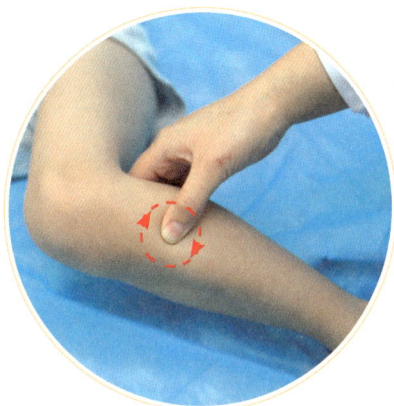

图 5-9-29　揉足三里

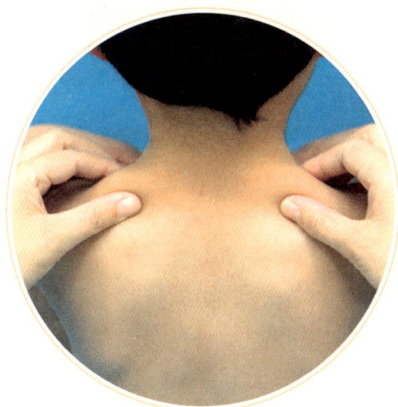

拿肩井：以双手拇指与示、中两指对称提拿肩井100～300次（图5-9-30）。

图 5-9-30　拿肩井

脾肾阳虚

处方

（1）手法：推法、揉法、掐法。

（2）部位：百会，脾经，肾经，三关，外劳宫，小天心，精宁，威灵，十宣，丹田，关元，气海，脾俞，肾俞，脊柱，足三里。

操作

（1）患儿坐位或仰卧位，医者坐在患儿对面或一侧。

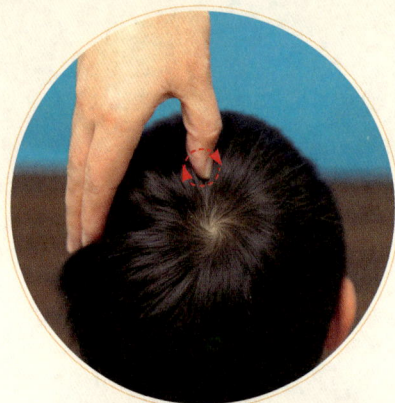

图 5-9-31　揉百会

揉百会：以中指端按揉百会穴100~200次（图5-9-31）。

补脾经：微屈患儿拇指，以拇指桡侧缘自患儿拇指指尖推向指根100~500次（图5-9-32）。

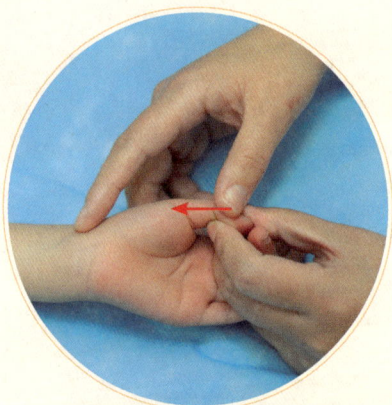

图 5-9-32　补脾经

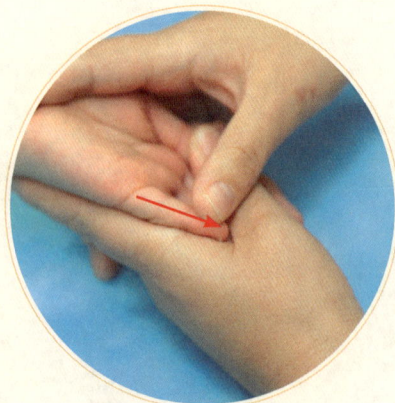

图 5-9-33　补肾经

补肾经：以拇指自患儿小指指根快速推至小指指尖100~500次（图5-9-33）。

推三关：以示、中二指沿前臂桡侧，自腕横纹起推至肘横纹处，100~500次（图5-9-34）。

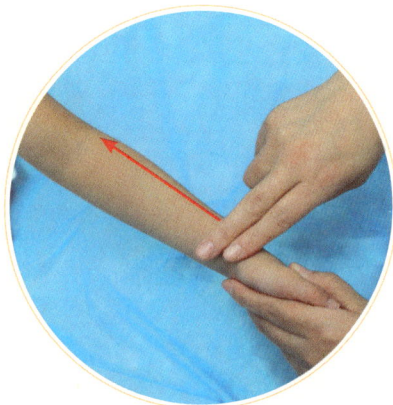

图 5-9-34　推三关

揉外劳宫：以拇指揉外劳宫穴100~500次（图5-9-35）。

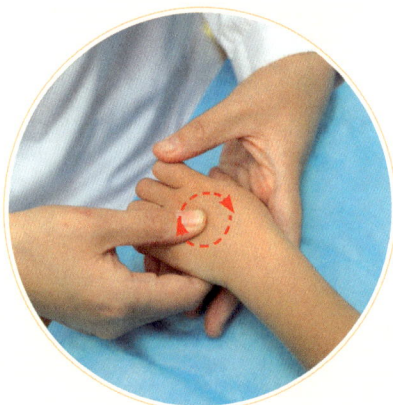

图 5-9-35　揉外劳宫

捣小天心：以示指或中指屈曲，以指尖或指间关节捣其小天心穴100~300次（图5-9-36）。

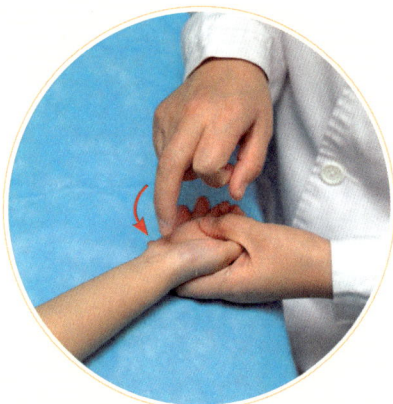

图 5-9-36　捣小天心

掐精宁、威灵：以双手拇指指甲分别掐精宁穴和威灵穴3~5次（图5-9-37）。

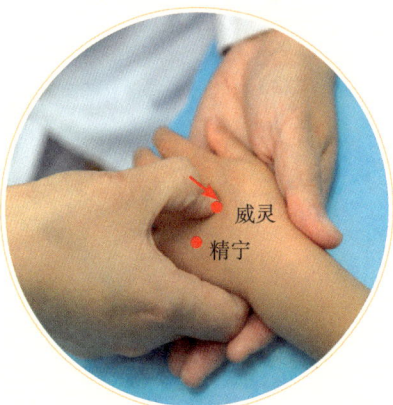

威灵
精宁

图 5-9-37　掐精宁、威灵

掐十宣：以拇指指甲依次掐两手十
指尖 3~5 次（图 5-9-38）。

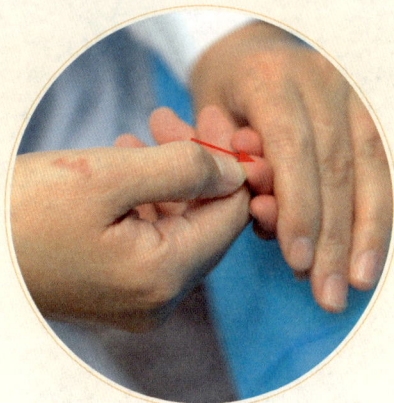

图 5-9-38　掐十宣

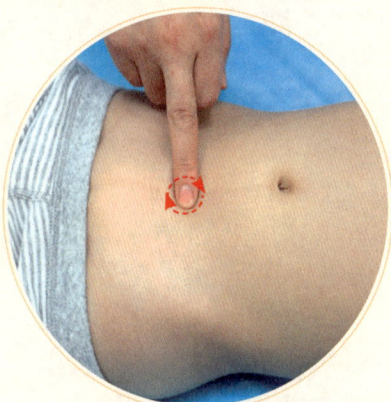

揉丹田、关元、气海：以中指揉
患儿丹田、关元、气海穴 50 次（图
5-9-39）。

a. 揉丹田

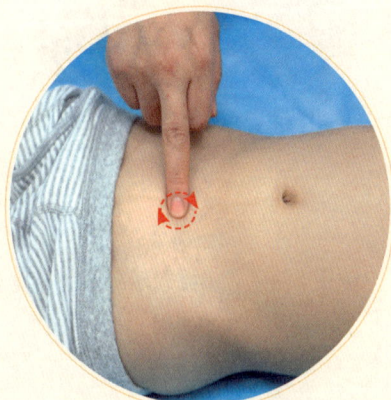

b. 揉关元

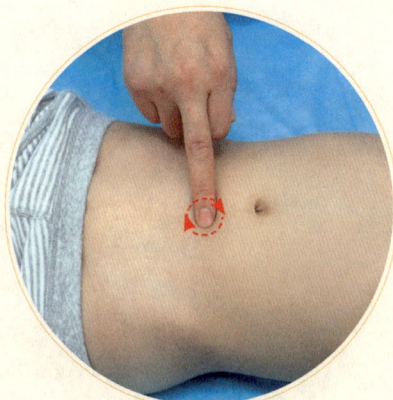

c. 揉气海

图 5-9-39　揉丹田、关元、气海

揉足三里：以双拇指揉患儿双侧足三里穴 30 次（图 5-9-40）。

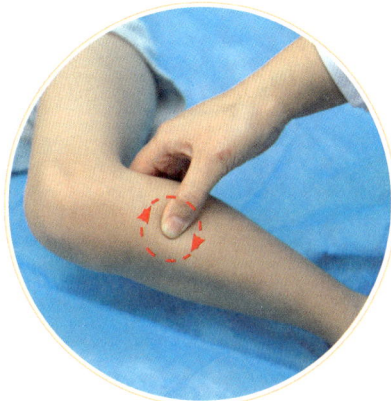

图 5-9-40 揉足三里

（2）患儿俯卧位，医者位于一侧。

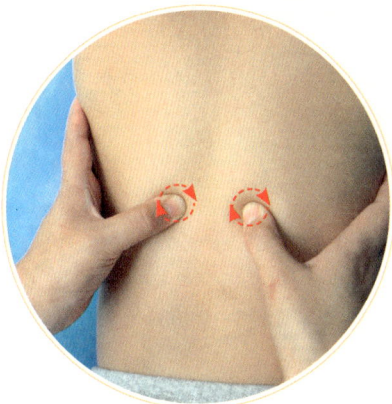

图 5-9-41 揉脾俞

揉脾俞：以双手拇指揉双侧脾俞穴 50~100 次（图 5-9-41）。

揉肾俞：以双手拇指揉双侧肾俞穴 50~100 次（图 5-9-42）。

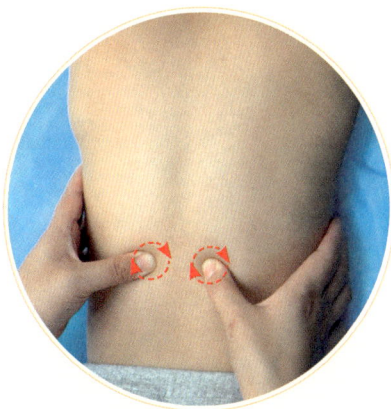

图 5-9-42 揉肾俞

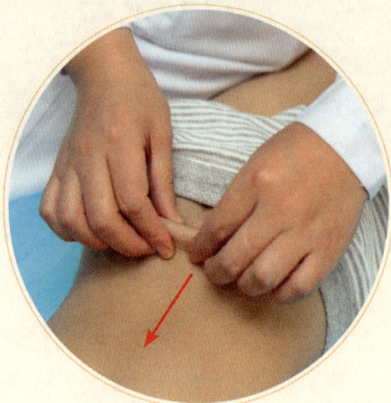

捏脊：以拇指和示、中指指面提捏其脊柱上皮肤，从长强捏至大椎3~5次（图5-9-43）。

图 5-9-43　捏脊

肝肾阴虚

◎ 处方

（1）**手法**：推法、揉法、拿法。

（2）**部位**：肾经，二马，脾经，天河水，肾俞，脾俞，脊柱，足三里，涌泉，肩井，小天心，十宣，精宁，威灵，委中，承山。

◎ 操作

（1）患儿坐位，医者坐在患儿对面或身后。

补肾经：以拇指自患儿小指指根快速推至小指指尖100~500次（图5-9-44）。

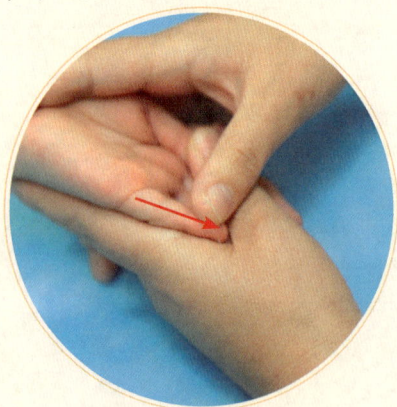

图 5-9-44　补肾经

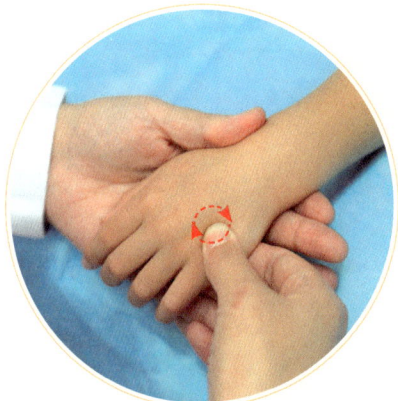

图 5-9-45 揉二马

揉二马：以拇指揉患儿二马穴 30次（图 5-9-45）。

补脾经：微屈患儿拇指，以拇指自患儿拇指指尖快速推向指根 100~500次（图 5-9-46）。

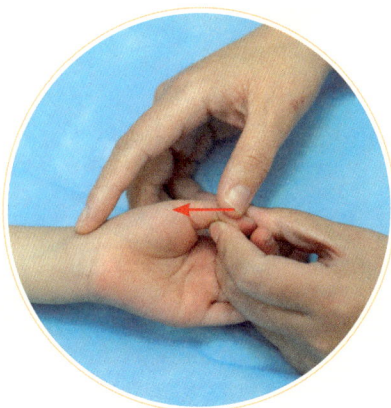

图 5-9-46 补脾经

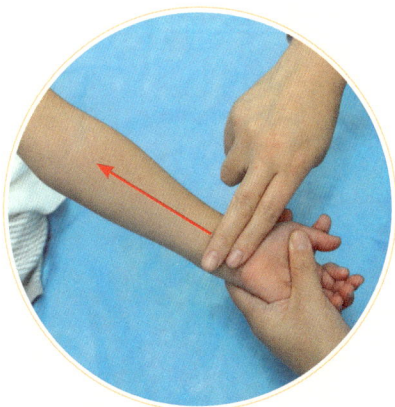

图 5-9-47 清天河水

清天河水：以拇指或示、中二指指腹，自腕横纹快速推至肘横纹100~500 次（图 5-9-47）。

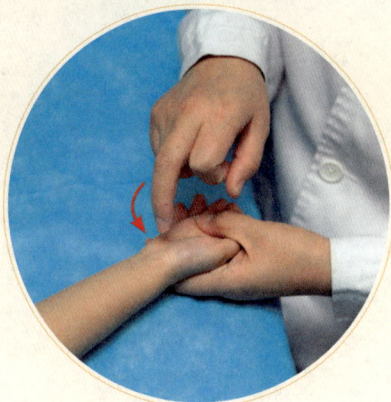

图 5-9-48　捣小天心

捣小天心：以示指或中指屈曲，以指尖或指间关节捣其小天心穴 100~300 次（图 5-9-48）。

掐十宣：以拇指指甲依次掐两手十指尖 3~5 次（图 5-9-49）。

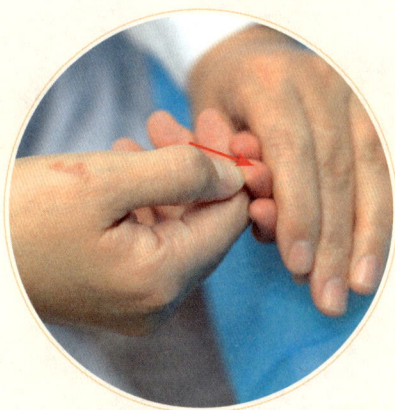

图 5-9-49　掐十宣

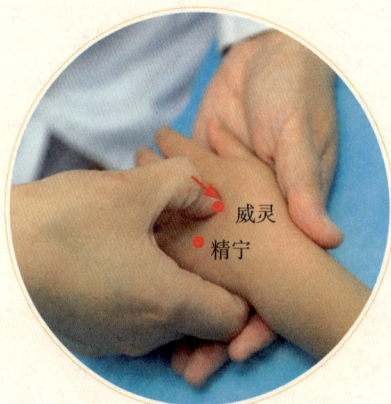

威灵
精宁

图 5-9-50　掐精宁、威灵

掐精宁、威灵：以双手拇指指甲分别掐精宁穴和威灵穴 3~5 次（图 5-9-50）。

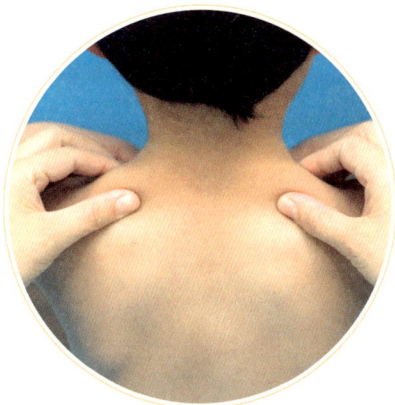

图 5-9-51　拿肩井

拿肩井：以双手拇指与示、中两指对称提拿肩井 3~5 次（图 5-9-51）。

（2）患儿俯卧位，医者位于一侧。

揉脾俞：以双手拇指揉双侧脾俞穴 50~100 次（图 5-9-52）。

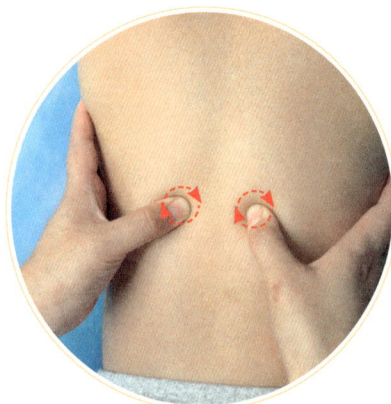

图 5-9-52　揉脾俞

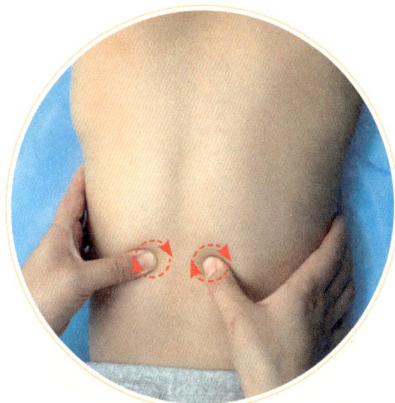

图 5-9-53　揉肾俞

揉肾俞：以双手拇指揉双侧肾俞穴 50~100 次（图 5-9-53）。

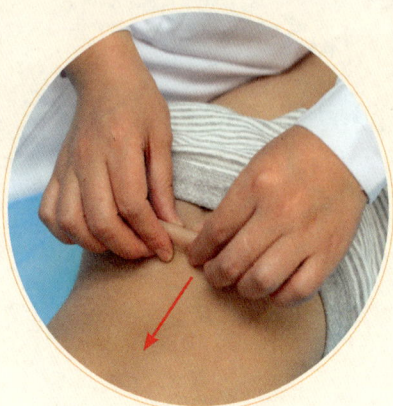

图5-9-54　捏脊

捏脊：以拇指和示、中指指面提捏其脊柱上皮肤，从长强捏至大椎3~5次（图5-9-54）。

揉委中、承山：以示、中指二拿委中、承山各100~300次（图5-9-55）。

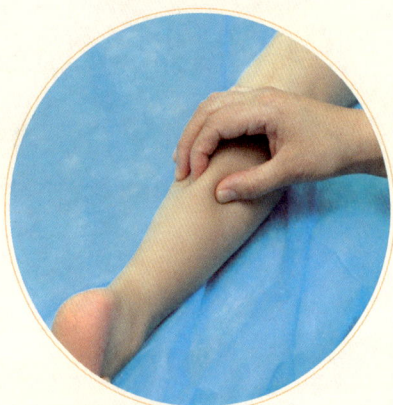

a. 拿承山

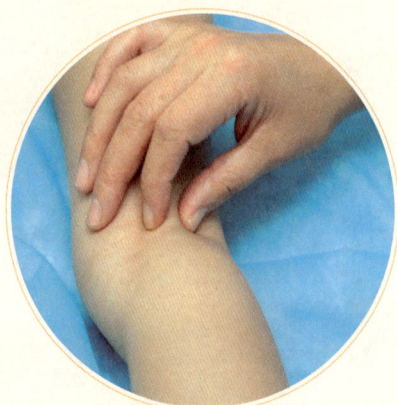

b. 拿委中

图5-9-55　拿委中、承山

（3）患儿仰卧位，医者位于一侧或足端。

揉足三里：以双拇指揉患儿双侧足三里穴30次（图5-9-56）。

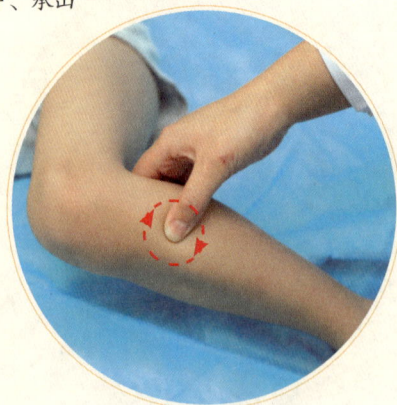

图5-9-56　揉足三里

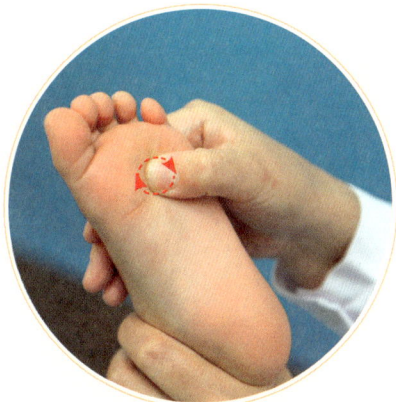

揉涌泉：以双拇指揉患儿双侧涌泉穴 30 次（图 5-9-57）。

图 5-9-57　揉涌泉

（骆雄飞　蔡京华）

第十节　夜啼

概述

夜啼是指小儿白天睡时安静，夜间则啼哭不宁，时哭时止，或每夜定时啼哭，甚者通宵达旦的一种小儿疾病。

病因病机

（一）脾寒

脾寒腹痛是导致夜啼的常见病因，因产妇孕期恣食生冷或素体虚寒，或新生儿护理不当，腹部受凉均可致小儿脾寒腹痛，因痛而啼，入夜尤甚。

（二）心热

产妇孕期脾气急躁，或过食辛辣，或过服温热药物，令小儿体内火伏热郁，心火上炎，心神受扰，啼哭不宁。

（三）惊恐

小儿神气怯弱，见物或闻异声，常致惊恐，惊则扰神，患儿寐中常惊惕不安，因惊而哭闹。

（四）伤食

小儿脾胃娇弱，喂养不当，乳食积滞，则夜卧撑胀不适，"胃不和则卧不安"，患儿睡中啼哭，哭声阵发。

辨 证 分 型

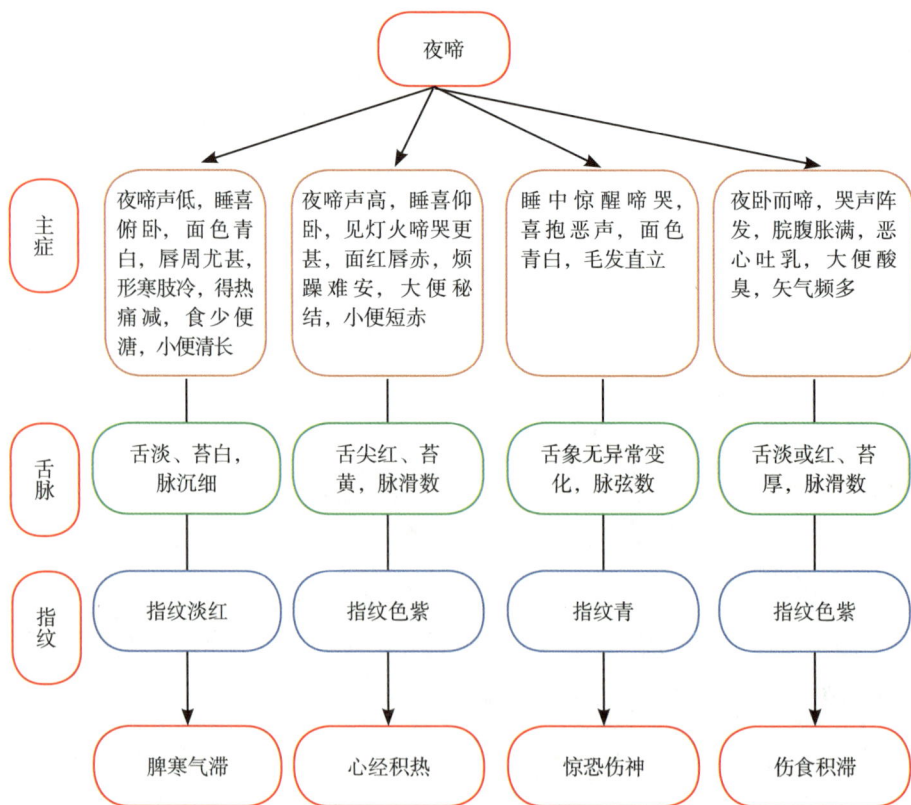

图5-10-1 小儿夜啼辨证分型

夜啼

	夜啼声低，睡喜俯卧，面色青白，唇周尤甚，形寒肢冷，得热痛减，食少便溏，小便清长	夜啼声高，睡喜仰卧，见灯火啼哭更甚，面红唇赤，烦躁难安，大便秘结，小便短赤	睡中惊醒啼哭，喜抱恶声，面色青白，毛发直立	夜卧而啼，哭声阵发，脘腹胀满，恶心吐乳，大便酸臭，矢气频多
主症				
舌脉	舌淡、苔白，脉沉细	舌尖红、苔黄，脉滑数	舌象无异常变化，脉弦数	舌淡或红、苔厚，脉滑数
指纹	指纹淡红	指纹色紫	指纹青	指纹色紫
	脾寒气滞	心经积热	惊恐伤神	伤食积滞

治疗

脾寒气滞

处方

（1）**手法**：推法、揉法、掐法、摩法。

（2）**部位**：脾经、外劳宫、小天心、五指节、三关、腹、中脘。

操作

患儿仰卧位或坐位，医者坐在患儿左侧或对面。

补脾经：用左手握患儿之左手，同时以拇、示二指捏住患儿拇指，使之微屈，再用右手拇指自患儿拇指尖推向拇指根100~300次（图5-10-2）。

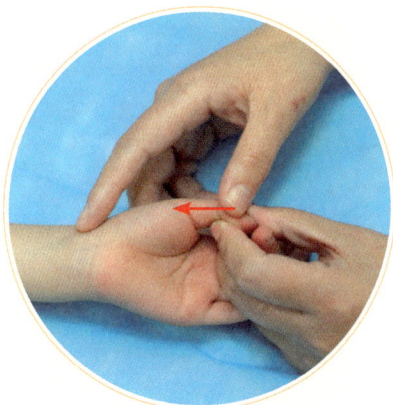

图 5-10-2　补脾经

揉外劳宫：用中指端揉外劳宫100~300次（图5-10-3）。

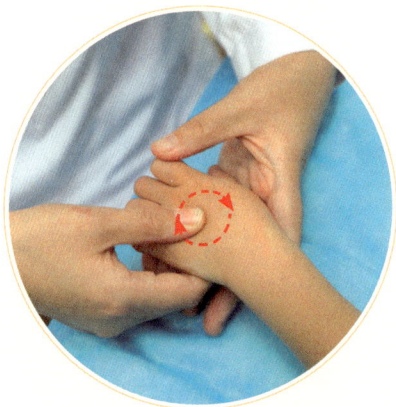

图 5-10-3　揉外劳宫

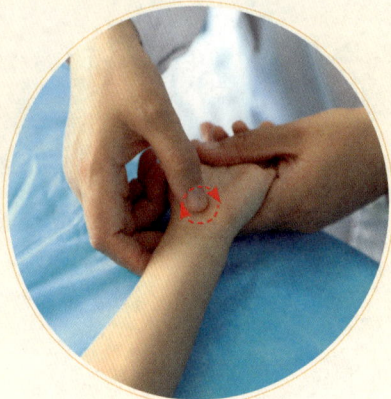

揉小天心：以拇指或中指端揉之100~300次（图5-10-4）。

图5-10-4　揉小天心

掐、揉五指节：用拇指甲掐之3~5次（图5-10-5），或用拇、示指揉搓20~50次。

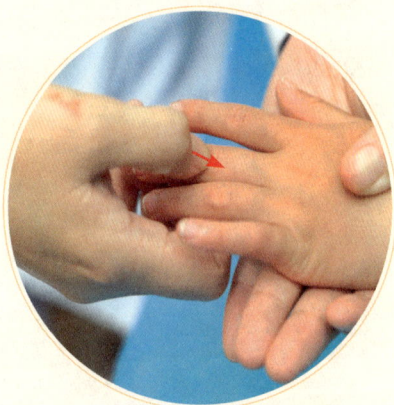

图5-10-5　掐、揉五指节

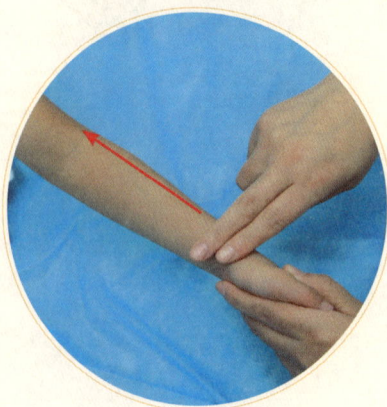

推三关：用示、中二指并拢，自桡侧腕横纹起推至肘横纹处100~300次（图5-10-6）。

图5-10-6　推三关

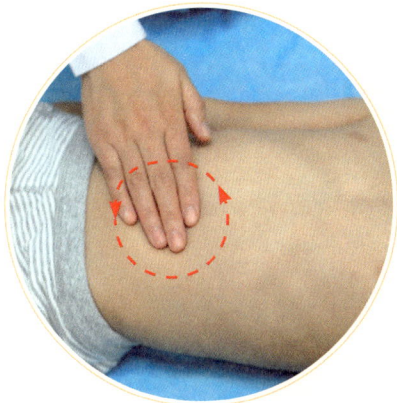

逆时针摩腹：用掌面或四指按逆时针方向摩腹100~200次（图5-10-7）。

图5-10-7　逆时针摩腹

揉中脘：用拇指、示指、中指端或掌根按揉中脘50~100次（图5-10-8）。

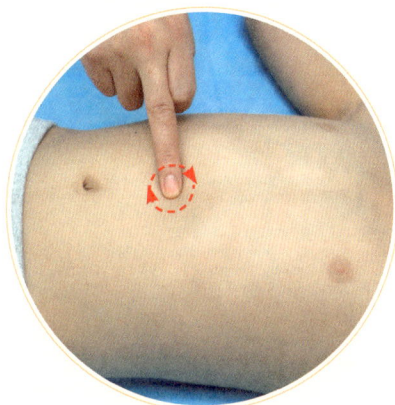

图5-10-8　揉中脘

心经积热

处方

（1）手法：推法、揉法、掐法。

（2）部位：心经、肝经、小肠、天河水、小天心、五指节、内劳宫、总筋。

操作

患儿仰卧位，医者坐在患儿左侧。

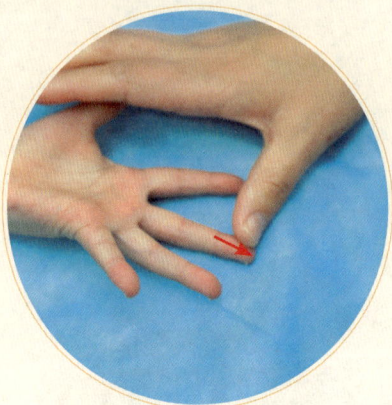

清心经：用推法自患儿中指掌面末节指纹起推向指尖 100~300 次（图 5-10-9）。

图 5-10-9　清心经

清肝经：拇指掌面自示指末节指纹起推向指尖 100~300 次（图 5-10-10）。

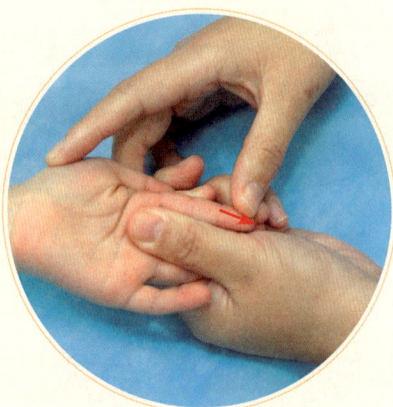

图 5-10-10　清肝经

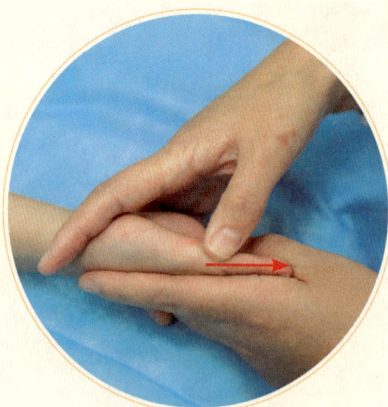

清小肠：拇指桡侧面，自指根向指尖直推 100~300 次（图 5-10-11）。

图 5-10-11　清小肠

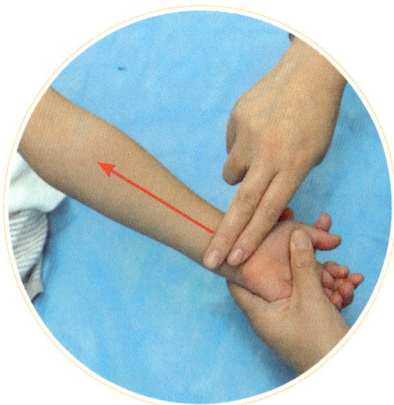

图5-10-12　清天河水

清天河水：用示、中二指指腹，从腕横纹起，推至肘横纹 100~300 次（图 5-10-12）。

揉小天心：以拇指或中指端揉之 100~300 次（图 5-10-13）。

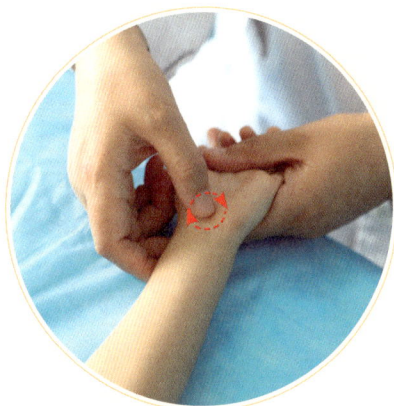

图5-10-13　揉小天心

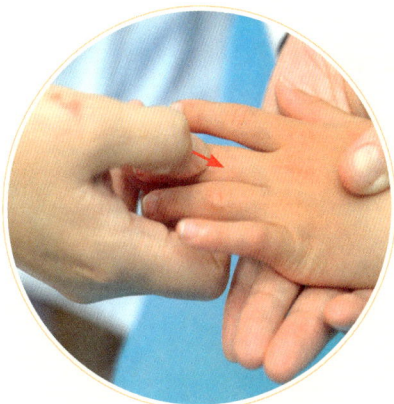

图5-10-14　掐、揉五指节

掐、揉五指节：用拇指甲掐之 3~5 次或用拇、示指揉搓 20~50 次（图 5-10-14）。

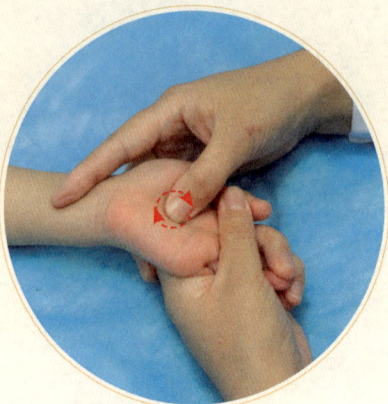

掐揉内劳宫：以拇指甲掐揉内劳宫100~300次（图5-10-15）。

图5-10-15　掐揉内劳宫

揉总筋：以拇指或中指端揉总筋100~300次（图5-10-16）。

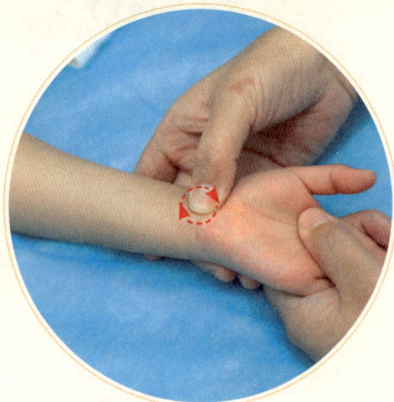

图5-10-16　揉总筋

惊恐伤神

处方

（1）**手法**：推法、掐揉法、运法。

（2）**部位**：肝经、肺经、心经、脾经、内八卦、小天心、五指节。

操作

患儿坐位，医者坐在患儿对面。

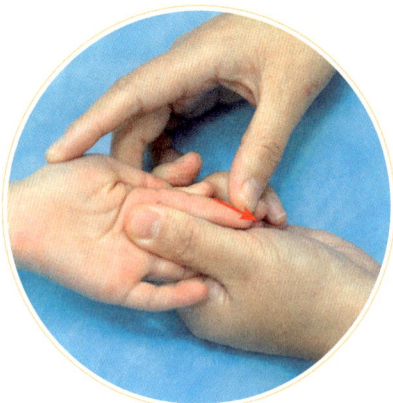

图 5-10-17　清肝经

清肝经：拇指掌面自示指末节指纹推向指尖 100~300 次（图 5-10-17）。

清肺经：用推法自患儿指尖无名指掌面末节指纹起向指尖方向 100~300 次（图 5-10-18）。

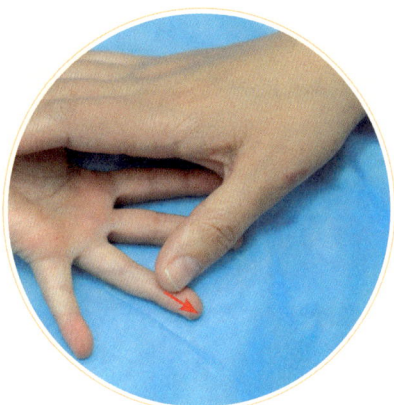

图 5-10-18　清肺经

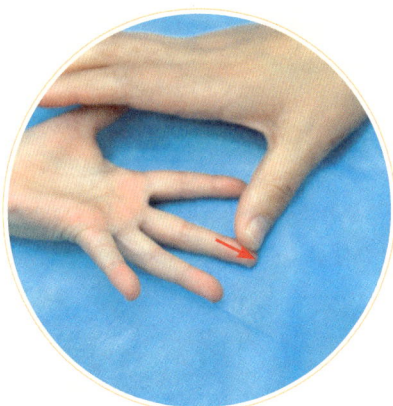

图 5-10-19　清心经

清心经：用推法自患儿中指掌面末节指纹起推向指尖 100~300 次（图 5-10-19）。

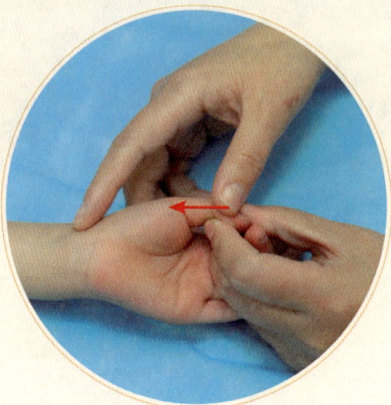

图 5-10-20　补脾经

补脾经：用左手握患儿之左手，同时以拇、示二指捏住患儿拇指，使之微屈，再用右手拇指自患儿拇指尖推向拇指根100~300次（图5-10-20）。

顺运内八卦：医者左手握住患儿右手，其中左拇指置于内八卦的离位之上，以右手拇指快速自乾运至兑100~500次（图5-10-21）。

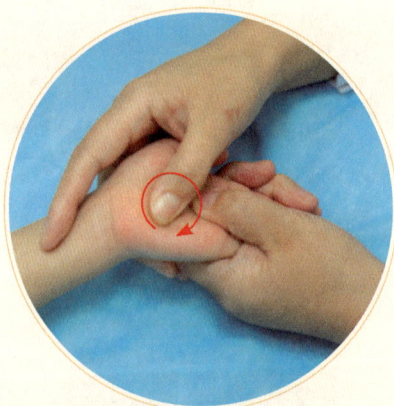

图 5-10-21　顺运内八卦

揉小天心：以拇指或中指端揉之100~300次（图5-10-22）。

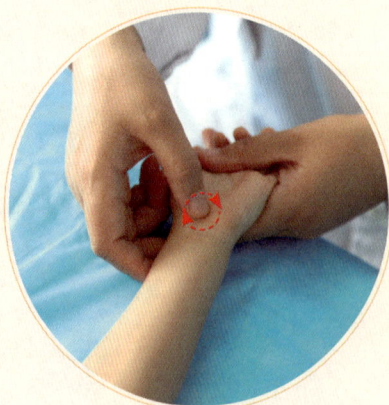

图 5-10-22　揉小天心

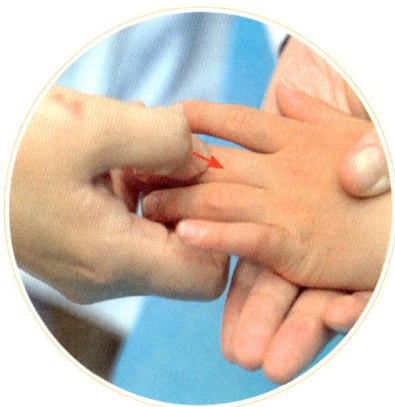

掐、揉五指节：用拇指甲掐之 3~5 次，或用拇、示指揉搓 20~50 次（图 5-10-23）。

图 5-10-23　掐、揉五指节

伤食积滞

处方

（1）手法：推法、掐揉法、运法。

（2）部位：脾经、胃经、板门、内八卦、四横纹、腹阴阳、足三里。

操作

患儿仰卧位，医者坐在患儿左侧。

清补脾经：左手握住患儿之手，使其手指向上，手掌向外，然后用右手拇指掌面自拇指桡侧面在指根与指尖之间往返推之 100~300 次（图 5-10-24）。

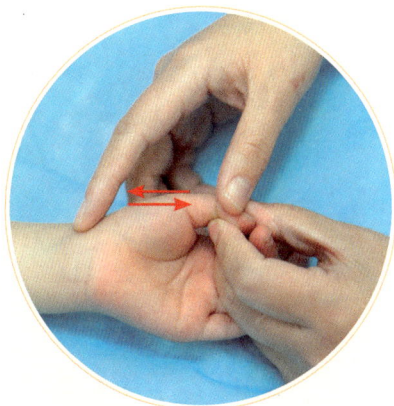

图 5-10-24　清补脾经

201

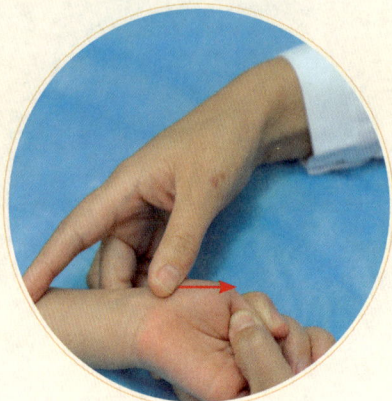

图 5-10-25　清胃经

清胃经：以拇指或示、中二指自掌根快速推向拇指根 100~500 次（图 5-10-25）。

揉板门：以拇指端揉患儿大鱼际处板门穴 100~300 次（图 5-10-26）。

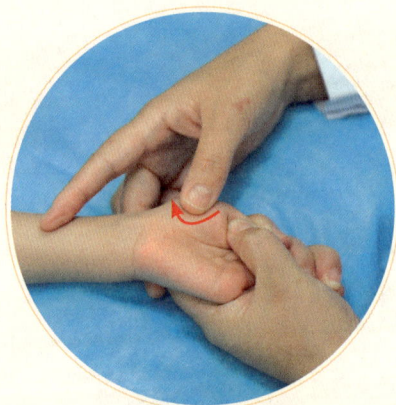

图 5-10-26　揉板门

顺运内八卦：医者左手握住患儿右手，其中左拇指置于内八卦的离位之上，以右手拇指快速自乾运至兑 100~500 次（图 5-10-27）。

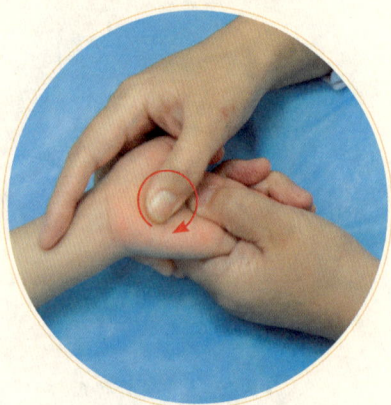

图 5-10-27　顺运内八卦

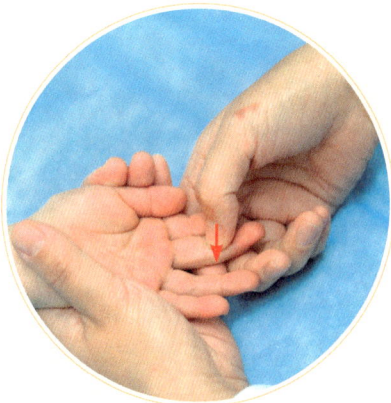

图 5-10-28　掐揉四横纹

掐揉四横纹：以拇指甲掐四横纹
3~5下，揉10~20次（图5-10-28）。

分推腹阴阳：以两拇指端沿肋弓角边
缘向两边分推100~150次（图5-10-29）。

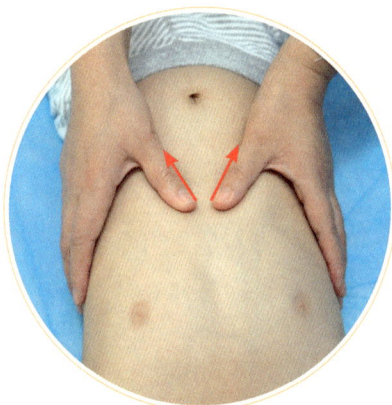

图 5-10-29　分推腹阴阳

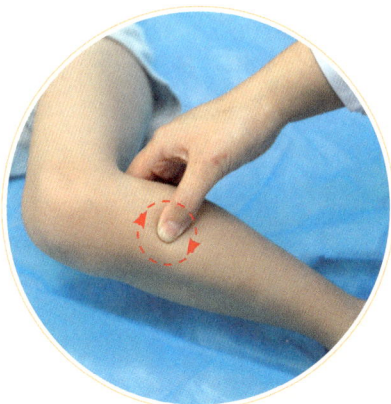

图 5-10-30　揉足三里

揉足三里：用拇、示指揉搓足三里
50~100次（图5-10-30）。

（薛琨）

第十一节　脑瘫

(概)(述)

　　小儿脑瘫是指小儿在妊娠期到新生儿期阶段由于多种原因造成脑部损伤，发生以姿势及运动功能障碍为主的综合征，常伴有智力缺陷，行为异常及视、听觉，语言功能障碍等症状。其表现相当于中医学的"五迟""五软"。中医学将其分为肝肾不足、脾肾两虚、气血虚弱、脾虚水泛四种证型。

(病)(因)(病)(机)

（一）肝肾不足

　　小儿肝肾不足，阴虚于内，无以柔肝，则易动肝风，肝肾精血不足，不能营养筋骨，则筋骨不健，导致发育迟缓，发为本病。

（二）脾肾两虚

　　小儿脾肾两虚，肌肉失养而痿软无力，肾虚，元阳、精气不足，骨骼发育迟缓，发为本病。

（三）气血虚弱

　　小儿脾虚则气血虚弱，四肢关节失于温煦濡养，导致肢体痿软，关节运动不利，脑髓不充，发育迟缓，发为本病。

（四）脾虚水泛

　　小儿脾虚中阳不足，脾失健运，水液滋生，上冲于脑，清窍不利，发为本病。

辨证分型

```
                              小儿脑瘫
```

主症	筋骨痿软，发育迟缓，坐、站、行走明显迟于正常同龄儿童	头项软弱，不能抬举，咀嚼乏力，流涎，手足软弱，形体消瘦，肌肉松弛	肢体软弱，面色苍白，精神呆滞，智力低下，肢体痿软，四肢不温，易恐善惊，夜寐不宁	面色萎黄，目珠下垂，肢体消瘦，食欲不振，呕吐痰涎，大便稀薄，小便不利
舌脉	舌淡、苔薄白，脉细弱	舌淡胖、苔薄白，脉虚弱	舌淡、苔薄白，脉细弱无力	舌淡、苔薄白，脉沉细而弱
指纹	指纹淡红	指纹淡红	指纹淡红	指纹淡紫
	肝肾不足	脾肾两虚	气血虚弱	脾虚水泛

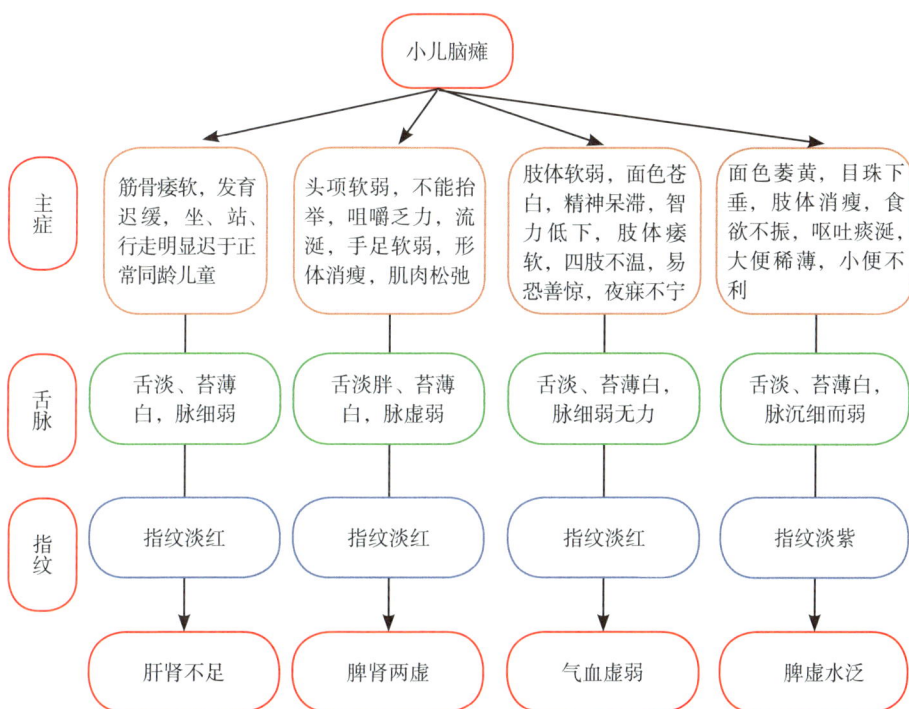

图 5-11-1　小儿脑瘫辨证分型

治疗

肝肾不足

🌼 **处方**

（1）**手法**：推法、揉法、按法、捏法。

（2）**部位**：肾经、肝经、肾顶、上马、三关、足三里、太溪、百会、脊。

操作

（1）患儿坐位或仰卧位，医者坐在患儿对面或左侧。

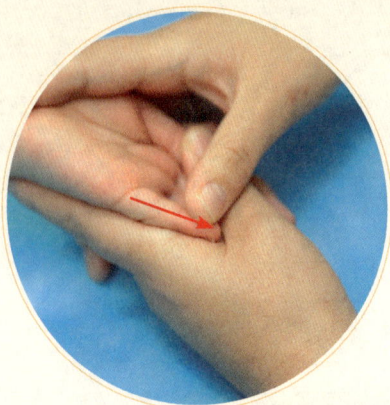

图 5-11-2 补肾经

补肾经：以拇指自患儿小指指根快速推至小指指尖 100~500 次（图 5-11-2）。

清补肝经：以拇指自示指掌面末节到指尖之间往返推之 100~300 次（图 5-11-3）。

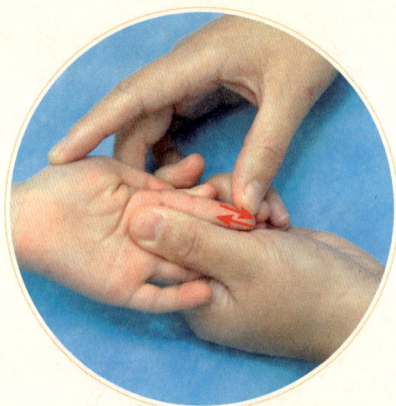

图 5-11-3 清补肝经

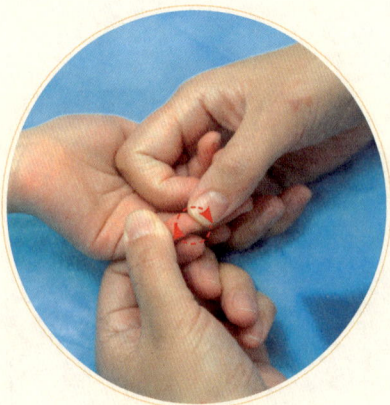

图 5-11-4 揉肾顶

揉肾顶：以拇指或中指端按揉小指顶端 100~500 次（图 5-11-4）。

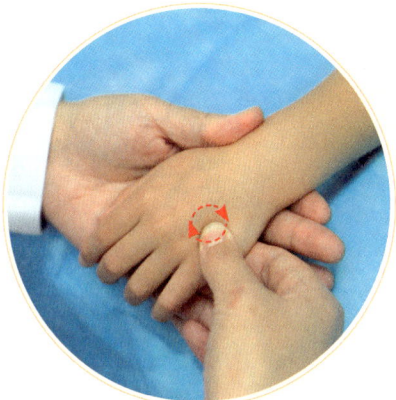

图5-11-5 揉上马

揉上马：以拇指揉上马100~500次（图5-11-5）。

推三关：以示、中二指沿前臂桡侧，自腕横纹起快速推至肘横纹处，100~300次（图5-11-6）。

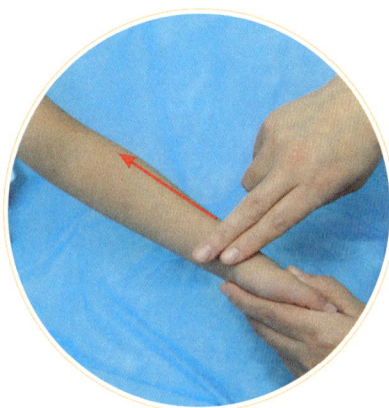

图5-11-6 推三关

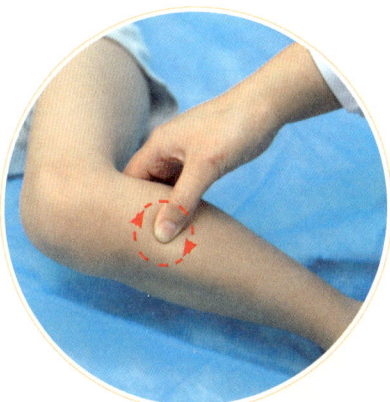

图5-11-7 按揉足三里

按揉足三里：以拇指端按揉足三里30~50次（图5-11-7）。

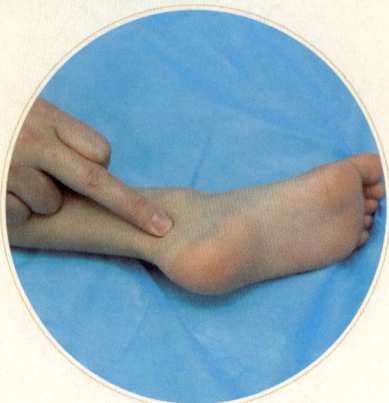

点按太溪：以拇指端点按太溪
30~50 次（图 5-11-8）。

图 5-11-8　点按太溪

按揉百会：以拇指端按揉百会
30~50 次（图 5-11-9）。

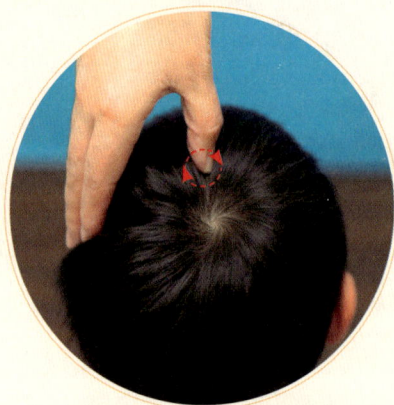

图 5-11-9　按揉百会

（2）患儿俯卧位，医者站在患儿一侧。

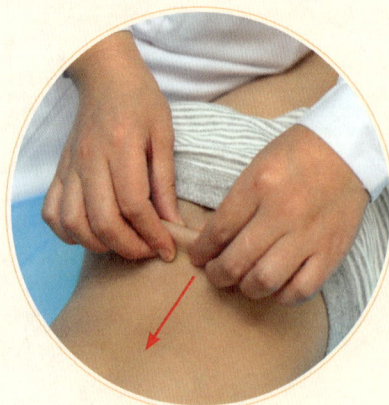

捏脊：用捏法自下而上捏脊柱 3~5
次（图 5-11-10）。

图 5-11-10　捏脊

(治疗)

脾肾两虚

🔹 **处方**

（1）**手法**：推法、揉法、按法、摩法、捏法。

（2）**部位**：脾经、肾经、外劳宫、中脘、腹、丹田、足三里、脊。

🔹 **操作**

（1）患儿坐位或仰卧位，医者坐在患儿对面或左侧。

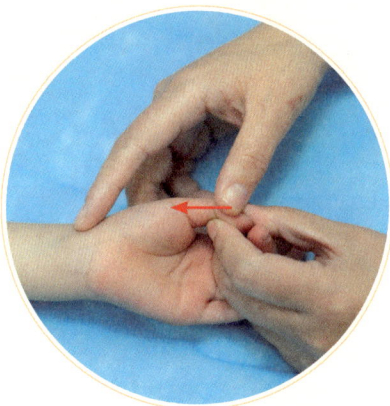

图 5-11-11 补脾经

补脾经：用左手握患儿之左手，同时以拇、示二指捏住患儿拇指，使之微屈，再用右手拇指自患儿拇指尖推向拇指根100~500次（图5-11-11）。

补肾经：以拇指自患儿小指指根快速推至小指指尖100~500次（图5-11-12）。

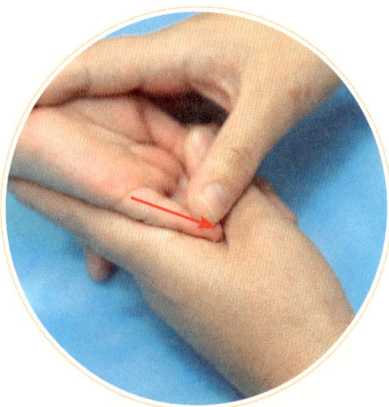

图 5-11-12 补肾经

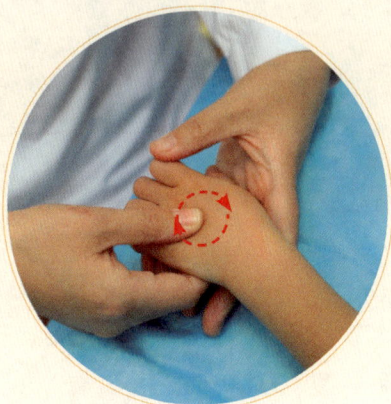

揉外劳宫：以示指或中指端揉外劳宫100~300次（图5-11-13）。

图 5-11-13　揉外劳宫

揉中脘：以拇指或示、中二指指端，揉中脘穴100~300次（图5-11-14）。

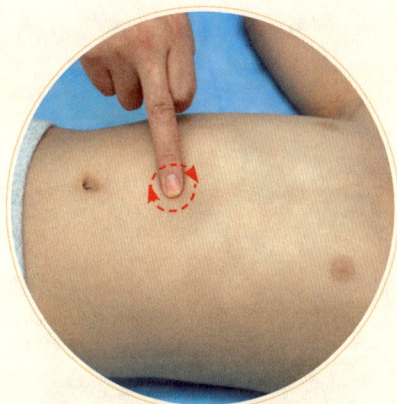

图 5-11-14　揉中脘

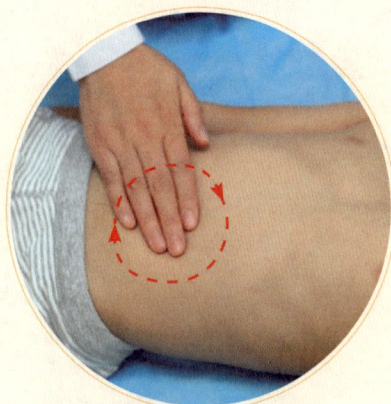

摩腹：用掌面或四指摩腹部100~300次（图5-11-15）。

图 5-11-15　摩腹

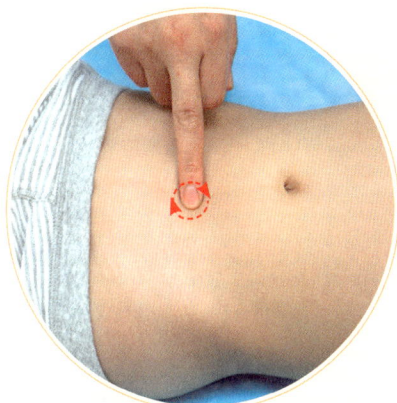

图 5-11-16 揉丹田

揉丹田：用拇指或中指端揉丹田100~300 次（图 5-11-16）。

按揉足三里：以拇指端按揉足三里 30~50 次（图 5-11-17）。

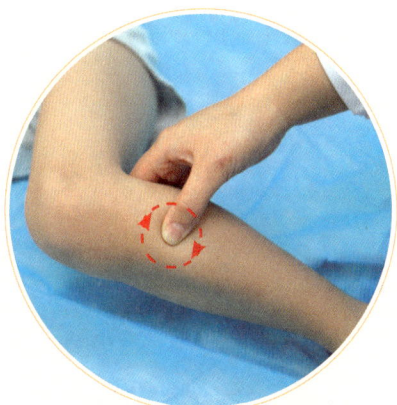

图 5-11-17 按揉足三里

（2）患儿俯卧位，医者站在患儿一侧。

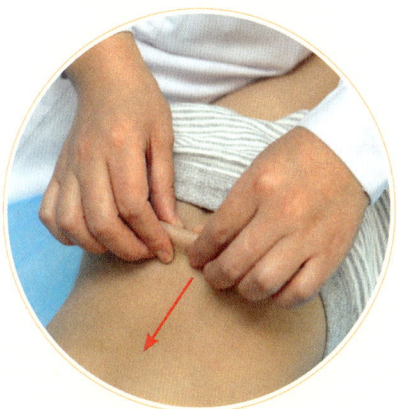

捏脊：用捏法自下而上捏脊柱 3~5 次（图 5-11-18）。

图 5-11-18 捏脊

气血虚弱

处方

（1）**手法**：推法、揉法、按法、捏法。

（2）**部位**：脾经、肺经、血海、足三里、脾俞、百会、脊。

操作

（1）患儿坐位或仰卧位，医者坐在患儿对面或左侧。

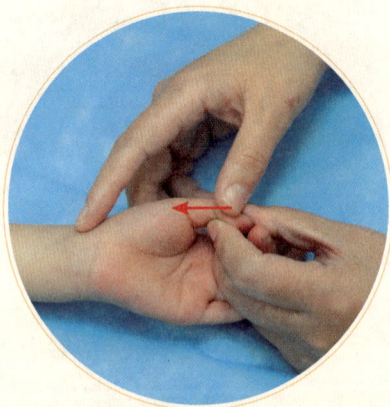

补脾经：用左手握患儿之左手，同时以拇、示二指捏住患儿拇指，使之微屈，再用右手拇指自患儿拇指尖推向拇指根100~500次（图5-11-19）。

图5-11-19　补脾经

补肺经：以拇指自患儿无名指指尖快速推至掌面末节指纹100~500次（图5-11-20）。

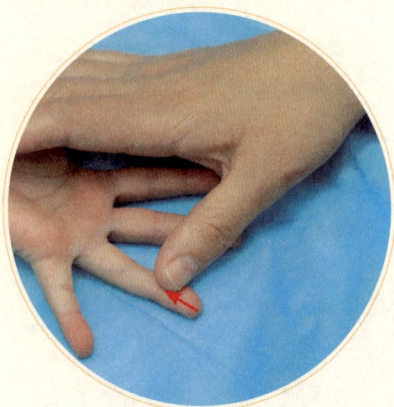

图5-11-20　补肺经

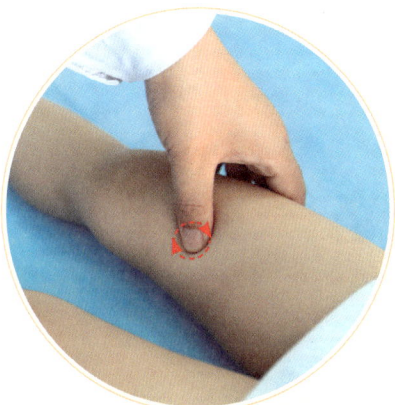

图 5-11-21　揉血海

揉血海：用拇指指端按揉血海10~20次（图5-11-21）。

按揉足三里：以拇指端按揉足三里30~50次（图5-11-22）。

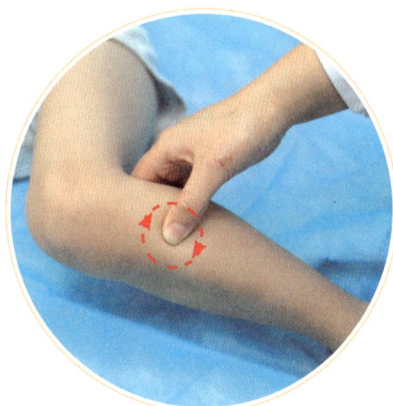

图 5-11-22　按揉足三里

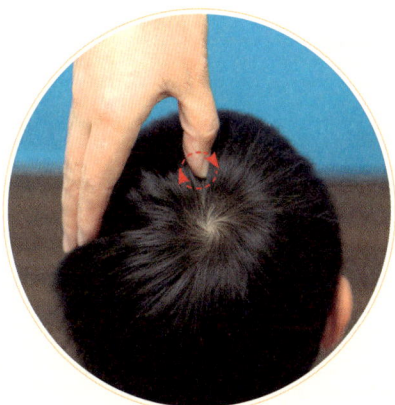

图 5-11-23　按揉百会

按揉百会：以拇指端按揉百会30~50次（图5-11-23）。

213

（2）患儿俯卧位，医者站在患儿一侧。

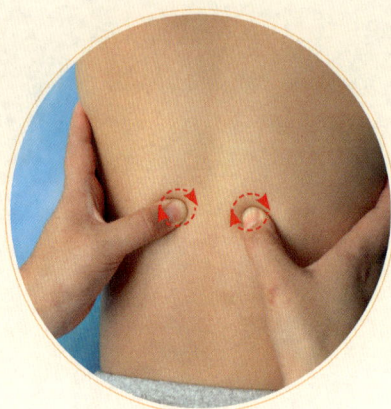

图 5-11-24　揉脾俞

揉脾俞：以示、中指端或两拇指端揉脾俞 50~100 次（图 5-11-24）。

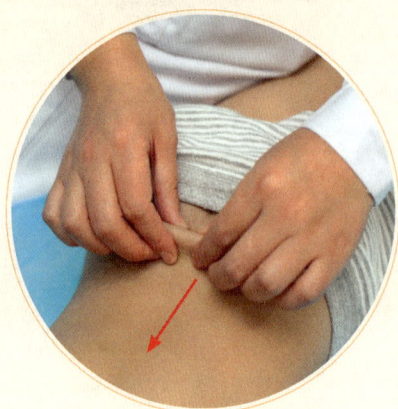

图 5-11-25　捏脊

捏脊：用捏法自下而上捏脊柱 3~5 次（图 5-11-25）。

脾虚水泛

处方

（1）**手法**：推法、揉法、按法、捏法。

（2）**部位**：脾经、小肠、外劳宫、中脘、腹、丹田、箕门、足三里、脾俞、百会、脊。

操作

（1）患儿坐位，医者坐在患儿对面。

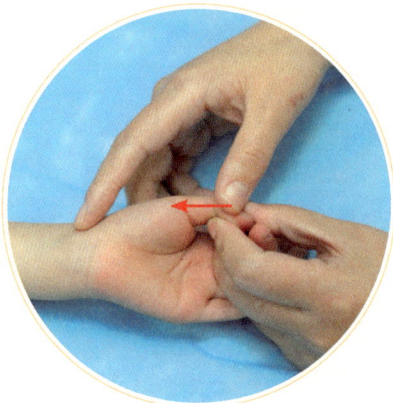

图5-11-26 补脾经

补脾经：用左手握患儿之左手，同时以拇、示二指捏住患儿拇指，使之微屈，再用右手拇指自患儿拇指尖推向拇指根100~500次（图5-11-26）。

清小肠：以拇指桡侧面沿患儿小指尺侧从指根向指尖方向直推100~300次（图5-11-27）。

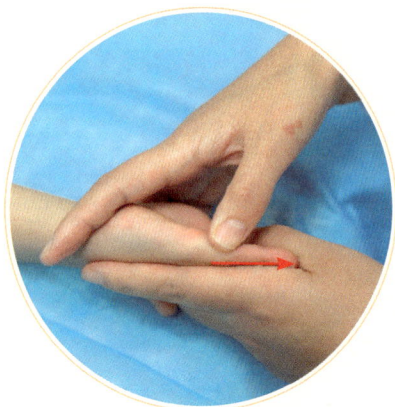

图5-11-27 清小肠

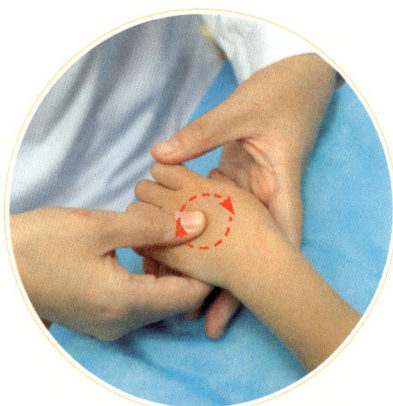

图5-11-28 揉外劳宫

揉外劳宫：以示指或中指端揉外劳宫100~300次（图5-11-28）。

（2）患儿仰卧位，医者站在患儿一侧。

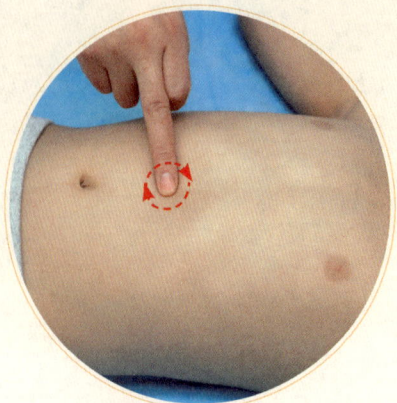

揉中脘：以拇指或示、中二指指端，揉中脘穴100~300次（图5-11-29）。

图5-11-29 揉中脘

摩腹：用掌面或四指摩腹部100~300次（图5-11-30）。

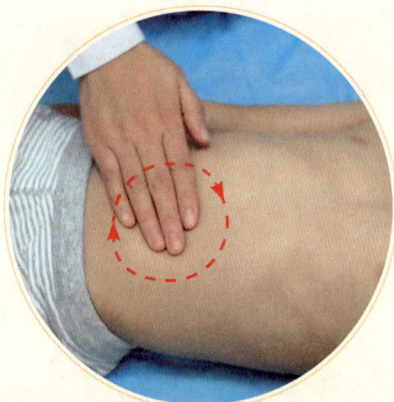

图5-11-30 摩腹

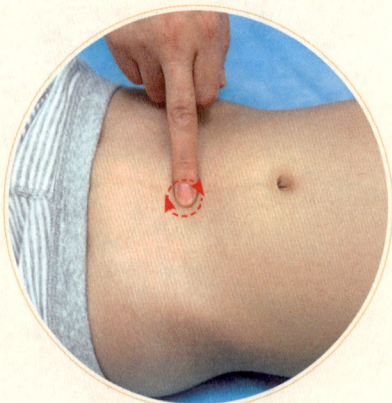

揉丹田：用拇指或中指端揉丹田100~300次（图5-11-31）。

图5-11-31 揉丹田

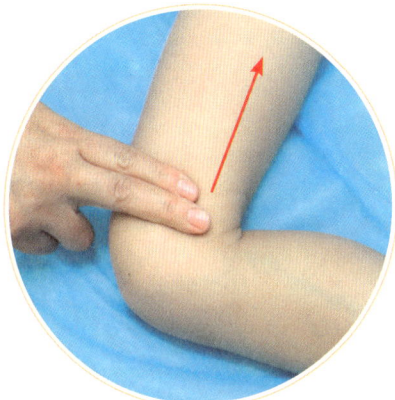

图 5-11-32　推箕门

推箕门：以示、中二指自膝关节内侧向上推至腹股沟 100~300 次（图 5-11-32）。

按揉足三里：以拇指端按揉足三里 30~50 次（图 5-11-33）。

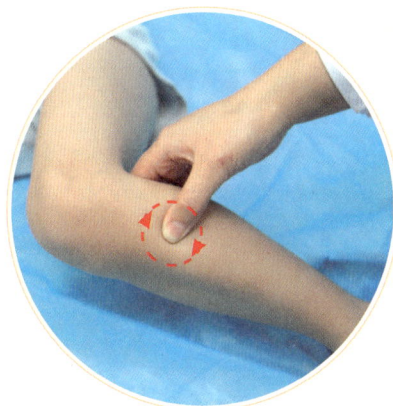

图 5-11-33　按揉足三里

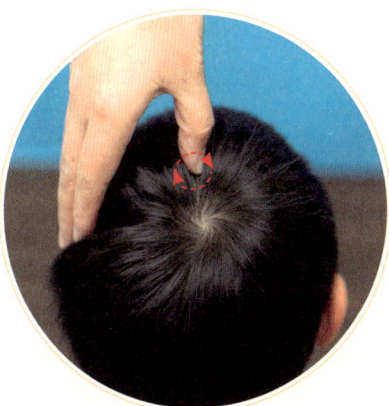

图 5-11-34　按揉百会

按揉百会：以拇指端按揉百会 30~50 次（图 5-11-34）。

217

（3）患儿俯卧位，医者站在患儿一侧。

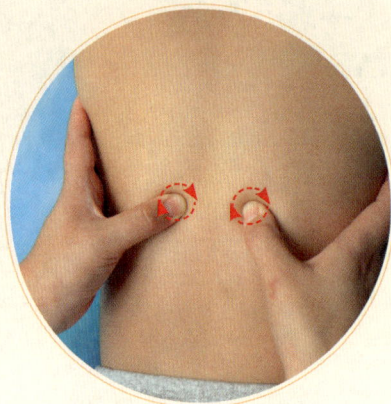

揉脾俞：以示、中指端或两拇指端揉
脾俞 50~100 次（图 5-11-35）。

图 5-11-35　揉脾俞

捏脊：用捏法自下而上捏脊柱 3~5
次（图 5-11-36）。

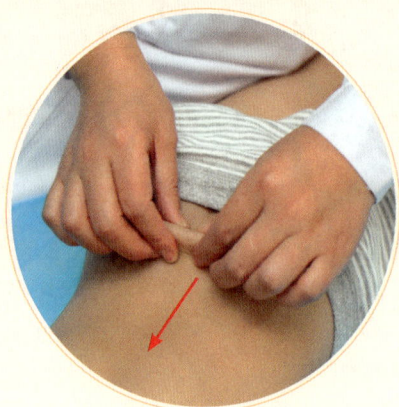

图 5-11-36　捏脊

（骆雄飞　蔡京华）

第十二节　遗尿

概述

　　遗尿是指 3 岁以上的小儿在睡眠中不知不觉地将小便尿在床上，又称
"尿床"。3 岁以下的儿童尿床者，是由于脑髓未充，或尚未养成正常的排尿

习惯，不属于病理现象。中医学将小儿遗尿分为下元虚寒、肺脾气虚和肝经湿热三种证型。

病因病机

（一）下元虚寒

小儿先天肾气不足，下元虚冷，导致肾与膀胱之气俱虚，膀胱气化功能失调，闭藏失职，不能制约水道，因而发生遗尿。

（二）肺脾气虚

由于各种疾病引起的脾肺虚损，气虚下陷，不能固摄，膀胱不约，则水道约制无权，因而发生遗尿。

（三）肝经郁热

小儿肝经郁热，热郁化火，迫注膀胱而致遗尿。

辨证分型

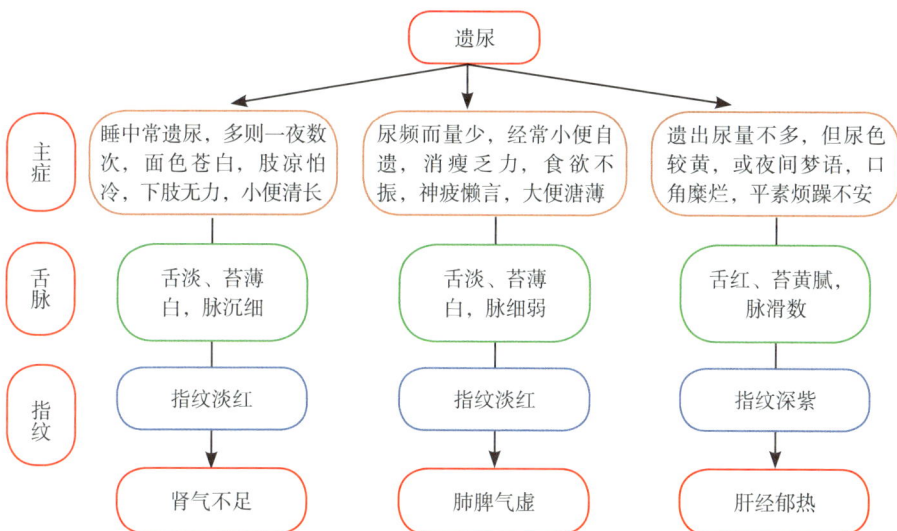

图 5-12-1 小儿遗尿辨证分型

治疗

肾气不足

◉ 处方

（1）**手法**：推法、揉法、擦法。

（2）**部位**：脾经、肾经、外劳宫、三关、二马、百会、脊。

◉ 操作

（1）患儿坐位或仰卧位，医者坐在患儿对面或左侧。

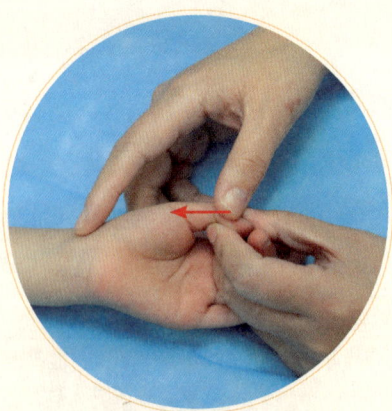

补脾经：用左手握患儿之左手，同时以拇、示二指捏住患儿拇指，使之微屈，再用右手拇指自患儿拇指尖推向拇指根100~500次（图5-12-2）。

图 5-12-2　补脾经

补肾经：以拇指自患儿小指指根快速推至小指指尖100~500次（图5-12-3）。

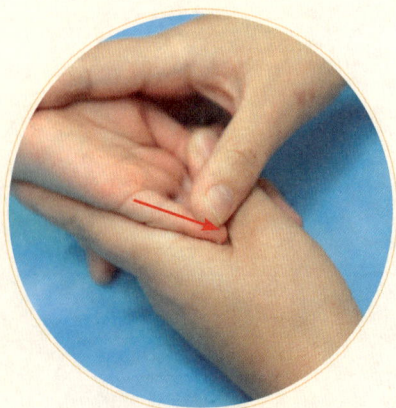

图 5-12-3　补肾经

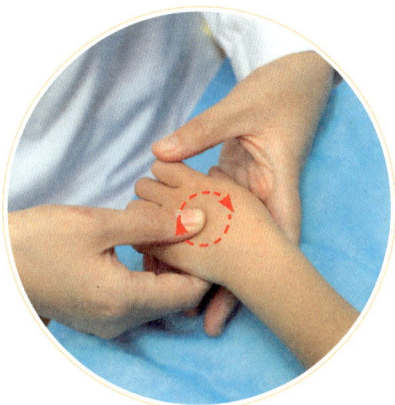

图5-12-4　揉外劳宫

揉外劳宫：以示指或中指端揉外劳宫100~300次（图5-12-4）。

推三关：以示、中二指自桡侧腕横纹起快速推至肘横纹处100~500次（图5-12-5）。

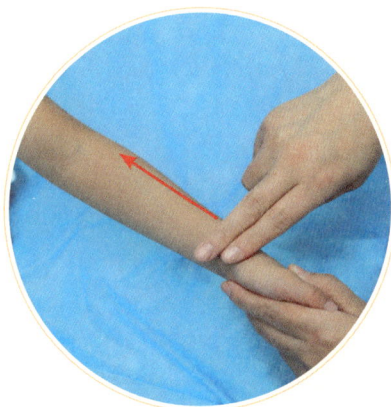

图5-12-5　推三关

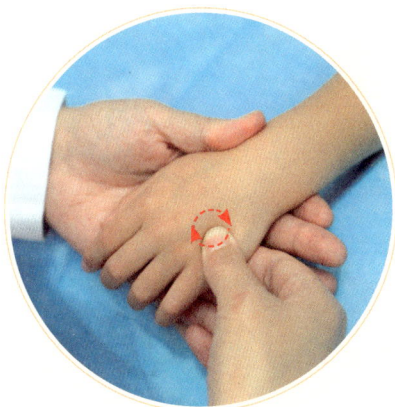

图5-12-6　掐揉二马

掐揉二马：以拇指掐二马3~5次，揉二马100~500次（图5-12-6）。

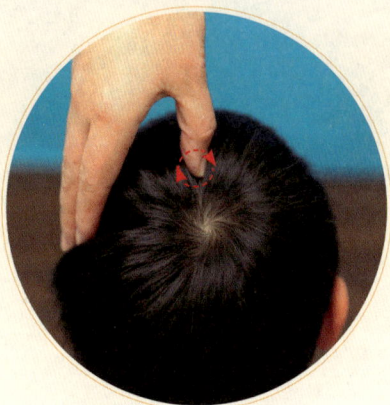

按揉百会：以拇指端按揉百会30~50 次（图 5-12-7）。

图 5-12-7　按揉百会

（2）患儿俯卧位，医者站在患儿一侧。

捏脊：用捏法自下而上捏脊柱 3~5 次（图 5-12-8）。

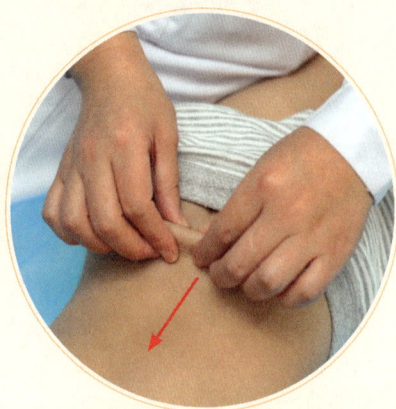

图 5-12-8　捏脊

肺脾气虚

处方

（1）手法：推法、揉法、擦法。

（2）部位：脾经、肺经、肾经、三关、百会、脾俞、肺俞、八髎、脊。

操作

（1）患儿坐位，医者坐在患儿对面或后面。

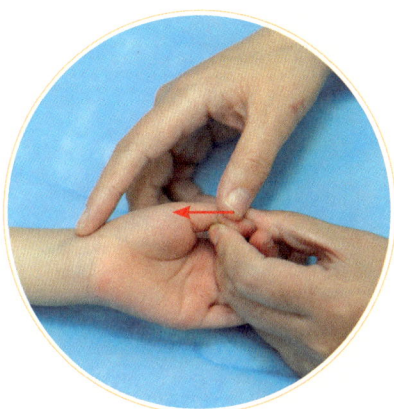

图5-12-9 补脾经

补脾经：用左手握患儿之左手，同时以拇、示二指捏住患儿拇指，使之微屈，再用右手拇指自患儿拇指尖推向拇指根100~500次（图5-12-9）。

补肺经：以拇指自患儿无名指指尖快速推至指掌面末节100~500次（图5-12-10）。

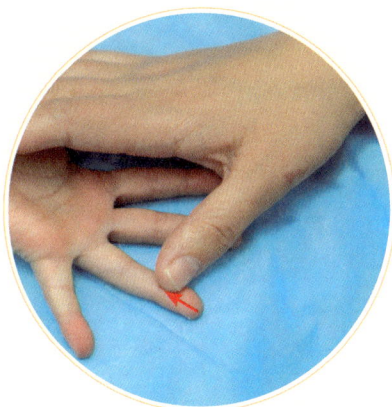

图5-12-10 补肺经

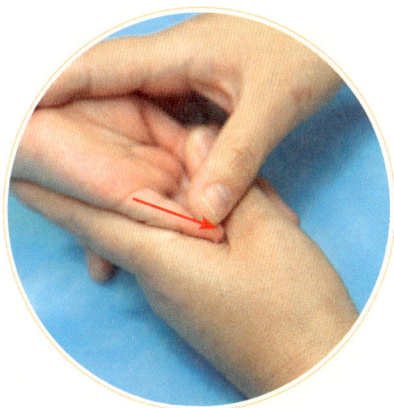

图5-12-11 补肾经

补肾经：以拇指自患儿小指指根快速推至指尖100~500次（图5-12-11）。

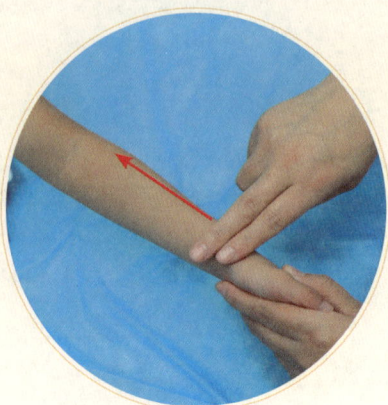

推三关：以示、中二指自桡侧腕横纹起快速推至肘横纹处 100~500 次（图 5-12-12）。

图 5-12-12　推三关

按揉百会：以拇指端按揉百会 30~50 次（图 5-12-13）。

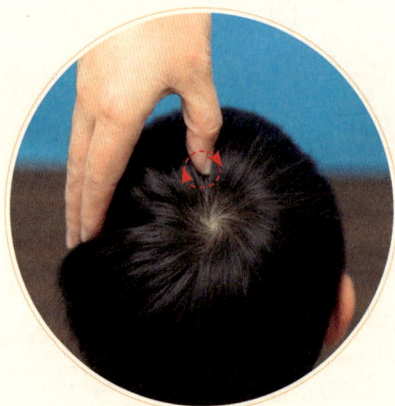

图 5-12-13　按揉百会

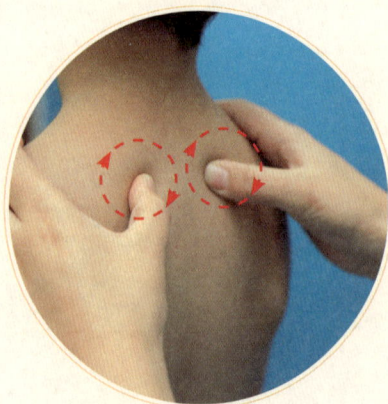

揉肺俞：以示、中指端或两拇指端揉肺俞 50~100 次（图 5-12-14）。

图 5-12-14　揉肺俞

（2）患儿俯卧位，医者站在患儿一侧。

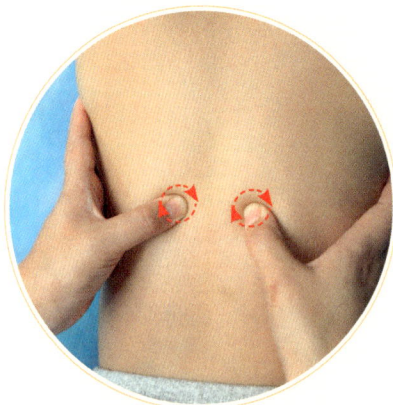

图 5-12-15　揉脾俞

揉脾俞：以示、中指端或两拇指端揉脾俞 50~100 次（图 5-12-15）。

擦八髎：用手掌在腰骶部皮肤快速左右摩擦 100~200 次（图 5-12-16）。

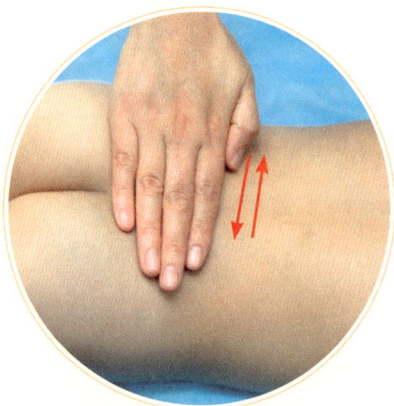

图 5-12-16　擦八髎

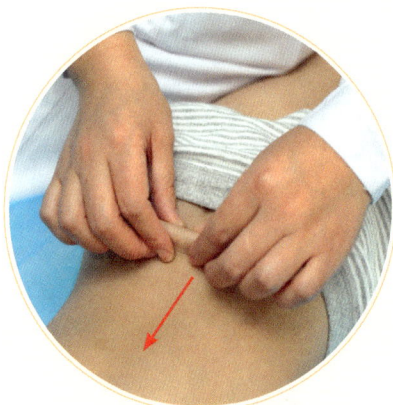

图 5-12-17　捏脊

捏脊：用捏法自下而上捏脊柱 3~5 次（图 5-12-17）。

(治)(疗)

肝经郁热

◎ **处方**

（1）**手法**：推法。

（2）**部位**：肝经、脾经、大肠、小肠、心经、手阴阳、箕门。

◎ **操作**

患儿坐位或仰卧位，医者坐在患儿对面或左侧。

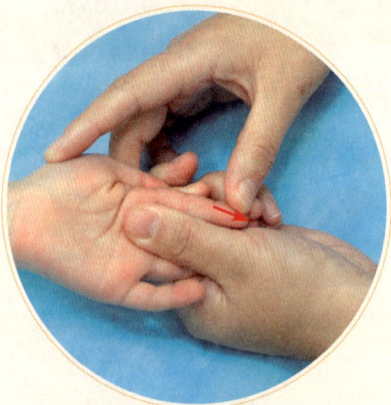

图 5-12-18　清肝经

清肝经：医者左手握住患儿手，右手拇指掌面自患儿示指末节向指尖方向直推 100~500 次（图 5-12-18）。

清脾经：患儿拇指伸直，自拇指根推向指尖 100~500 次（图 5-12-19）。

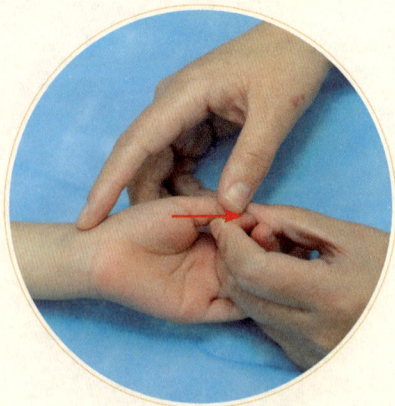

图 5-12-19　清脾经

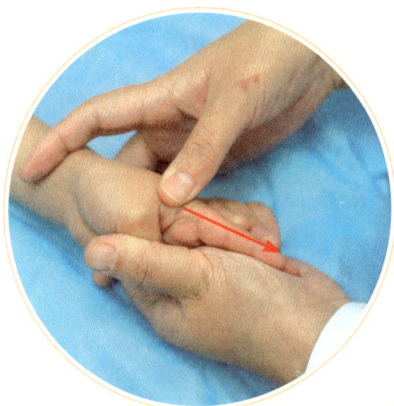

图 5-12-20　清大肠

清大肠：医者左手握住患儿左手，以右手示、中二指夹住患儿拇指，然后用拇指桡侧面自虎口直推至指尖100~300次（图5-12-20）。

图 5-12-21　清小肠

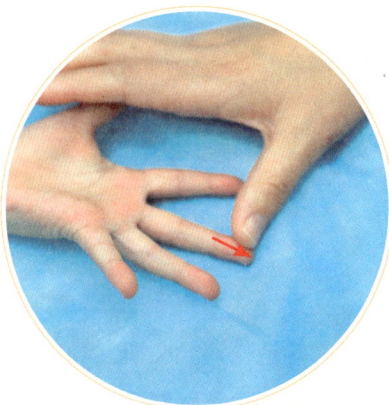

清小肠：以拇指桡侧面沿患儿小指尺侧从指根向指尖方向直推100~300次（图5-12-21）。

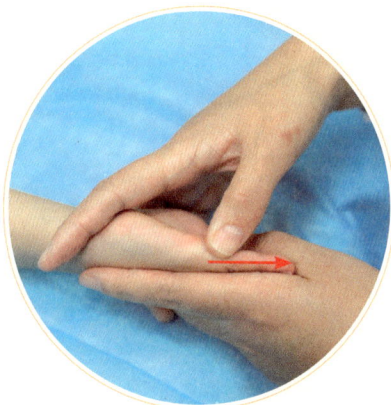

图 5-12-22　清心经

清心经：医者左手握住患儿手，右手拇指掌面自患儿中指末节向指尖方向直推100~500次（图5-12-22）。

临床篇

227

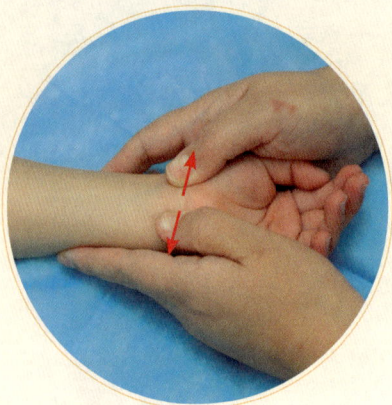

分手阴阳：用两拇指自掌后横纹中（总筋）向两旁分推30~50次（图5-12-23）。

图 5-12-23　分手阴阳

推箕门：以示、中二指自膝关节内侧向上推至腹股沟100~300次（图5-12-24）。

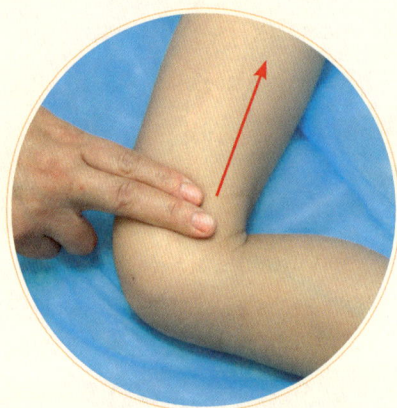

图 5-12-24　推箕门

（骆雄飞　蔡京华）

第十三节　小儿肌性斜颈

概述

　　小儿肌性斜颈是指小儿一侧肌肉发育不良尤其是胸锁乳突肌，导致头向患侧倾斜，颜面部转向健侧的一种疾病。初期可触及颈部卵圆形的包块，质地较软，无明显头面部发育不良；后期可见患侧胸锁乳突肌紧张，肿块质地较硬，患儿头向患侧倾斜，颜面斜向对侧上方，治疗不及时会影响到头颅、颜面发育，晚期病例伴有代偿性胸椎侧凸。

病因病机

小儿肌性斜颈的病理基础主要是胸锁乳突肌的纤维化导致该肌肉挛缩与变短，引起此肌纤维化的原因有多种认识，包括产伤、胸锁乳突肌静脉受阻、胸锁乳突肌先天性发育不良、宫内压抑、间室综合征后遗症、炎症、遗传、胎儿运动、胎内负荷等。上述或可解释先天性肌性斜颈的部分成因。

辨证分型

斜颈初期：患侧胸锁乳突肌有明显的包块，小儿头歪向一侧，胸锁乳突肌 B 超示：均质或不均质的高回声区，两侧胸锁乳突肌发育不对称等。

挛缩期：可触及到颈部硬块，头向患侧肩峰端倾斜，颜面斜向对侧，头颅、颜面、眼裂、耳等发育不对称。

治疗

斜颈初期

处方

（1）手法：揉法、拿法、捏法。

（2）部位：桥弓穴、肿块周围、颈部夹脊穴、肩中俞、肩井、肩外俞。

操作

患儿仰卧位或坐位，医者坐在患儿头端或对面。

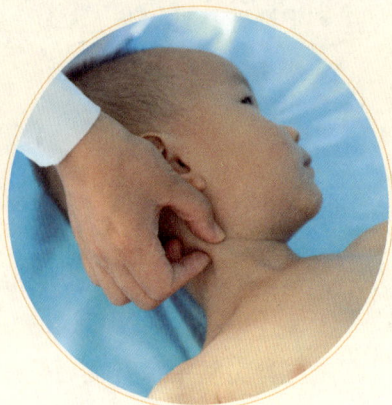

图 5-13-1　拿捏桥弓穴

拿捏桥弓穴一线：以拇指、示指配合滑石粉或药膏沿桥弓穴一线从上到下轻柔地拿捏 2~3 分钟（图 5-13-1）。

拿揉肿块周围：以拇指、示指配合滑石粉或药膏轻重交替地拿揉肿块组织 2~3 分钟（图 5-13-2）。

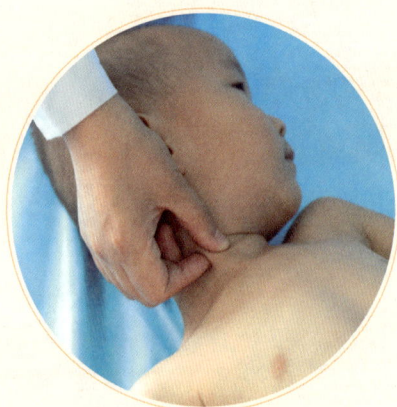

图 5-13-2　拿揉肿块周围

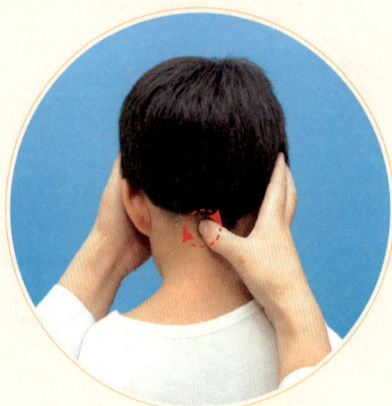

图 5-13-3　揉颈夹脊穴

揉颈夹脊穴：以拇指螺纹面按揉患侧颈夹脊穴一线 5~10 遍（图 5-13-3）。

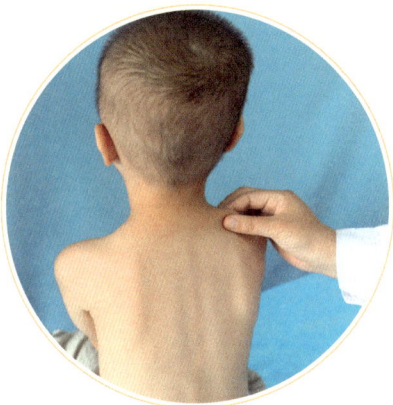

揉肩井、肩中俞、肩外俞：以拇指
按揉患侧肩井（图5-13-4）、肩中俞、
肩外俞50~100次。

图 5-13-4　揉肩井（例）

挛缩期

处方

（1）手法：推法、揉法、拿法、捻法、扳法。

（2）部位：桥弓穴、肿块局部、鱼腰、丝竹空、四白、太阳、颊车、肩中俞、肩外俞、肩井、风府、大椎。

操作

患儿仰卧位或坐位，医者坐在患儿左侧或对面。

拿捏桥弓穴一线：以拇指、示指配合滑石粉轻柔地沿胸锁乳突肌从上到下反复拿捏2~3分钟（图5-13-5）。

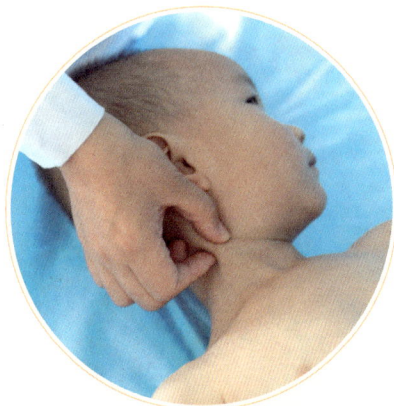

图 5-13-5　拿捏桥弓

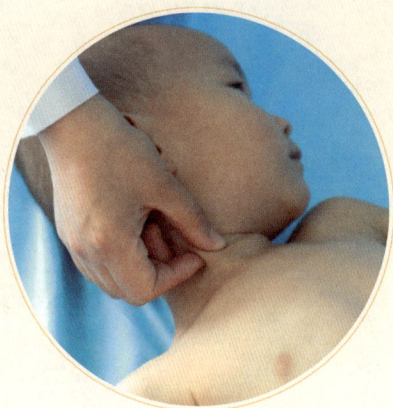

图5-13-6 拿揉肿块周围

拿揉肿块周围：以拇指、示指配合介质反复拿揉肿块组织2~3分钟（图5-13-6）。

按揉鱼腰：以拇指或中指按揉鱼腰30~50次（图5-13-7）。

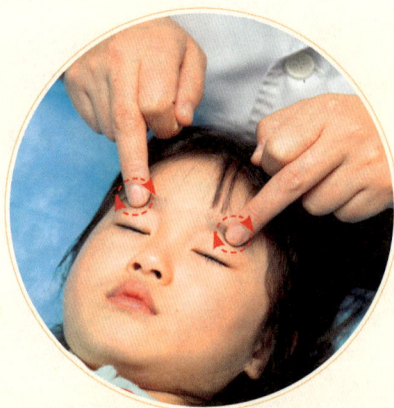

图5-13-7 按揉鱼腰

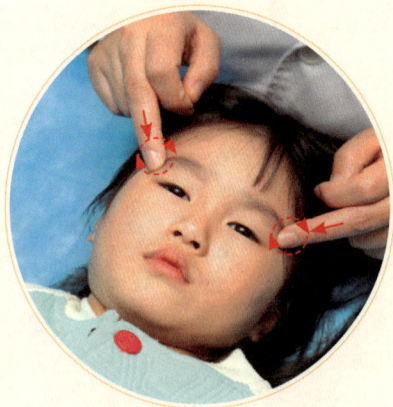

图5-13-8 揉丝竹空

揉丝竹空：以拇指或中指按揉丝竹空30~50次（图5-13-8）。

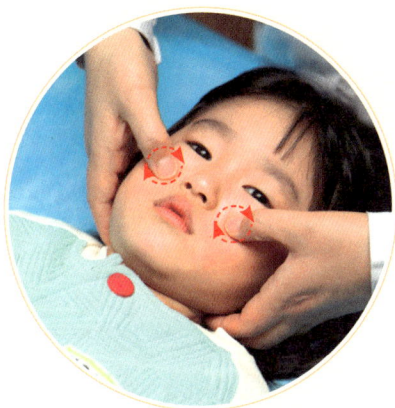

图5-13-9　揉四白

揉四白：以拇指或中指按揉四白30~50次（图5-13-9）。

揉太阳：以拇指或中指按揉太阳穴30~50次（图5-13-10）。

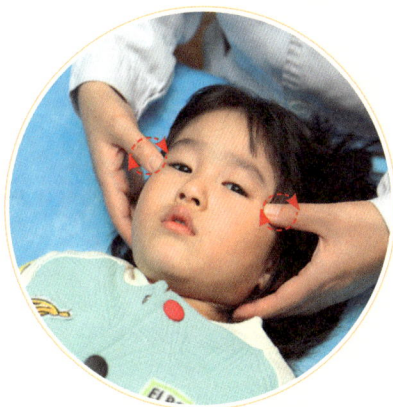

图5-13-10　揉太阳

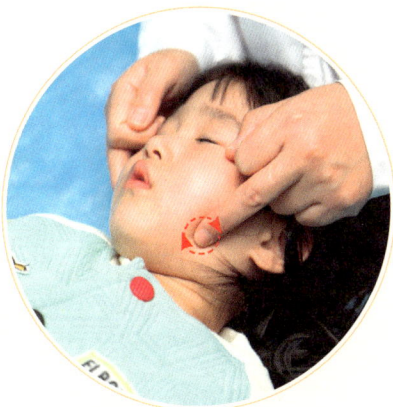

图5-13-11　揉颊车

揉颊车：以拇指或中指按揉颊车穴周围30~50次（图5-13-11）。

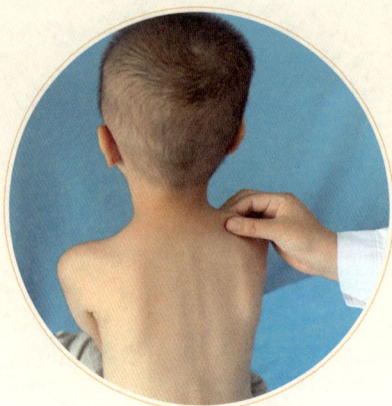

图 5-13-12　揉肩井（例）

揉肩井、肩中俞、肩外俞：以拇指按揉患侧肩井（图 5-13-12）、肩中俞、肩外俞 50~100 次。

按揉风府至大椎一线：以拇指螺纹面按揉风府至大椎一线 5~10 遍（图 5-13-13）。

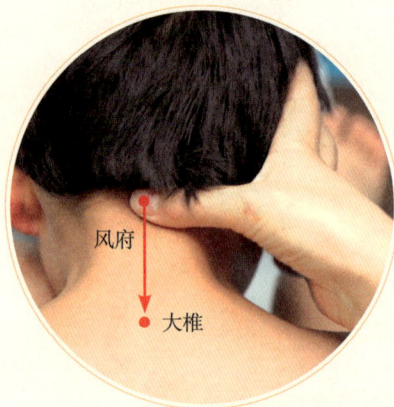

图 5-13-13　按揉风府至大椎一线

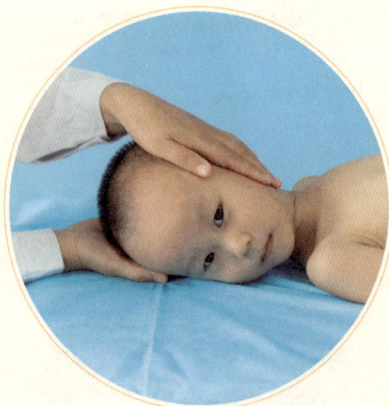

图 5-13-14　仰卧位颈部抻扳法

仰卧位颈部抻扳法（适用于 2 个月以下小儿）：患儿仰卧位，以两手掌扶住小儿头颅颞侧，沿颈椎垂直轴将头转向患侧，下颌靠近肩峰端 5~10 次（图 5-13-14）。

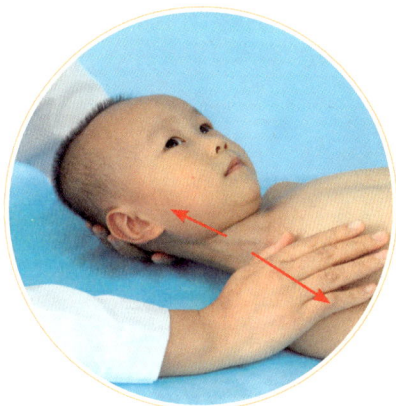

仰卧位颈部抻拉侧扳法（适用于2个月以下小儿）：患儿仰卧位，以一手轻轻按住患侧肩头，一手掌扶住小儿后枕部，将头侧抻拉侧扳至健侧肩部5~10次（图5-13-15）。

2个月以上患儿上两种扳法可采用坐位操作。

图5-13-15　仰卧位颈部抻拉侧扳法

（薛琨）

第十四节　小儿先天性马蹄内翻足

概述

　　先天性马蹄内翻足是指新生儿前足内翻内收、足跟内翻和踝与距下关节蹠屈呈马蹄畸形的病症。

病因病机

　　此病真正的病因尚不清楚，主要有子宫内位置异常、胚胎发育障碍、胚胎发育缺陷、遗传等。中医认为本病系患足及小腿内侧筋脉拘急，而外侧的筋脉弛缓所致，即阴急而阳缓。

治疗

⊛ 处方

（1）**手法**：按法、揉法、擦法、摇法、捏法、拨法。

（2）**部位**：申脉、飞扬、绝骨、阳陵泉、足三里。

⊛ 操作

患儿仰卧，医者在患儿一侧。

理筋：医者一手托患足底部，并将患足轻轻向上推动后着力固定，另一手揉捏患足及小腿内侧拘急的筋肉，手法由轻到重，重点在短缩拘紧的跟腱部操作，并施用拨法，反复操作5分钟（图5-14-1）。

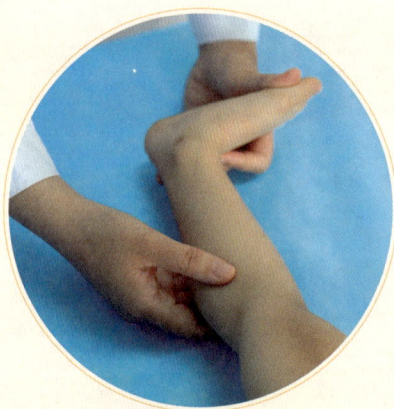

图 5-14-1　理筋

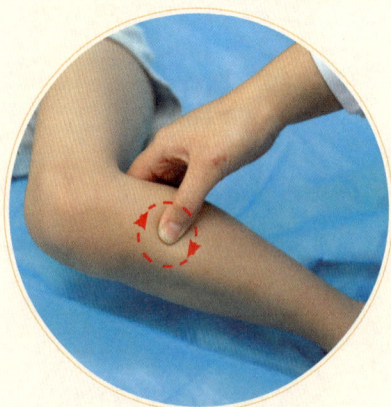

按揉穴位：用拇指按揉申脉、飞扬、绝骨、阳陵泉、足三里（图5-14-2）等穴约6分钟。

图 5-14-2　按揉足三里（例）

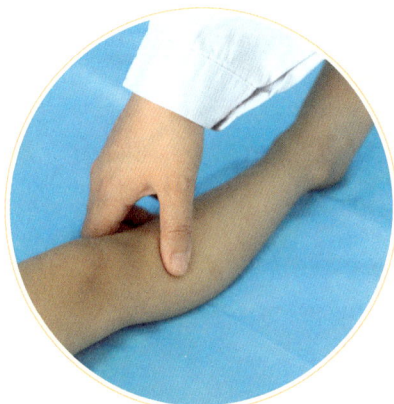

图5-14-3 揉捏下肢

揉捏下肢：用揉捏法自胫骨外侧面沿足三阳经脉、经筋分而操作至足部约5分钟（图5-14-3）。

摩擦下肢：自患侧足趾背而沿足三阳经脉、经筋分布反复擦摩至膝部，使其发热为度（图5-14-4）。

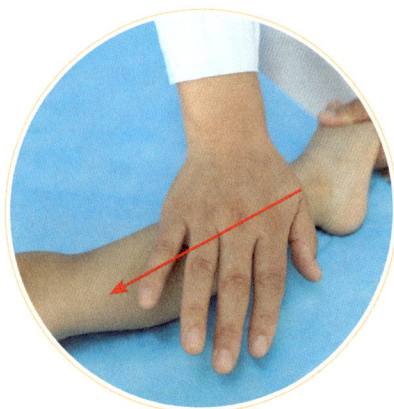

图5-14-4 摩擦下肢

踝关节摇法：医者一手固定足跟，另一手握住前半足，先将踝关节外旋摇动，然后再内旋，顺势进行摇动，反复操作20次。继将足向外侧扳动，使全足背伸，反复操作20次（图5-14-5）。

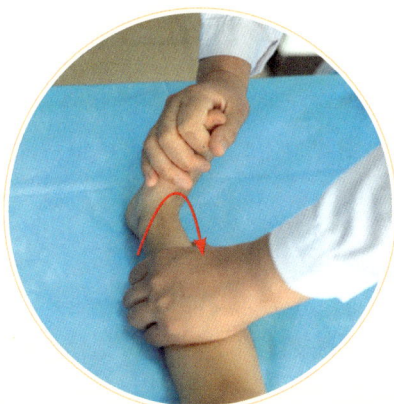

图5-14-5 踝关节摇法

（骆雄飞　蔡京华）

第十五节　近视

概述

随着电脑、手机等高科技产品的普及，小儿近视的发生更加广泛。近视是以视近物清楚而望远模糊为表现的眼科病变。临床上近视有假性近视与真性近视之分，前者是指用目过度，使眼部肌肉尤其是睫状肌疲劳，调节失司，晶状体屈光能力受到影响，轻者休息后症状减轻或消失。后者指眼轴发育过长，超过了屈光间质所能调节的范围，必须佩带近视眼镜矫正。近视初期一般两者兼有，推拿治疗可以有效地缓解眼部的疲劳，尤其是改善假性近视的症状。

病因病机

（一）心脾阳虚

思虑过度伤神，心阳耗损，或偏食甘味伤脾，生化失源，皆可造成精血不足，又因用眼过度，易使目失濡养，进而神光衰微，不能及远。

（二）肝肾不足

先天肝肾禀赋不足，精血匮乏，后天脾胃失调，生化不足，则精血不能上荣于目，目失濡养，进而神光不能及远而能近怯远。

辨证分型

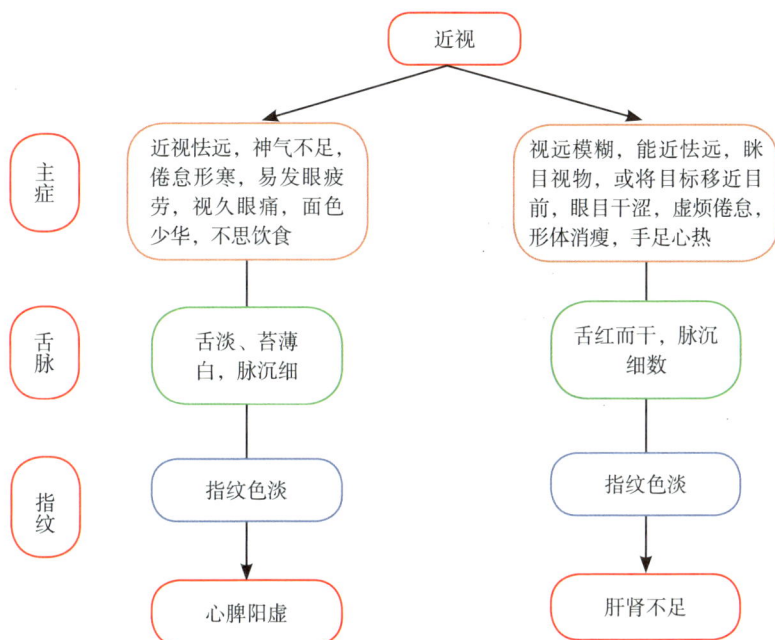

图5-15-1　小儿近视辨证分型

治疗

心脾阳虚

处方

（1）**手法**：揉法、推法、拿法、捏法、擦法。

（2）**部位**：睛明、天门、太阳、四白、百会、风池、颈夹脊穴、心俞、脾俞、脊柱。

操作

（1）患儿仰卧位或坐位，医者坐在患儿头端或对面。

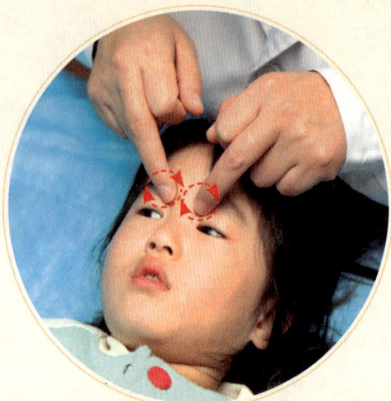

图 5-15-2　揉睛明

揉睛明：以两手中指或示指同时轻轻按揉睛明30~50次（图5-15-2）。

开天门：以两拇指自眉心向前发际交替快速直推30~50次（图5-15-3）。

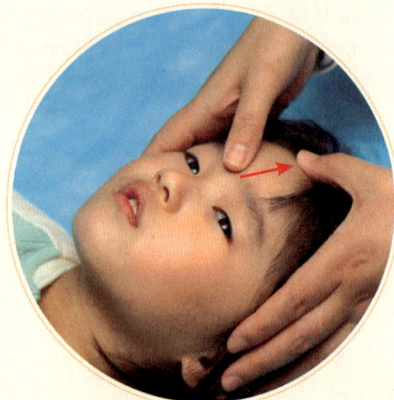

图 5-15-3　开天门

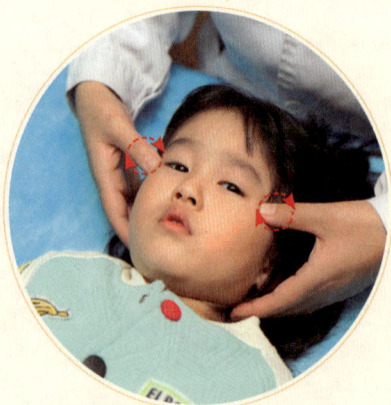

图 5-15-4　揉太阳

揉太阳：以双手中指或拇指揉太阳30~50次（图5-15-4）。

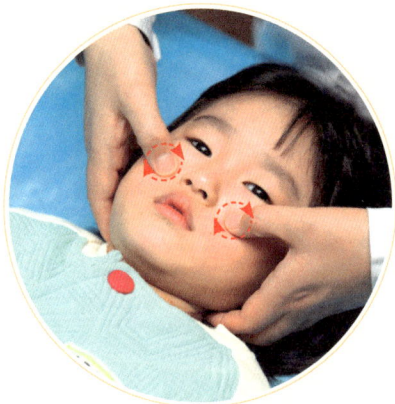

图 5-15-5　按揉四白

按揉四白：以拇指指端，于眶下孔处轻轻按揉四白 30~50 次（图 5-15-5）。

按揉百会：以拇指指端按揉百会 30~50 次（图 5-15-6）。

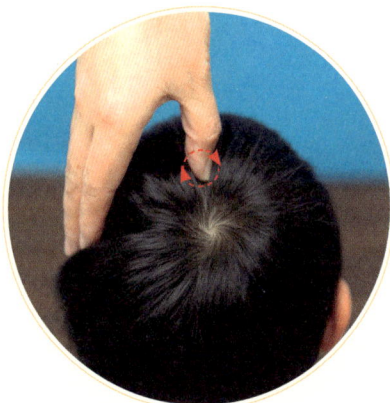

图 5-15-6　按揉百会

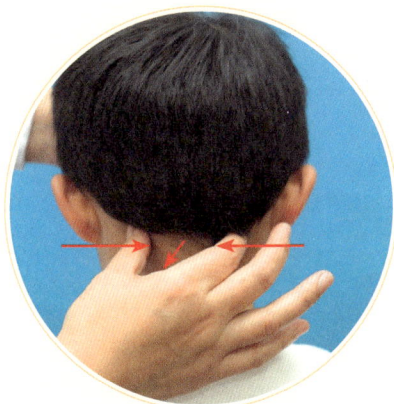

拿风池：以拇指和示指同时拿两侧风池 5~10 次（图 5-15-7）。

图 5-15-7　拿风池

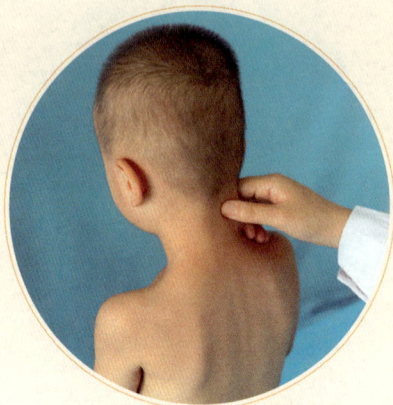

图 5-15-8　拿揉颈夹脊穴

拿揉颈夹脊穴：以拇指、示指相对用力拿揉颈夹脊穴 5~10 遍（图 5-15-8）。

（2）患儿俯卧位，医者位于一侧。

揉心俞：以示指和中指同时揉两侧心俞 50~100 次（图 5-15-9）。

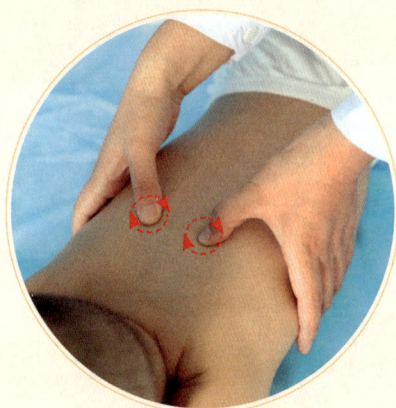

图 5-15-9　揉心俞

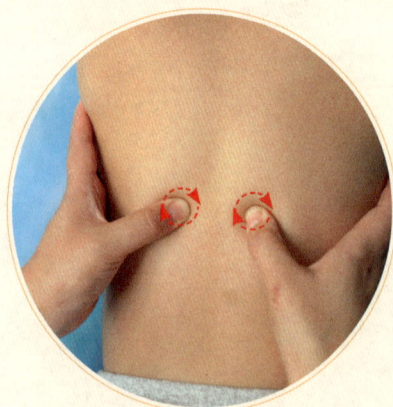

图 5-15-10　揉脾俞

揉脾俞：以两拇指偏峰或螺纹面同时揉两侧脾俞 50~100 次（图 5-15-10）。

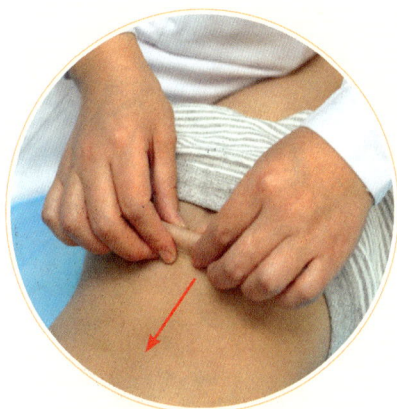

捏脊：以拇指、示指和中指自下而上捏长强至大椎成一直线，每捏三下将背脊皮肤提一下，在捏前先在背部轻轻按摩几遍，使肌肉放松。捏3~5遍（图5-15-11）。

图 5-15-11　捏脊

肝肾不足

处方

（1）**手法**：抹法、揉法、拿法、推法、捏法。

（2）**部位**：睛明、天门、太阳、四白、百会、风池、天柱骨、肝俞、肾俞、足三里、涌泉、脊柱。

操作

（1）患儿仰卧位，医者坐在患儿头端或左侧。

揉睛明：以两手中指或示指同时轻轻按揉睛明30~50次（图5-15-12）。

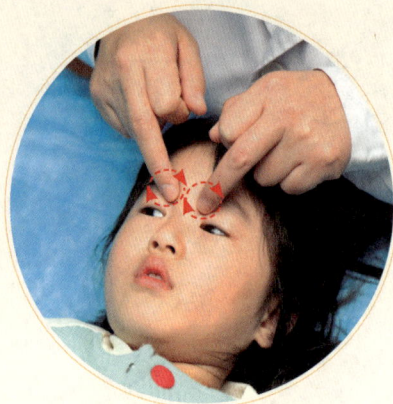

图5-15-12　揉睛明

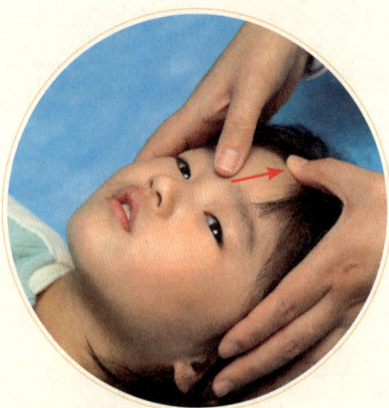

图5-15-13　开天门

开天门：以两拇指自眉心向前发际交替快速直推30~50次（图5-15-13）。

揉太阳：以双手中指或拇指揉太阳30~50次（图5-15-14）。

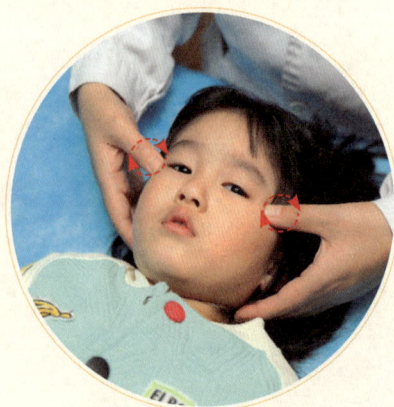

图5-15-14　揉太阳

按揉四白：以拇指指端，于眶下孔处轻轻按揉四白 30~50 次（图 5-15-15）。

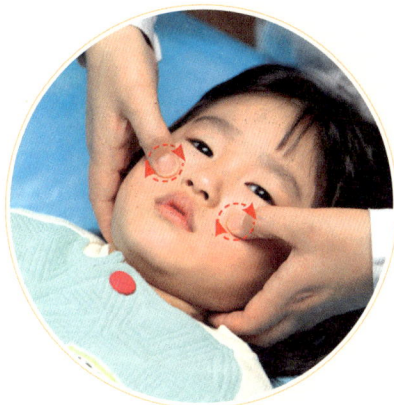

图 5-15-15　按揉四白

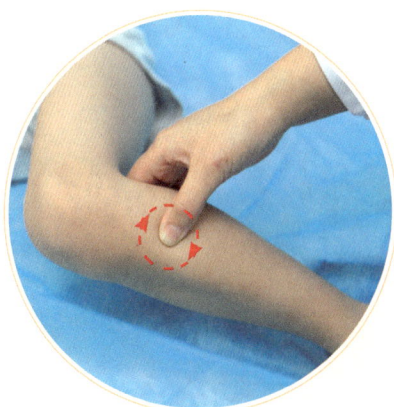

图 5-15-16　按揉足三里

按揉足三里：以拇指端按揉足三里 50~100 次（图 5-15-16）。

（2）患儿坐位，医者坐在患儿后面。

按揉百会：以拇指指端按揉百会 30~50 次（图 5-15-17）。

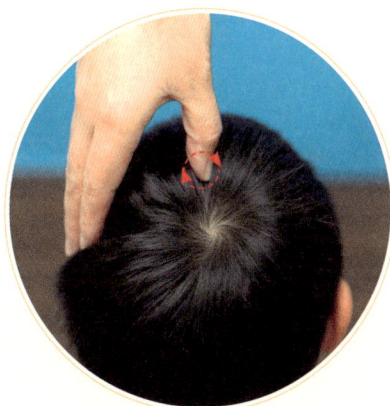

图 5-15-17　按揉百会

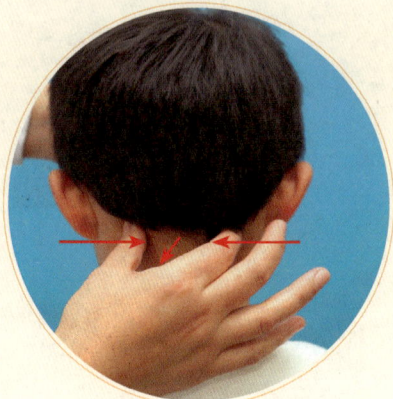

图 5-15-18　拿风池

拿风池：以拇指和示指同时拿两侧风池 5~10 次（图 5-15-18）。

推天柱骨：以一手示、中指并拢，用指腹由上而下直推天柱骨 100~300 次（图 5-15-19）。

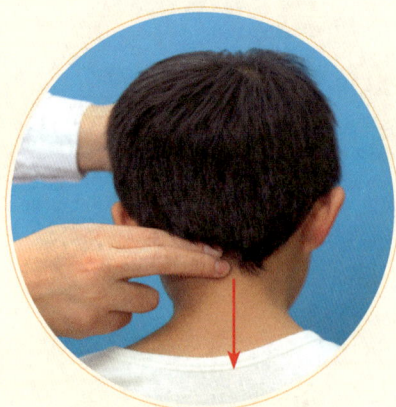

图 5-15-19　推天柱骨

（3）患儿俯卧位，医者位于一侧。

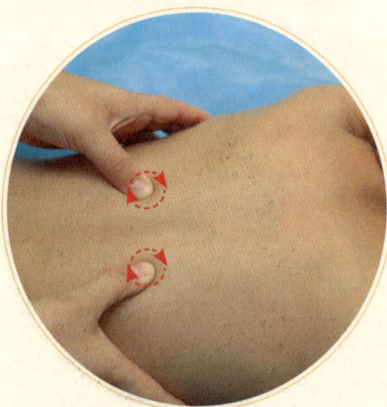

揉肝俞：以双手拇指端同时按揉肝俞 50~100 次（图 5-15-20）。

图 5-15-20　揉肝俞

揉肾俞：以双手拇指端同时按揉肾俞 50~100 次（图 5-15-21）。

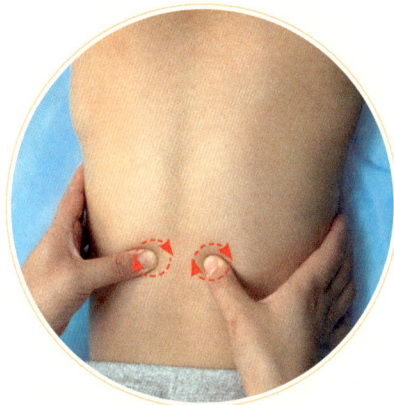

图 5-15-21　揉肾俞

推涌泉：以拇指交替向大趾方向直推涌泉 100~500 次（图 5-15-22）。

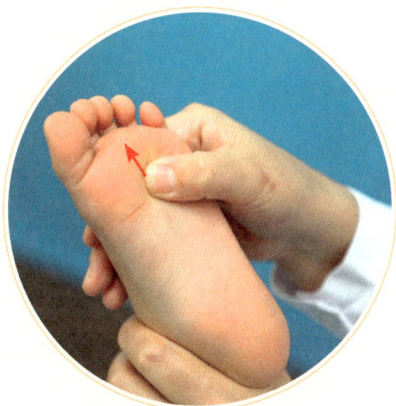

图 5-15-22　推涌泉

捏脊：以拇指、示指和中指自下而上捏长强至大椎成一直线，每捏三下将背脊皮肤提一下，在捏前先在背部轻轻按摩几遍，使肌肉放松。捏 3~5 遍（图 5-15-23）。

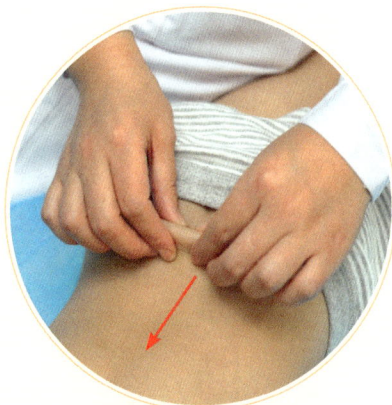

图 5-15-23　捏脊

（薛琨）

第十六节　过敏性鼻炎

概述

　　过敏性鼻炎是以鼻部突然出现或反复发作的鼻塞、鼻痒、流清涕为特点的小儿上呼吸道疾病，常伴头痛、嗅觉不敏感、睡眠不沉等症状。此病多发于季节交替时，可见于各个年龄段，发病期仅运用推拿治疗即可收到较理想的疗效。

病因病机

（一）肺气不足

　　小儿肺脏娇嫩，卫外功能较差，易受风寒外侵，肺虚邪凑，宣降失调，水津不布，津液停聚；或气不摄津，津液外泄，合并风寒之邪，壅滞于鼻，而发为本病。

（二）脾肺气虚

　　鼻为肺之外窍，小儿先天禀赋不足，或饮食损伤，或久病初愈，均可导致脾气不足，运化水湿无力，内生湿邪，又因卫表不固，外邪受袭，外邪内邪壅滞阻塞外窍，发为本病。

（三）肺肾两虚

　　小儿先天不足，又因大病、久病、后天失养，以致肾元亏虚，肾阳不足，则肺失温煦，皮毛腠理失司，易感风寒；元阳虚损，命门火衰，水液代谢失调，寒水上泛，湿浊内生，与外邪壅聚于鼻而发为本病。

辨证分型

```
                              过敏性鼻炎
```

主症	鼻流清涕，鼻塞，鼻痒，时打喷嚏，季节转换时易发作，倦怠少言，面色淡白，汗出恶风	鼻流清涕或黏涕，鼻痒，鼻塞胀闷不适，伴神疲乏力，面色少华，纳差，腹胀，便溏	鼻痒，喷嚏连连，清涕长流，伴形寒肢冷，腰膝酸软，小便清，夜尿多
舌脉	舌质淡、苔薄白，脉虚无力	舌淡、苔白、边有齿痕，脉虚缓	舌质淡胖、舌苔白，脉沉细无力
指纹	指纹色淡	指纹色淡	指纹淡紫隐隐
	肺气不足	脾肺气虚	肺肾两虚

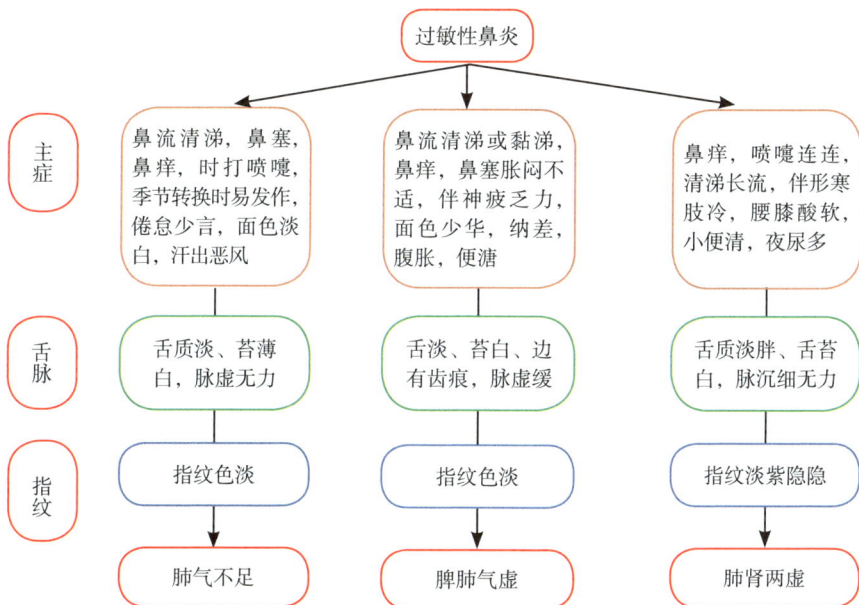

图 5-16-1 过敏性鼻炎辨证分型

治疗

肺气不足

处方

（1）**手法**：推法、揉法、拿法。

（2）**部位**：天门、坎宫、太阳、耳后高骨、鼻通、迎香、风池、一窝风、脾经、肺俞。

操作

患儿仰卧位或坐位，医者坐在患儿头端左侧或后面。

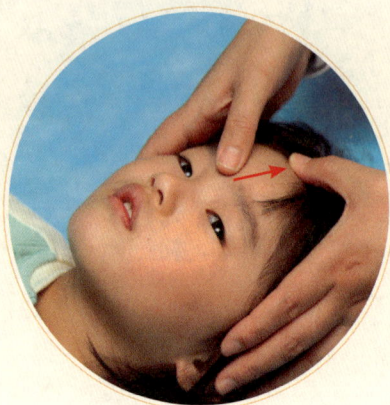

图 5-16-2　开天门

开天门：以两拇指自眉心向前发际交替快速直推 30~50 次（图 5-16-2）。

推坎宫：以两拇指自眉心向眉梢交替快速分推 30~50 次（图 5-16-3）。

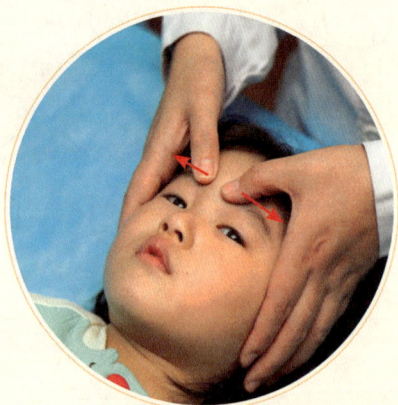

图 5-16-3　推坎宫

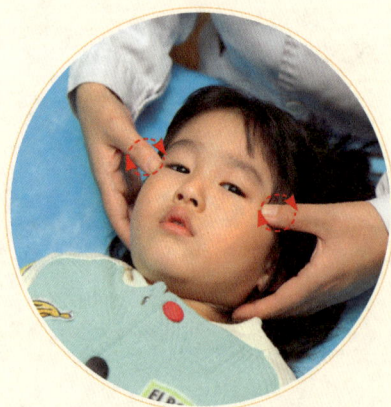

图 5-16-4　揉太阳

揉太阳：以双手中指或拇指揉太阳 30~50 次（图 5-16-4）。

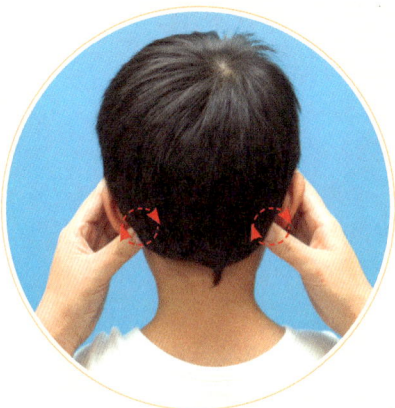

图 5-16-5　揉耳后高骨

揉耳后高骨：以两拇指端或中指端揉耳后高骨 30~50 次（图 5-16-5）。

揉鼻通：以拇指按揉鼻通穴，先揉一侧，再揉另一侧，不可同时操作，30~50 次（图 5-16-6）。

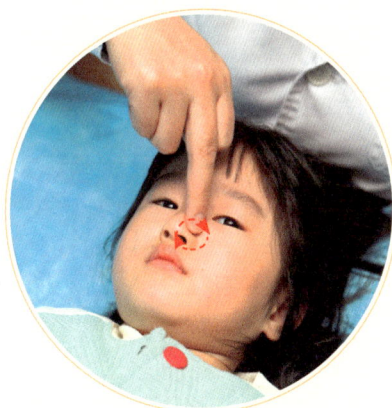

图 5-16-6　揉鼻通

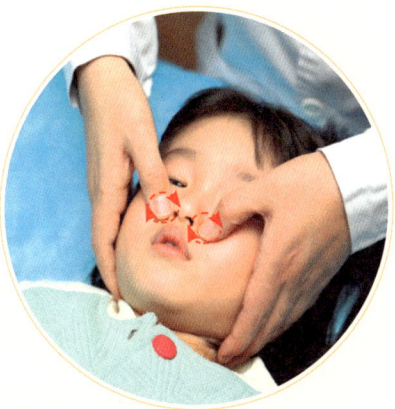

图 5-16-7　揉迎香

揉迎香：以两拇指或示指指端按揉迎香 30~50 次（图 5-16-7）。

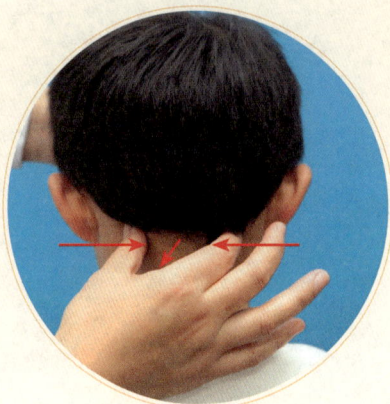

图 5-16-8　拿风池

拿风池：以拇指和示指同时拿两侧风池 5~10 次（图 5-16-8）。

揉一窝风：以中指或拇指端揉一窝风 100~300 次（图 5-16-9）。

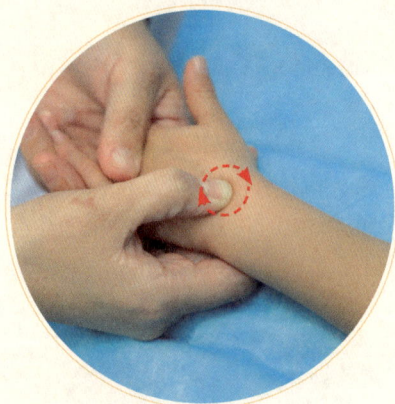

图 5-16-9　揉一窝风

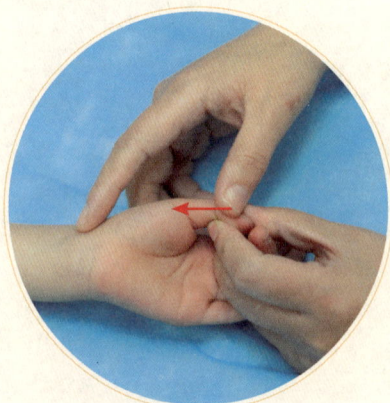

图 5-16-10　补脾经

补脾经：以左手握患儿之左手，同时以拇、示二指捏住患儿拇指，使之微屈，再用右手拇指自患儿拇指尖沿拇指桡侧推向拇指根 300~500 次（图 5-16-10）。

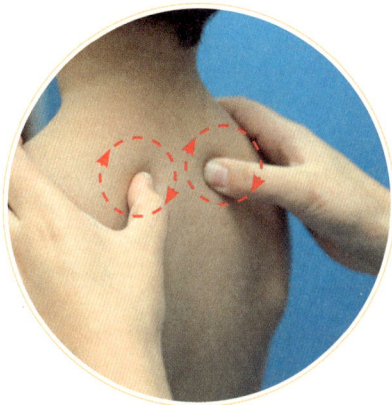

揉肺俞：以示指和中指同时揉两侧肺俞 30~60 次（图 5-16-11）。

图 5-16-11 揉肺俞

脾肺气虚

处方

（1）**手法**：推法、揉法、运法、擦法、捏法。

（2）**部位**：天门、坎宫、太阳、耳后高骨、迎香、肺经、脾经、内八卦、肺俞、脾俞、胃俞、脊柱。

操作

（1）患儿仰卧位或坐位，医者坐在患儿头端、左侧或后面。

开天门：以两拇指自眉心向前发际交替快速直推 30~50 次（图 5-16-12）。

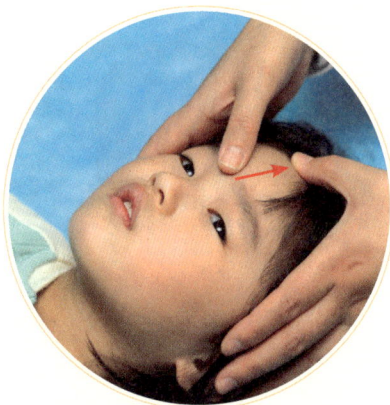

图 5-16-12 开天门

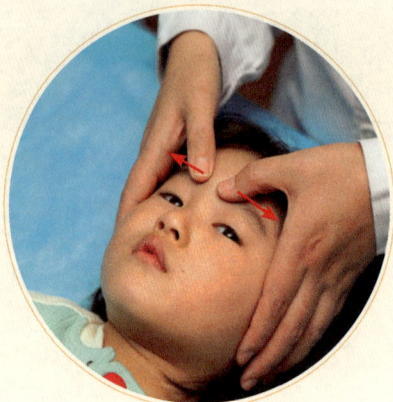

图 5-16-13　推坎宫

推坎宫：以两拇指自眉心向眉梢交替快速分推 30~50 次（图 5-16-13）。

揉太阳：以双手中指或拇指揉太阳 30~50 次（图 5-16-14）。

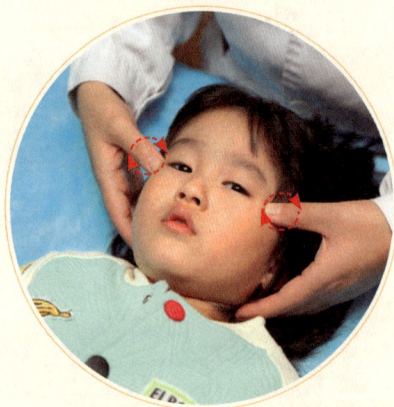

图 5-16-14　揉太阳

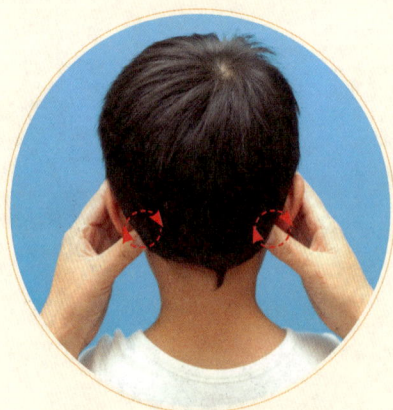

图 5-16-15　揉耳后高骨

揉耳后高骨：以两拇指端或中指端揉耳后高骨 30~50 次（图 5-16-15）。

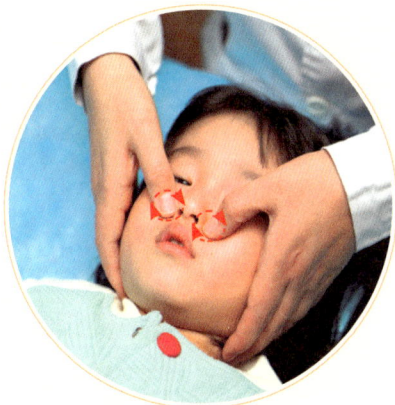

图 5-16-16　揉迎香

揉迎香：以拇指或示指指端按揉迎香 30~50 次（图 5-16-16）。

清补肺经：以拇指在患儿无名指指尖起至无名指掌面末节指纹之间来回推 100~300 次（图 5-16-17）。

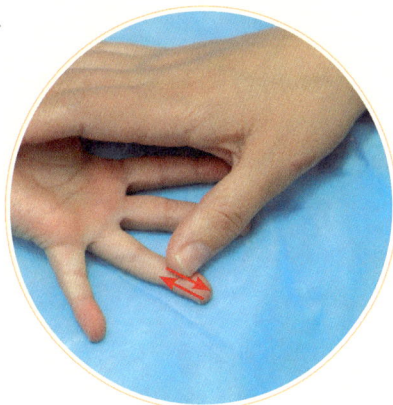

图 5-16-17　清补肺经

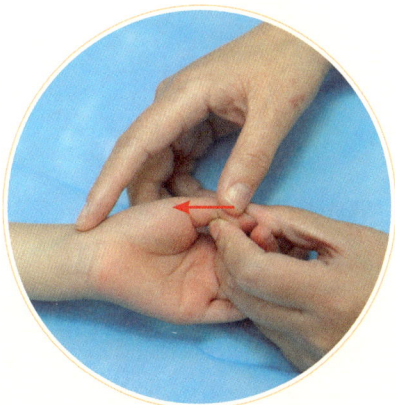

图 5-16-18　补脾经

补脾经：以左手握患儿之左手，同时以拇、示二指捏住患儿拇指，使之微屈，再用右手拇指自患儿拇指尖沿拇指桡侧推向拇指根 300~500 次（图 5-16-18）。

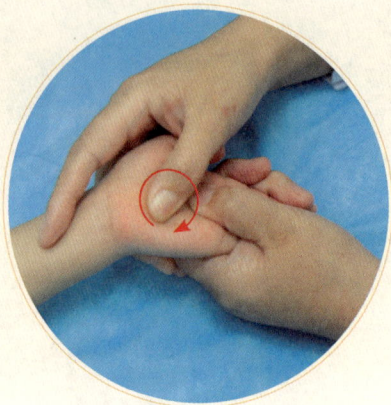

图 5-16-19　顺运内八卦

顺运内八卦：医者左手握住患儿右手，其中左拇指置于内八卦的离位之上，以右手拇指快速自乾运至兑100~500 次（图 5-16-19）。

揉肺俞：以拇指或示、中二指同时揉两侧肺俞 30~60 次（图 5-16-20）。

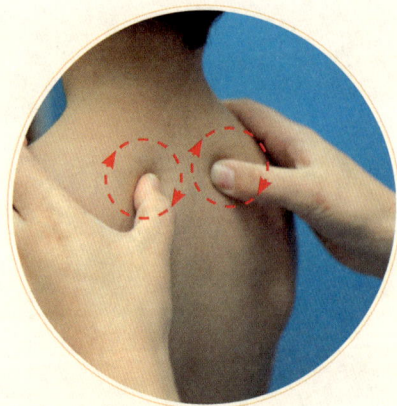

图 5-16-20　揉肺俞

（2）患儿俯卧位，医者位于一侧。

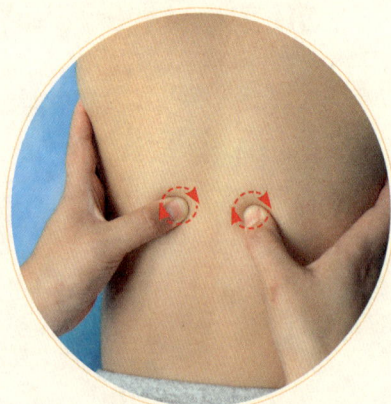

图 5-16-21　揉脾俞

揉脾俞：以两拇指偏峰或螺纹面同时揉两侧脾俞 30~60 次（图 5-16-21）。

揉胃俞：以两拇指偏峰或螺纹面同时揉两侧胃俞 30~60 次（图 5-16-22）。

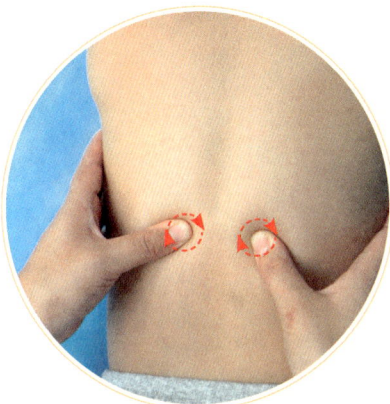

图 5-16-22　揉胃俞

捏脊：以拇指、示指和中指自下而上捏长强至大椎成一直线，每捏三下将背脊皮肤提一下，在捏前先在背部轻轻按摩几遍，使肌肉放松。捏 3~5 遍（图 5-16-23）。

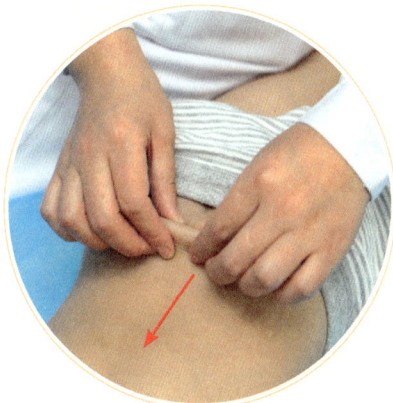

图 5-16-23　捏脊

肺肾两虚

处方

（1）手法：推法、揉法。

（2）部位：天门、坎宫、太阳、耳后高骨、迎香、鼻通、脾经、肺经、肾经、二马、三关、肺俞、肾俞。

操作

（1）患儿仰卧位或坐位，医者坐在患儿头端、左侧或后面。

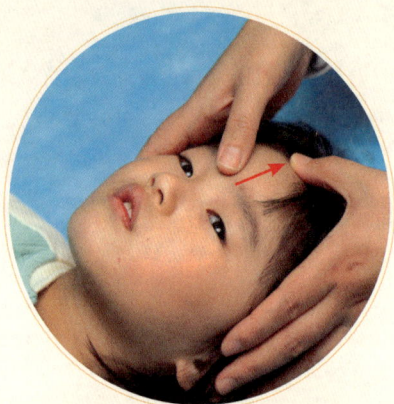

图5-16-24 开天门

开天门：以两拇指自眉心向前发际交替快速直推30~50次（图5-16-24）。

推坎宫：以两拇指自眉心向眉梢交替快速分推30~50次（图5-16-25）。

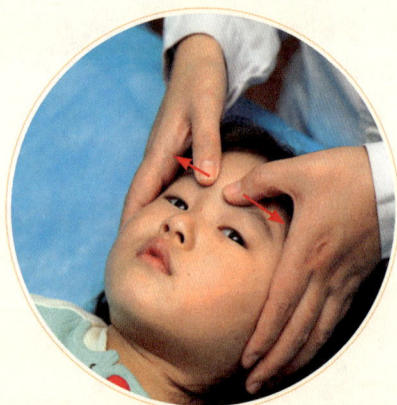

图5-16-25 推坎宫

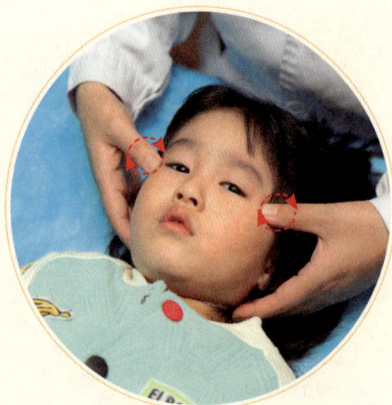

图5-16-26 揉太阳

揉太阳：以双手拇指或中指揉太阳30~50次（图5-16-26）。

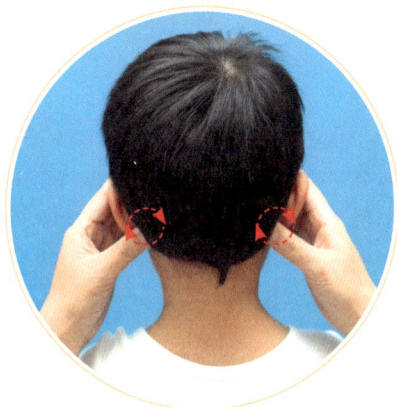

图5-16-27 揉耳后高骨

揉耳后高骨：以两拇指端或中指端揉耳后高骨30~50次（图5-16-27）。

揉迎香：以两拇指或示指指端按揉迎香30~50次（图5-16-28）。

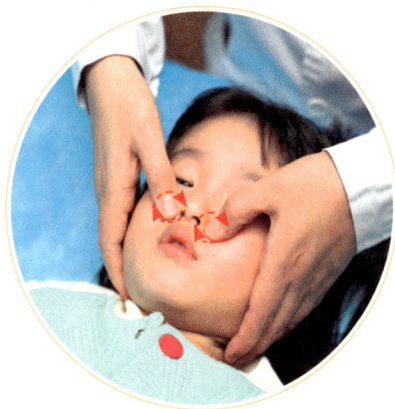

图5-16-28 揉迎香

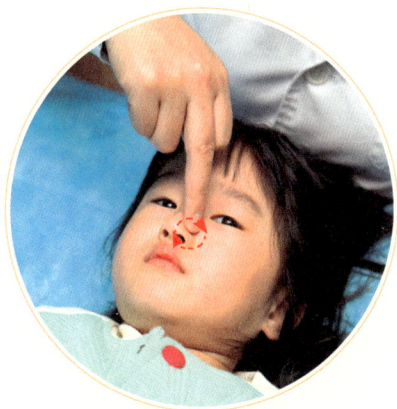

图5-16-29 揉鼻通

揉鼻通：以拇指偏峰按揉鼻通穴，先揉一侧，再揉另一侧，不可同时操作，30~50次（图5-16-29）。

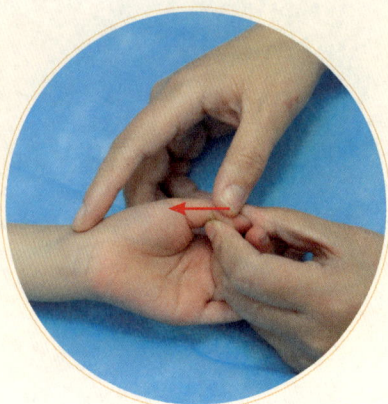

图 5-16-30 补脾经

补脾经：以左手握患儿之左手，同时以拇、示二指捏住患儿拇指，使之微屈，再用右手拇指自患儿拇指尖沿拇指桡侧推向拇指根 300~500 次（图 5-16-30）。

清补肺经：以拇指在患儿无名指指尖起至无名指掌面末节指纹之间来回推 100~300 次（图 5-16-31）。

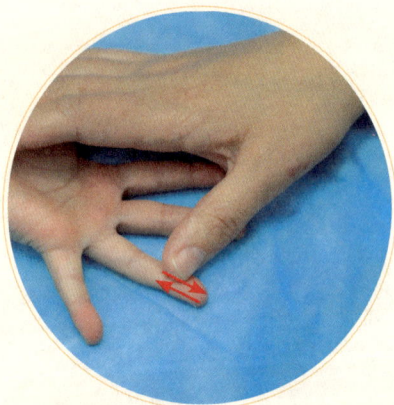

图 5-16-31 清补肺经

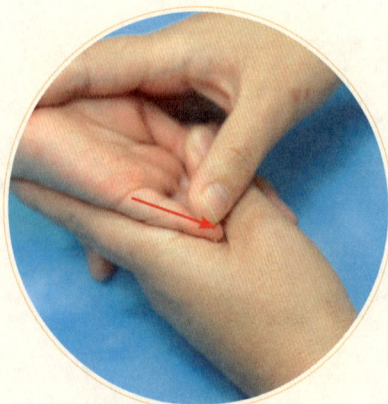

图 5-16-32 补肾经

补肾经：以拇指自掌根沿小指掌面稍偏尺侧推至小指尖 300~500 次（图 5-16-32）。

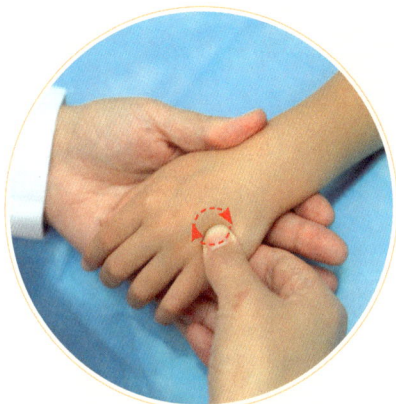

揉二马：以拇指或中指揉二马300~500次（图5-16-33）。

图 5-16-33　揉二马

推三关：以拇指桡侧或示、中指并拢，自前臂桡侧腕关节，推至肘关节100~300次（图5-16-34）。

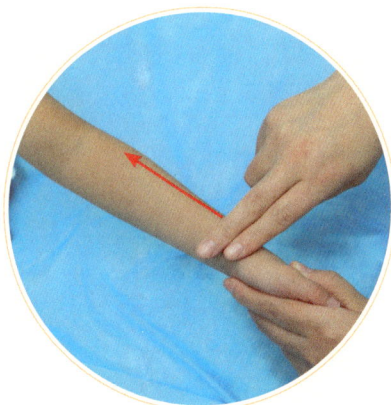

图 5-16-34　推三关

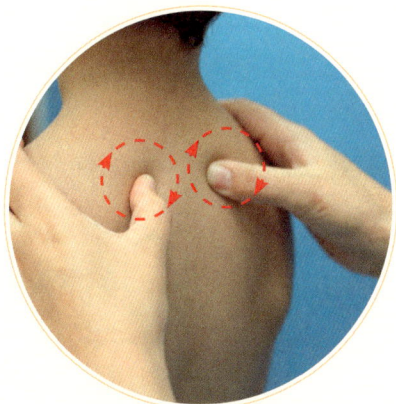

揉肺俞：以拇指或示、中二指同时按揉两侧肺俞50~100次（图5-16-35）。

图 5-16-35　揉肺俞

（2）患儿俯卧位，医者位于一侧。

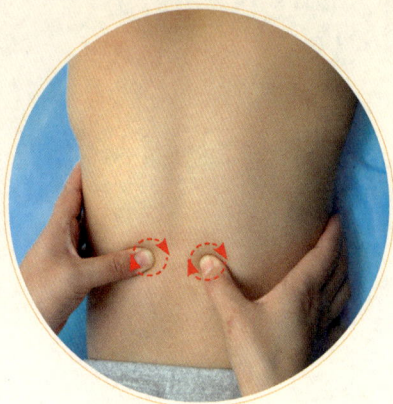

揉肾俞：以双手拇指端同时按揉
肾俞50~100次（图5-16-36）。

图 5-16-36　揉肾俞

（薛琨）

第十七节　小儿生长发育迟缓

概述

　　小儿时期好比草木之嫩芽、旭日之初生，身体的一切都处在不断地生长发育中，这也是小儿不同于成人的生理特点。"生长"是指形体的发育、量的增长，"发育"是指组织器官功能活动的不断完善，包含了质和量动态的发展变化。通过与小儿不同年龄时期正常生理常数的对比可以发现生长发育中的异常。

病因病机

（一）脾胃娇嫩，后天失养

　　脾胃为后天之本，为气血生化之源，主受纳、腐熟和运化水谷，并将水谷精微输布于肺，滋养全身。如《幼科发挥》所说："胃者主纳受，脾者主运化。脾胃壮实，四肢安宁；脾胃虚弱，百病蜂起。故调理脾胃者，医者之王道也；节戒饮食者，却病无良方也。"

《素问·痹论》言："饮食自倍，脾胃乃伤。"小儿乳食不知自节，又脾常不足，导致积滞、厌食、呕吐、泄泻等疾病的发生；脾喜燥恶湿，胃喜润恶燥，若患他病，过用苦寒温燥则易伤及脾阳胃阴；或病后调理失宜，都可影响脾胃的正常运化，进而影响小儿的体重、体质等方面的发育。

（二）禀赋不足，生化乏力

肾为先天之本，主藏精，主骨生髓，小儿正常的生长发育离不开肾中元阴与元阳的相互作用，肾阴滋润五脏之阴，肾阳温煦五脏之阳，先天禀赋肾精不足，则元气化生无力。

《素问·灵兰秘典》言："肾者，作强之官，伎巧出焉。"说明小儿的活动能力和智力的发育取决于先天肾精的是否充盈。肾精不足则生长发育缓慢，如五迟（立迟、行迟、发迟、齿迟、语迟）、五软（头项软、口软、手软、足软、肌肉软）。

辨证分型

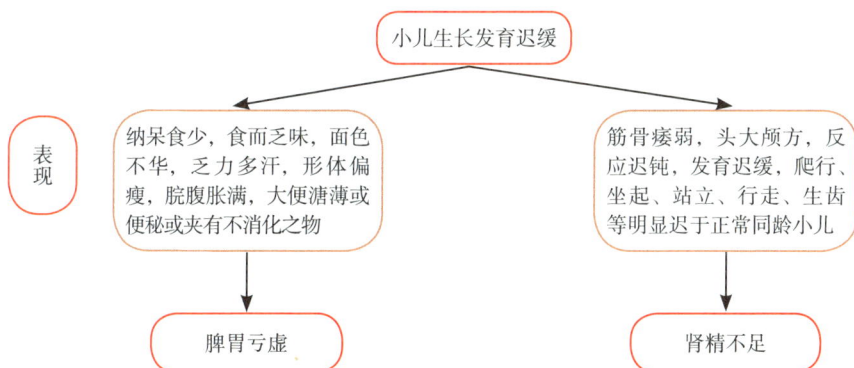

图5-17-1　小儿生长发育迟缓辨证分型

治疗

脾胃亏虚

◎ 处方

（1）手法：推法、揉法、运法、摩法、捏法。

（2）部位：脾经、胃经、板门、八卦、大肠、腹、足三里、脊柱、脾俞、胃俞。

◎ 操作

（1）患儿仰卧位，医者坐在患儿左侧。

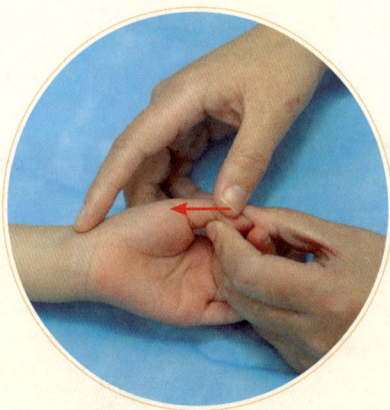

补脾经：以左手握患儿之左手，同时以拇、示二指捏住患儿拇指，使之微屈，再用右手拇指自患儿拇指尖沿拇指桡侧推向拇指根100~300次（图5-17-2）。

图 5-17-2　补脾经

清胃经：以拇指或示指自掌根推向拇指根100~300次（图5-17-3）。

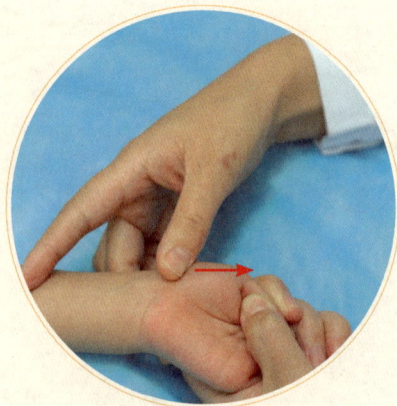

图 5-17-3　清胃经

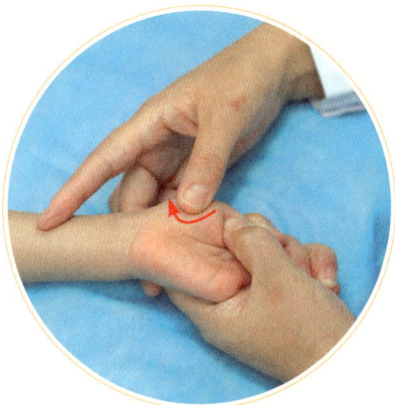

揉板门：以拇指或示指在大鱼际平面的中点上揉板门穴 100~300 次（图 5-17-4）。

图 5-17-4　揉板门

顺运内八卦：医者左手握住患儿右手，其中左拇指置于内八卦的离位之上，以右手拇指快速自乾运至兑 100~500 次（图 5-17-5）。

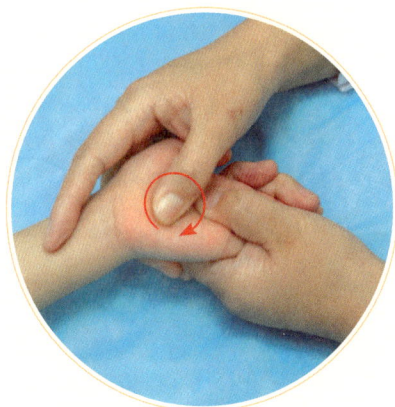

图 5-17-5　顺运内八卦

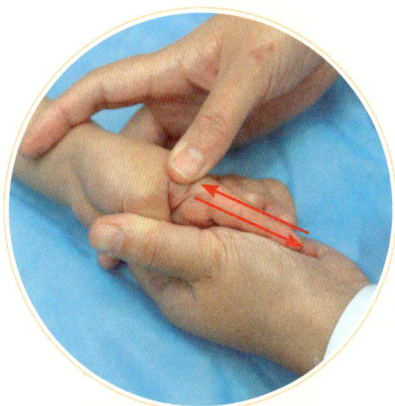

清补大肠：以右手拇指桡侧面，自指尖沿示指桡侧至虎口来回推 100~300 次（图 5-17-6）。

图 5-17-6　清补大肠

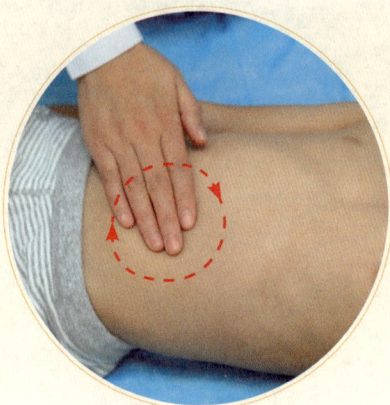

摩腹：以掌面或四指先按顺时针方向摩腹，再逆时针方向摩腹各100次（图5-17-7）。

图5-17-7　摩腹

按揉足三里：以拇指端按揉足三里50~100次（图5-17-8）。

（2）患儿俯卧位，医者位于一侧。

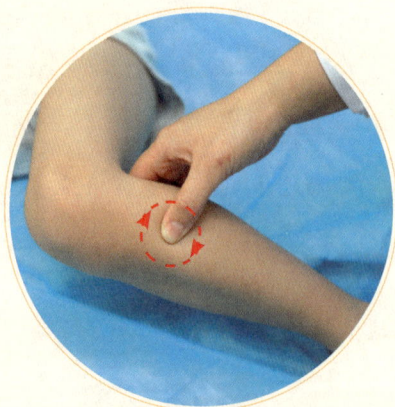

图5-17-8　按揉足三里

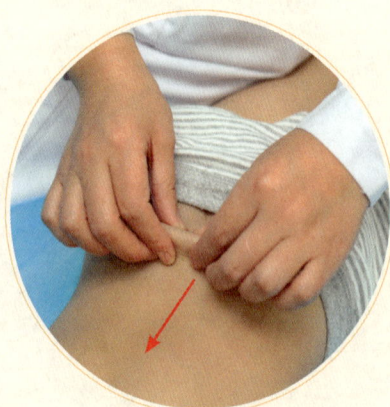

捏脊：以拇指、示指和中指自下而上捏长强至大椎成一直线，每捏三下将背脊皮肤提一下，在捏前先在背部轻轻按摩几遍，使肌肉放松。捏3~5遍（图5-17-9）。

图5-17-9　捏脊

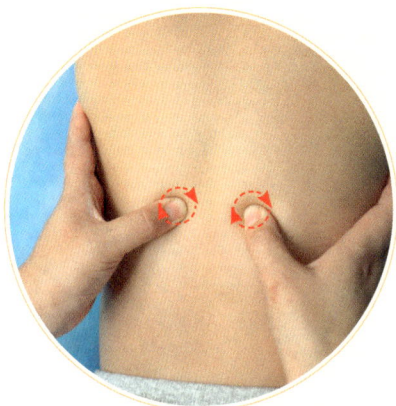

揉脾俞：以两拇指偏峰或螺纹面同时揉两侧脾俞 50~100 次（图 5-17-10）。

图 5-17-10 揉脾俞

揉胃俞：以两拇指偏峰或螺纹面同时揉两侧胃俞 50~100 次（图 5-17-11）。

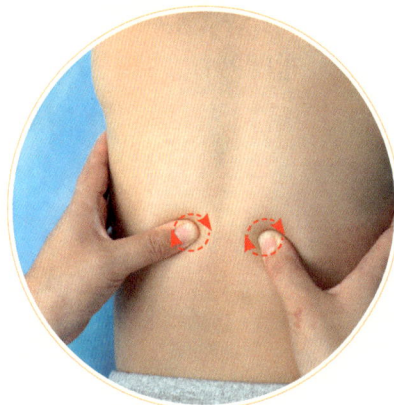

图 5-17-11 揉胃俞

肾精不足

处方

（1）手法：推法、揉法、运法、摩法、捏法。

（2）部位：肾经、二马、五经、十指、十趾、四肢关节、脊柱、肾俞。

操作

（1）患儿仰卧位或坐位，医者坐在患儿左侧或对面。

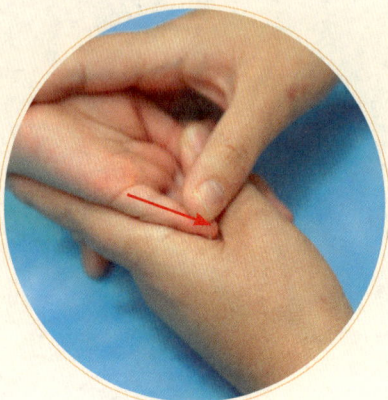

图 5-17-12　补肾经

补肾经：以拇指自掌根沿小指掌面稍偏尺侧推至小指尖 100~300 次（图 5-17-12）。

揉二马：以拇指或中指揉二马 100~300 次（图 5-17-13）。

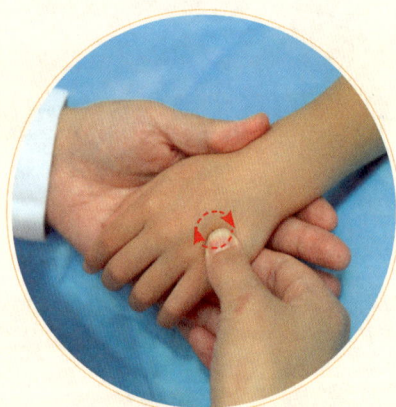

图 5-17-13　揉二马

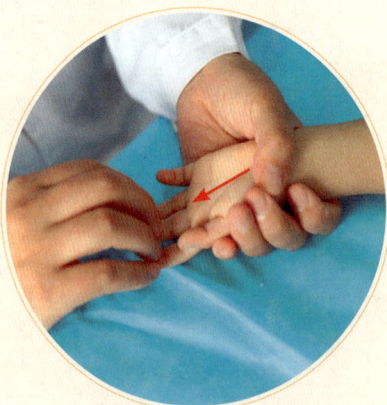

图 5-17-14　推五经

推五经：以左手托小儿左手，手心向上，术者五指并拢，用螺纹面从小儿掌根始，沿手掌顺指根向指尖推去，反复操作 100~300 次（图 5-17-14）。

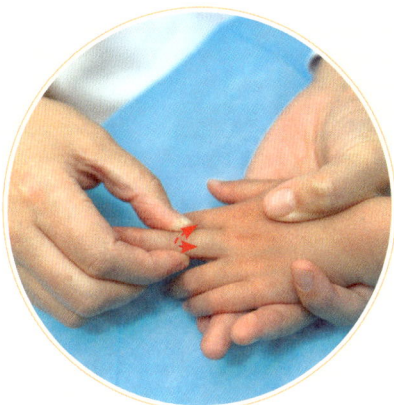

图 5-17-15　掐、捻十指

掐、捻十指：以拇指、示指掐捻十指 20~30 次（图 5-17-15）。

摇四肢关节：以一手握住小儿关节远端，被动摇动四肢关节 20~30 次（图 5-17-16）。

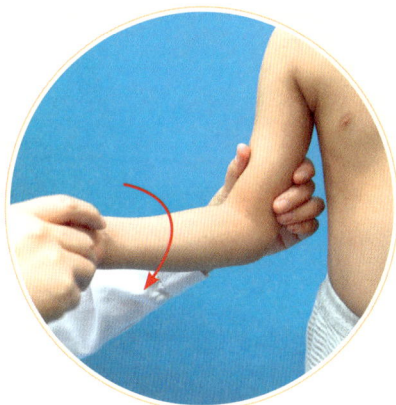

a. 摇上肢

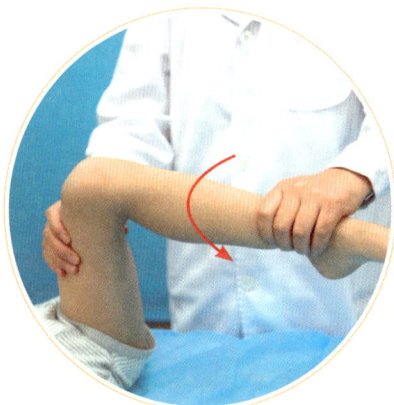

b. 摇下肢

图 5-17-16　摇四肢关节

（2）患儿俯卧位，医者位于一侧。

捏脊：以拇指、示指和中指自下而上捏长强至大椎成一直线，每捏三下将背脊皮肤提一下，在捏前先在背部轻轻按摩几遍，使肌肉放松。捏 3~5 遍（图 5-17-17）。

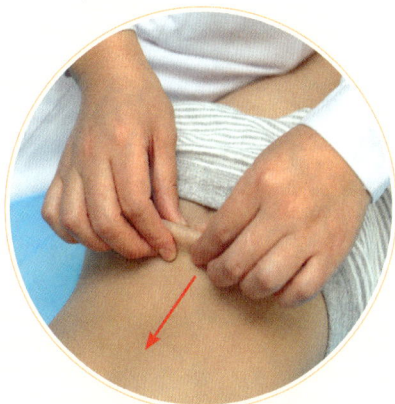

图 5-17-17　捏脊

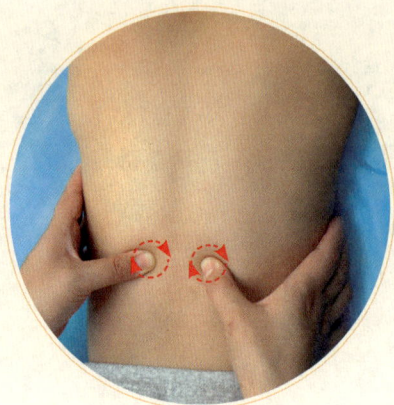

揉肾俞：以双手拇指端同时按揉肾俞50~100次（图5-17-18）。

图5-17-18　揉肾俞

（薛琨）

附 录

常用腧穴和经外奇穴

穴位名	标准定位	简便取穴	主治
太阳 （经外奇穴）	眉梢后凹陷处	为眉梢延长线与目外眦延长线之交点处即是	发热，头痛，惊风。目赤肿痛、目眩、面瘫。推太阳主要用于外感风热。若揉太阳主要用于外感风寒
鼻通穴 （经外奇穴）	在面部，当鼻翼软骨与鼻甲的交界处，近鼻唇沟上端处；正坐仰靠取穴		过敏性鼻炎，鼻窦炎，鼻衄，嗅觉功能障碍，迎风流泪，感冒，头痛，鼻塞
风池 （足少阳胆经）	乳突后方，项后枕骨下大筋外侧陷中	俯伏坐住、医者从枕骨粗隆两侧向下推按、当至枕骨下凹陷处与乳突之间时、用力按有麻胀感处即是	感冒，头痛，发热，目眩，颈项强痛。配合推攒竹，掐揉二扇门等，发汗解表之力更强。多用于感冒，头痛，发热，无汗或项背强痛等症
天突 （任脉）	胸骨切迹上缘，凹窝正中	仰靠坐位、胸骨上端凹陷中即是	咳嗽，咯痰不爽，积食，小便不利。由于气机不利，痰涎壅盛或胃气上逆所致之痰喘，呕吐多与推揉膻中，揉中脘，运内八卦等合用。若用中指端微屈向下，向里按，动作宜快，可使之吐；并能利尿，"开上窍而通下窍。"
膻中 （任脉）	胸骨正中，两乳联线中点	两乳头之间中点	胸闷，吐逆，咳喘。向下推对各种原因引起的胸闷，吐逆，痰喘，咳嗽均有效。治疗呕吐、嗳气常与运内八卦，横纹推板门，分腹阴阳等合用；擦膻中常用于寒喘及风寒咳嗽；治疗热喘分推膻中，常与推肺经、分推肺俞等合用；治疗痰吐不利揉膻中，常与揉天突、按揉丰隆等合用

穴位名	标准定位	简便取穴	主治
乳根 （足阳明胃经）	乳下二分		喘咳，胸闷
中脘 （任脉）	肚脐正中直上四寸，或胃脘处	脐中央与胸骨体下缘连线的中点处即是	腹胀食积，呕吐泄泻。临床常用于泄泻，呕吐，腹胀，腹痛，食欲不振等症。多与按揉足三里，推脾经等合用。推胃脘自上而下主治胃气上逆，嗳气呕恶；自下向上直推有使儿吐的记载，临床少用
天枢 （足阳明胃经）	脐中旁开2寸		绕脐腹痛、腹胀肠鸣、呕吐、泄泻、痢疾、便秘、肠痛；月经不调、痛经、癥瘕
大椎 （督脉）	第一椎（第七颈椎下）上的凹陷中	坐位低头、项后最上方突起之椎骨（其特点是该椎骨用手按住时能感到随颈部左右摇头而活动）的下缘凹陷处即是	发热，项强。主要用于感冒，发热，项强等症。此外用刮法或捏法，刮或捏至局部皮下出现轻度淤血为止，对百日咳有一定的疗效
肩中俞 （手太阳小肠经）	第七颈椎棘突下旁开2寸	低头、可见颈背部交界处椎骨有一高突并能随颈部左右摆动而转动者即是第七颈椎、其下缘为大椎穴、由大椎穴再向双侧旁开两拇指（同身寸）处	肩背痛、咳喘、目视不明
肩外俞 （手太阳小肠经）	第一胸椎棘突下旁开3寸	取穴法类似肩中俞、由大椎穴再向下推一个椎骨为第一胸椎、该椎骨下缘向双侧各旁开四横指处、当肩胛骨内侧缘处即是	肩背痛

穴位名	标准定位	简便取穴	主治
肩井 （足少阳胆经）	在大椎与肩峰连线之中点，或肩上筋肉处		感冒，惊厥，上肢抬举不利。此穴又可作为总收法，在治疗后以拿肩井作为结束
定喘 （经外奇穴）	大椎穴旁开0.5寸	以大拇指指关节横纹中点压在大椎穴（依上法定大椎穴）上、其两侧纹头边缘所在处即是	气喘、咳嗽、肩背痛、上肢疼痛不举
肝俞（足太阳膀胱经）	第九胸椎棘突下旁开1.5寸		胁痛、口苦、黄疸、呕吐；脊背痛；目赤、夜盲、近视；眩晕、癫狂痫；吐血、鼻衄
肺俞 （足太阳膀胱经）	第三椎下（第三胸椎与第四胸椎棘突间）旁开一寸五分	由大椎穴再向下推三个椎骨为第三胸椎、该椎骨下缘旁开两横指（示中指）处即是	发热，咳嗽，痰鸣。多用于呼吸系统疾病。如久咳不愈，按揉肺俞时可加沾少许盐粉，提高疗效。通常寒喘、风寒咳嗽用揉法或擦法；热喘或风热咳嗽用分推法
心俞 （足太阳膀胱经）	第五胸椎棘突下旁开1.5寸		心痛、心悸、心烦；咳喘；失眠、健忘、癫狂痫；吐血、盗汗
脾俞 （足太阳膀胱经）	第十一椎（第十一胸椎与第十二胸椎间）旁开一寸五分	与肚脐中相对应处即为第二腰椎、由此腰椎往上摸三个椎体即为第十一胸椎、其棘突下双侧各旁开两横指（示中指）处即是	呕吐，腹泻，疳积，食欲不振，黄疸，水肿，慢惊，四肢乏力等。治疗脾胃虚弱，乳食内伤，消化不良等症，多与推脾经，按揉足三里等合用。并能治疗脾虚所引起的气虚，血虚，津液不足

穴位名	标准定位	简便取穴	主治
胃俞 （足太阳膀胱经）	第十二胸椎棘突下旁开 1.5 寸	取穴法类似脾俞、与肚脐中相对应处即为第二腰椎（参考命门穴取穴法）、由此腰椎往上摸两个椎体即为第十二胸椎、其棘突下双侧各旁开两横指（示中指）即是	胃痛、呕吐、腹胀、泄泻、肠鸣、痢疾；腰背痛、胁痛
肾俞 （足太阳膀胱经）	第十四椎（第二腰椎与第三腰椎间）旁开		哮喘，腹泻，便秘，少腹痛，下肢痿软无力等。若肾虚，哮喘，腹泻，阴虚便秘，或下肢瘫痪等症，多与揉上马，补脾经，或推三关等合用。擦肾俞能温补肾阳，常用于肾元虚寒，命门火衰
合谷 （手阳明大肠经）	手背第一、二掌骨间、当第二掌骨桡侧中点处	拇、示指并拢、第一、二掌骨间的肌肉隆起之顶端处即为是穴	头痛、眩晕、面瘫、面肿、齿痛、牙关紧闭、目赤肿痛、鼻渊、鼻衄、咽喉肿痛、失音、耳聋、耳鸣；热病、多汗、无汗；上肢痿痹、手指挛痛；咳嗽、瘾疹
足三里 （足阳明胃经）	外膝眼下三寸，胫骨旁一寸	站位、用同侧手掌张开虎口、围住髌骨上外缘、四指直指向下、中指尖所指处即是	腹胀，腹痛，泄泻。多用于消化系统疾病，常于推天柱骨，分推腹阴阳配合治疗呕吐，与推上七节骨，补大肠治脾虚腹泻；且常与捏脊，摩腹等配合应用，作为小儿保健
止痢穴（经外奇穴）	小腿内侧缘，阴陵泉与三阴交连线中点		腹痛，腹泻，痢疾

穴位名	标准定位	简便取穴	主治
涌泉 （足少阴肾经）	屈趾，足掌心前正中凹陷中	仰卧位、五个足趾屈曲、屈足掌、当足底掌心前面(约足底中线前 1/3 处)正中之凹陷处即是	发热，呕吐。主要用于五心烦热，烦躁不安等症常与揉上马、揉内劳宫等配合使用。配合退六腑、清河水亦能退实热。揉涌泉能治吐泻。有左揉止吐，右揉止泻之用法

（卢燚　郭葵）